解放军总医院临床路径汇编

泌尿外科临床路径

Clinical Pathways of Urology

主 编 张 旭

人民軍醫出版社

PEOPLE'S MILITARY MEDICAL PRESS

北 京

图书在版编目(CIP)数据

泌尿外科临床路径/张旭主编. —北京:人民军医出版社,2018.1
(解放军总医院临床路径汇编)
ISBN 978-7-5091-9293-1

Ⅰ.①泌… Ⅱ.①张… Ⅲ.①泌尿外科学—诊疗 Ⅳ.①R699

中国版本图书馆 CIP 数据核字(2017)第 215790 号

策划编辑:梁紫岩 文字编辑:银 冰 责任审读:杜云祥
出版发行:人民军医出版社 经销:新华书店
通信地址:北京市 100036 信箱 188 分箱 邮编:100036
质量反馈电话:(010)51927290;(010)51927283
邮购电话:(010)51927252
策划编辑电话:(010)51927300—8062
网址:www.pmmp.com.cn

印、装:京南印刷厂
开本:787mm×1092mm 1/16
印张:22.75 字数:580 千字
版、印次:2018 年 1 月第 1 版第 1 次印刷
定价:180.00 元

内容提要

　　本书为《解放军总医院临床路径汇编》第二十三分册，主要是泌尿系统常见病、多发病的诊疗路径，共包含 39 条。是解放军总医院泌尿外科医护团队参考国家卫计委医政司《临床路径管理丛书》及中国卫生经济学会、中国价格协会联合下发的《按病种收（付）费规范》单病种临床路径，结合药学、心理学、营养学、康复学、疼痛学等多学科诊治建议，借助统计学方法综合编制。

　　本分册路径中，包含了腔道泌尿外科、腹腔镜泌尿外科的各种临床路径，代表了当前泌尿外科主流的微创诊疗技术；此外，还包含了解放军总医院泌尿外科率先开展的机器人辅助腹腔镜技术。每条路径均按最佳诊疗计划设计，不仅融入了泌尿系统疾病诊治扎实的理论基础，还涵盖了丰富的临床经验，具有科学性、推广性和指导性，是泌尿外科专业医师进行临床诊治的有力参考工具。

《解放军总医院临床路径汇编》
编委会名单

主 任 委 员　　任国荃　卢世璧　陈香美

副主任委员　　韩　进　何昆仑　陈景元　郑秋甫　顾倬云

专家委员会　（以姓氏笔画为序）

于　力	于生元	于启林	马　良	王　冬	王　昆	王　岩
王茂强	邓昭阳	卢实春	令狐恩强	母义明	曲宝林	刘　阳
刘　荣	刘月辉	刘代红	刘运喜	刘克新	刘丽华	刘洪臣
关　兵	关　玲	许百男	李　昕	李承新	李浩宇	李朝辉
杨云生	杨仕明	杨全胜	杨明会	肖苍松	吴佳佳	余新光
邹丽萍	初向阳	张　旭	张　良	张　勇	张文一	张江林
张思兵	张莉彩	陈　凛	陈良安	陈香美	陈韵岱	国家喜
郑　琳	孟元光	赵　炜	胡　毅	钟光林	姚　远	贺　涛
袁　方	贾子善	贾宝庆	夏　蕾	顾　瑛	高长青	郭　伟
郭　斌	唐佩福	黄　烽	曹秀堂	梁　萍	韩　岩	焦顺昌
解立新	窦永起	蔡广研	戴广海			

编著者名单

主　编　张　旭

副主编　董　隽　符伟军　马　鑫　李宏召

编　者（以姓氏笔画为序）

王　威　王春杨　史涛坪　朱　捷　刘启明　许　勇

杨国强　张　磊　陈文政　俞鸿凯　祝　强　黄　双

序

医院要发展,关键在创新。创新是医院发展的生命。

创新的同时也要善于总结。我们欣喜地看到,解放军总医院一直走在创新的前列,从创建研究型医院的管理实践,到持续开展的标准化建设,再到临床路径管理的系统梳理,创新的因子无处不在,总结的果实惠及民生。这正是一所医院不断发展壮大的强大动力与推力。

临床路径是应用循证医学证据,针对某种疾病,按照时间顺序,对入院检查、诊断、治疗、护理、饮食指导、宣教、出院计划等形成的疾病服务计划。它出现在 20 世纪 80 年代中期的美国,经过几十年的完善发展,已经成为一种行之有效的医疗管理手段。国内外实践证明,实施临床路径,对医院规范诊疗服务行为、提高工作效率、控制医疗费用、改进医疗质量、确保医疗安全、增加患者满意度都发挥着重要的作用。同时,大力推行临床路径管理是公立医院改革的重要任务之一,直接关系到部队官兵和人民群众好看病、看好病的问题,关系到能否让部队官兵和人民群众切身感受到医改带来健康实惠的问题,具有显著的政治效益、军事效益、社会效益和经济效益。

医疗质量是医院建设的永恒主题。质量决定医院的生存和发展,直接关系到患者的身心健康和生命安全。长期以来,解放军总医院在医疗质量管理方面进行着积极的探索,早在 2002 年就开始着手临床路径相关研究,逐渐摸索建立了一整套具有自身特色的临床路径管理体系。医院学科分类齐全,医学人才荟萃,技术手段多样,诊治疾病涉及 DRGs 达 700 多组,为研究制定临床路径提供了良好的基础,积累了宝贵的经验。《解放军总医院临床路径汇编》收录了解放军总医院多年来研究制定的 28 个专业 1225 条临床路径。路径融入了解放军总医院医疗质量管理标准化的丰富内容和要求,具有很强的医院管理特色。

该书的主要编审人员集成了院内众多知名医疗、护理以及管理专家的智慧结晶和实践经验,对全国、全军各级各类医院制定和应用临床路径,对各级医护人员改善临床思维,对医院管理人员了解诊疗重点都具有重要的参考和借鉴意义。

习主席指出,没有全民健康就没有全面小康。医院的质量建设无终极,我们的奋斗目标就无止境。质量没有一成不变的答案,只有永远的问题和追求目标。《解放军总医院临床路径汇编》为全军医院开了一个好头,希望大家继续群策群力、献计献策,不断补充、完善和丰富临床路径管理,更好地造福于广大军民,为实现伟大的中国梦提供强有力的健康支撑。

中央军委后勤保障部副部长

前　言

推进医院质量建设，坚持以病人为中心，促进医患和谐，为群众提供安全、有效、方便、廉价的医疗卫生服务，是医药卫生体制改革的出发点和立足点。临床路径作为一种既可以改进医疗质量，又能有效控制医疗成本的管理工具，得到了国家管理部门和医疗机构越来越广泛的重视和应用。

2015年，国家卫计委下发的《进一步改善医疗服务行动计划》中提出，到2017年底，所有三级医院的50%出院患者和80%二级医院的70%出院患者要按照临床路径管理。截至今年9月，国家卫计委先后发布了共1212条临床路径，涵盖了30多个临床专业。近日，国家卫计委又发布了《医疗机构临床路径管理指导原则》，对医疗机构实施临床路径管理进行了进一步规范。

解放军总医院早在2002年就开始着手临床路径的研究与应用，十余年的时间里，制定开发了大量的路径表单，这些表单凝结着我们广大专家的智慧和心血，它们既是总医院的宝贵财富，也是我国医疗卫生行业的共同财富。为此，我们从中精心挑选了能够涵盖大型综合性医院主要病种、诊疗方案相对成熟的临床路径汇编成书，与业内同行分享。

《解放军总医院临床路径汇编》包括心血管内科、呼吸内科、消化内科、普通外科、骨科、神经外科、胸外科、妇产科等28个专业分册，涉及963个病种，共计1225条临床路径，每条临床路径都包括标准住院流程和临床路径表单。在路径表单中，不仅包含疾病诊治的检查检验、用药医嘱等诊疗内容，我们还结合医院各项规章制度和医疗质量管理标准化要求，增加了各个诊疗环节需要医护人员落实的行为规范，如入出院评估、病历书写、会诊申请、查房时限等；另外，护理工作的内容也更加细化全面，更具有专科专病特点。可以说这些路径是集医疗技术和管理经验于一体，具有鲜明的总医院特色，希望对广大医务人员和医院管理者都能起到一定的参考借鉴作用。

该丛书从编写到出版，历时6年多时间，我院有80余位知名专家和来自全院医疗、护理、药学、医技、医保、管理等各个专业领域的300余人参与，他们查阅了海量的资料，投入了大量的时间和精力。同时，该书也得到了许多业内同行的大力指导和人民军医出版社的鼎力支持，在此一并表示诚挚的谢意。

由于医疗技术发展迅速，很多疾病的诊治手段和方法日新月异，一些疾病的诊疗方案在业内会存在不同观点；另外，本书难免有许多不足，敬请读者、专家、同行惠予指正。

2017年9月于北京

目　录

肾恶性肿瘤行后腹腔镜根治性肾切除术临床路径

一、肾恶性肿瘤行后腹腔镜根治性肾切除术临床路径标准住院流程

(一)适用对象

1. 第一诊断为肾恶性肿瘤(ICD-10:C64 01)。

2. 拟行后腹腔镜根治性肾切除术 (ICD-9-CM-3:55.5105)的患者。

3. 临床分期 T_1-T_{3a} 期肾肿瘤,不符合行肾部分切除术。

(二)诊断依据

根据《中国泌尿外科疾病诊断治疗指南》(中华医学会泌尿外科学分会编著,人民卫生出版社,2014 年)。

1. 病史 体格检查发现肾占位或伴有腰部肿痛、血尿。

2. 体格检查 肾区包块。

3. 辅助检查 超声、CT 或 MRI 提示肾区实性占位,血供丰富。

(三)选择治疗方案的依据

根据《中国泌尿外科疾病诊断治疗指南》(中华医学会泌尿外科学分会编著,人民卫生出版社,2014 年)。

1. 无全身或局部的近期感染。

2. 无严重的并发症。

3. 术前生活质量及活动水平评估。

4. 适合后腹腔镜根治性肾切除术。

(四)标准住院天数

8～9 天。

(五)纳入路径标准

1. 第一诊断必须符合肾恶性肿瘤(ICD-10:C64 01),拟行后腹腔镜根治性肾切除术(ICD-9-CM-3:55.5105)。

2. 专科指征:超声、CT 或 MRI 提示肾占位性病变,考虑恶性。

3. 手术禁忌证:同时伴有高血压、糖尿病、心律失常等慢性病,内科评估为手术禁忌证不适宜入路径。

(六)术前准备(术前评估)1～3 天

1. 术前评估

(1)检查检验评估:①完成必需的检查检验项目,血常规、尿常规、粪常规、血生化、凝血功能、血型、术前血清八项、肝胆胰脾及泌尿系超声、胸部正位 X 线片、心电图、肾增强 CT 或

MRI 等。②根据患者情况可选择的检查检验项目,超声心动图、血气、肺功能、静脉肾盂造影、CTA、肾图等。③其他:疾病发展预计的并发症评估。

（2）营养评估:根据《解放军总医院新住院患者营养风险筛查表(NRS－2002)》为新住院患者进行营养评估,评分≥3 分患者给予处置,必要时申请营养科医师会诊。

（3）心理评估:根据新住院患者情况申请心理科医师会诊。

（4）疼痛评估:根据《VAS 评分》实施疼痛评估,评分＞7 分患者给予处置,必要时请疼痛科医师会诊。

（5）康复评估:根据《住院患者康复筛查和评估表》在新住院患者住院后 24 小时内进行康复筛查和评估。任何一项结果为"是",则申请康复科医师会诊。

2．术前准备

（1）术前评估:术前 24 小时内完成病情评估、必要的检查,做术前小结、术前讨论。

（2）术前谈话:术者应在术前 1 天与患者及其家属谈话,告知手术方案、相关风险、用血计划、术后转归、置入材料、手术费用和患者及其家属权益,履行书面知情同意手续。告知高值耗材的使用及费用。

（3）通知手术室:准备手术间、手术药品、手术物品及特殊耗材。

（4）护士做心理护理、交代注意事项:防压疮、防跌倒、指导患者戒烟等,进行术前宣教。

（5）手术部位标识:术者、一助或经治医师在术前 1 天应对手术部位做体表标识,急诊手术由接诊医师或会诊外科医师标记,标记过程应有责任护士、患者及其亲属共同参与,记入手术安排表。

（6）术前 1 天麻醉医师访视:制订麻醉计划、完成评估、确定麻醉方式,记入《麻醉术前访视记录》,告知患者及其家属麻醉适应证、麻醉目的、风险、可能出现的情况及其处理原则、替代方案等,签署《麻醉知情同意书》并归入病历。

（七）药品选择及使用时机

1．抗生素　按照《抗菌药物临床应用指导原则》(卫医发〔2015〕)和卫生部办公厅《关于抗菌药物临床应用管理有关问题的通知》(卫办医政发〔2015〕)执行,围术期使用第一代、第二代头孢菌素或其他药物(头孢过敏)。

2．止血药物　术后存在出血风险患者。

3．抑酸、镇吐药物　术后禁食期间应用。

4．营养支持及调节水、电解质平衡药物　术后禁食期间使用。

5．镇痛药物　术后疼痛时应用。

6．增强免疫药物　免疫力低下患者应用。

7．其他药物　伴随疾病的治疗药物等。

（八）手术日为住院第 4 天

1．手术安全核对　患者入手术间后由手术医师、麻醉医师、巡回护士和患者本人共同核对患者身份、手术部位与标识、手术方式。手术医师、麻醉医师、巡回护士三方按《手术安全核对表》逐项核对,共同签名。

（1）手术方式:后腹腔镜根治性肾切除术。

（2）麻醉方式:全身麻醉。

（3）手术置入物:生物夹。

(4)术中用药:麻醉用药。

(5)输血及血液制品:视术中出血情况补充红细胞或血浆。

(6)术中病理:常规,一般无须冷冻快速病理。

2. 经治医师或手术医师　应即刻完成术后首次病程记录,观察术后患者病情变化。

(九)术后住院恢复 2~5 天

1. 必需的复查项目:血常规、血生化。

2. 必要时查血气分析、腹部超声、立位腹 X 线片,腹腔 CT。

3. 术后处理

(1)抗生素:抗生素选择第一代、第二代头孢或其他药物(头孢过敏)。

(2)术后康复:术后 2~3 天拔除引流管及尿管,术后 2 天鼓励患者下床活动。

(3)术后镇痛:镇痛泵镇痛。

4. 术者在术后 24 小时内完成手术记录,特殊情况可由一助完成,术者签名确认并归入病历。

5. 上级医师在术后 3 天内至少查房 1 次,根据术中和术后情况修订术后治疗计划。

6. 麻醉医师术后 3 天内访视患者,如有特殊情况应详细记录,及时与手术医师或重症监护室医师沟通并迅速处理。

7. 术后护理

(1)按照护理等级进行日常护理,监测患者生命体征,观察引流管引流情况、切口敷料有无渗出及监测尿量。

(2)指导患者术后体位摆放及功能锻炼:半卧位休息,早日下床活动。

(3)指导患者正确使用腹带,掌握床上排便、排尿(使用便器)的方法,进行自主排尿训练,防跌倒、防压疮护理等。

(十)出院标准

1. 生命体征平稳,无明显心肺、腹部不适。

2. 恢复正常饮食。

3. 切口愈合良好,引流管及尿管拔除,切口无感染征象(或可在门诊处理的切口情况)。

4. 常规化验指标无明显异常。

5. 无与本病相关的其他并发症或合并症。

(十一)变异及原因分析

1. 医疗原因导致的变异　如改变诊疗方案、转科治疗、操作失误、误诊等。

2. 患者原因导致的变异　如不同意治疗方案、个人原因要求出(转)院、院外服用手术禁忌药、月经期、对诊疗计划不满要求出路径、相关检查检验院外(门诊)已做等。

3. 并发症原因导致的变异　如感染、瘘、出血、血肿、愈合不良、梗阻等。

4. 病情原因导致的变异　如基础疾病复杂、病情恶化、病情平稳好转、抢救、会诊等。

5. 辅诊科室原因导致的变异　如检查、检验、手术、病理等检查(不及时、结果错报、操作部位/方式错误、标本不合格)、报告(不及时、结果错报、标本不合格)等原因延长住院天数、增加费用等。

6. 管理原因导致的变异　如系统暂不支持,系统瘫痪,需要修订流程、制度等。

二、肾恶性肿瘤行后腹腔镜根治性肾切除术临床路径表单

适用对象	第一诊断为肾恶性肿瘤（ICD-10：C64 01） 拟行后腹腔镜根治性肾切除术（ICD-9-CM-3：55.5105）的患者	
患者基本信息	姓名：_____ 性别：____ 年龄：____ 门诊号：_____ 住院号：_____ 过敏史：_____ 住院日期：___年__月__日 出院日期：___年__月__日	住院天数：8～9 天

	时间	住院第 1－3 天（术前评估及准备）	住院第 4 天（手术日）
主要诊疗工作	制度落实	□ 住院 2 小时内经治或值班医师完成接诊 □ 住院后 24 小时内主管医师完成检诊 □ 专科医师会诊（必要时） □ 经治医师查房（早晚 2 次） □ 主诊医师查房 □ 完成术前准备 □ 组织术前讨论 □ 麻醉医师术前访视 □ 手术部位标识	□ 三级医师查房 □ 手术安全核查 □ 麻醉医师术后访视
	病情评估	□ 经治医师询问病史及体格检查 □ 完善术前常规检查及会诊 □ 心理评估 □ 营养评估 □ 疼痛评估 □ 康复评估	
	病历书写	□ 住院 8 小时内完成首次病程记录 □ 住院 24 小时内完成住院记录 □ 住院 48 小时内完成主管医师查房记录 □ 完成主诊医师查房记录 □ 完成术前讨论、术前小结	□ 术者或一助术后 24 小时内完成手术记录（术者签名） □ 术后即刻完成术后首次病程记录
	知情同意	□ 病情告知 □ 患者或其家属住院记录单签名 □ 术前谈话，告知患者及其家属病情和围术期注意事项并签署麻醉知情同意书、输血知情同意书、手术知情同意书、授权委托书、自费用品协议书（必要时）、军人目录外耗材审批单（必要时）等	□ 告知患者及其家属手术过程概况及术后注意事项
	手术治疗	□ 预约手术	□ 告知患者及其家属手术过程概况及术后注意事项
	其他	□ 及时通知上级医师检诊 □ 经治医师检查整理病历资料 □ 检查住院押金使用情况	□ 麻醉诱导 □ 观察术中出血量、输液量、输血量等 □ 术后病情交接

（续　表）

重点医嘱	长期医嘱	护理医嘱	□ 按泌尿外科护理常规 □ 二级或三级护理	□ 泌尿外科术后护理常规 □ 一级护理
		处置医嘱		□ 持续心电、血压、呼吸、血氧饱和度监测 □ 留置导尿并计量 □ 留置切口引流并计量
		膳食医嘱	□ 普食 □ 糖尿病饮食 □ 低盐、低脂饮食 □ 低盐、低脂、糖尿病饮食 □ 术前1天禁食、禁水（22:00后）	□ 禁食、禁水
		药物医嘱	□ 自带药（必要时）	□ 抗生素:第一代头孢、第二代头孢或其他药物（头孢过敏） □ 术后止血:巴曲酶 □ 雾化吸入 □ 抑制胃酸、镇吐:奥美拉唑、托烷司琼等 □ 胃肠外营养:脂肪乳、氨基酸、葡萄糖、电解质、维生素等 □ 镇痛药物（必要时）
	临时医嘱	检查检验	□ 血常规 □ 尿常规 □ 粪常规 □ 凝血四项 □ 血清术前八项 □ 血型 □ 血生化 □ 胸部正位X线片 □ 心电图 □ 泌尿系超声 □ 肝胆胰脾超声 □ CT或MRI □ 静脉肾盂造影（必要时） □ 肺功能（必要时） □ 血气分析（必要时） □ 超声心动图（必要时）	□ 血常规 □ 血生化
		药物医嘱	□ 抗生素皮试 □ 肠道准备药物	□ 镇痛药物（必要时） □ 解热药物（>38℃时）
		手术医嘱	□ 常规准备明日在全麻下行腹腔镜根治性肾切除术	
		处置医嘱	□ 备皮（>30cm²） □ 备血 □ 静脉抽血	□ 吸氧 □ 输血（视病情） □ 补液（视病情） □ 拔除导尿管（必要时）

（续　表）

主要护理工作	健康宣教	□ 住院宣教（住院环境、规章制度） □ 进行护理安全指导 □ 进行等级护理、活动范围指导 □ 进行饮食指导 □ 进行关于疾病知识的宣教 □ 检查、检验项目的目的和意义 □ 术前宣教	□ 术后心理疏导 □ 告知患者护理风险 □ 进行压疮预防知识宣教 □ 指导术后康复训练 □ 指导术后注意事项
	护理处置	□ 患者身份核对 □ 佩戴腕带 □ 建立住院病历，通知医师 □ 住院介绍：介绍责任护士，病区环境、设施、规章制度、基础护理服务项目 □ 询问病史，填写护理记录单首页 □ 观察病情 □ 测量基本生命体征 □ 抽血、留取标本 □ 心理与生活护理 □ 根据评估结果采取相应护理措施 □ 通知检查项目及检查注意事项 □ 术前患者准备（术前沐浴、更衣、备皮） □ 检查术前物品准备 □ 指导患者准备术后所需用品、贵重物品交由其家属保管 □ 指导患者进行肠道准备并检查准备效果 □ 告知入手术室前取下活动义齿 □ 备血、皮试	□ 晨起测量生命体征并记录 □ 确认无上呼吸道感染症状，女患者确认无月经来潮 □ 与手术室护士交接病历、影像资料、术中带药等 □ 术前补液（必要时） □ 嘱患者入手术室前膀胱排空 □ 与手术室护士交接 □ 术后按一级护理要求完成基础护理项目 □ 术后心电监护、监测生命体征 □ 留取标本 □ 观察切口疼痛情况、检测镇痛泵运转情况 □ 观察静脉输液情况 □ 观察留置尿管引流情况 □ 妥善固定各类管道 □ 观察切口引流情况，记录引流量及性状 □ 观察切口敷料，有渗出时报告医师处理 □ 术后心理与生活护理
	护理评估	□ 一般评估：生命体征、神志、皮肤、药物过敏史等 □ 专科评估：生活自理能力 □ 风险评估：评估有无跌倒、坠床、压疮风险 □ 心理评估 □ 营养评估 □ 疼痛评估 □ 康复评估	□ 评估意识情况 □ 评估切口疼痛情况 □ 观察切口敷料有无渗出并报告医师 □ 风险评估：评估有无跌倒、坠床、压疮、导管滑脱、液体外渗的风险
	专科护理	□ 指导患者掌握床上翻身方法 □ 指导患者掌握床上排尿、排便（使用便器）方法	□ 与手术室护士共同评估皮肤、切口敷料、输液及引流情况 □ 指导患者掌握床上翻身方法 □ 指导患者掌握床上排尿、排便（使用便器）方法

主要护理工作	饮食指导	□ 根据医嘱通知配餐员准备膳食 □ 协助进餐 □ 术前1天通知患者22：00后禁食、禁水	□ 禁食、禁水，口干时协助湿润口唇 □ 排气后指导患者间断、少量饮用温开水
	活动体位	□ 根据护理等级指导活动	□ 根据手术及麻醉方式安置合适体位 □ 指导患者掌握床上翻身方法
	洗浴要求	□ 协助患者洗澡、更换病号服 □ 协助患者晨、晚间护理 □ 备皮后协助患者清洁备皮部位，更换病号服	□ 告知患者切口处切口保护方法

病情变异记录	□ 无　　□ 有，原因： □ 患者　□ 并发症　□ 医疗 □ 病情　□ 辅诊　□ 管理	□ 无　　□ 有，原因： □ 患者　□ 并发症　□ 医疗 □ 病情　□ 辅诊　□ 管理

护士签名	白班	小夜班	大夜班	白班	小夜班	大夜班

医师签名						

时间		住院第5—7天（术后3天）	住院第8—9天（恢复出院）
主要诊疗工作	制度落实	□ 手术医师查房 □ 主诊医师查房 □ 上级医师查房（主管医师查房每天1次） □ 经治医师每天早、晚查房 □ 专科医师会诊（必要时）	□ 上级医师查房（主管医师查房每天1次） □ 经治医师每天早、晚查房 □ 上级医师查房进行手术及切口评估，确定有无手术并发症和切口愈合不良情况，明确是否出院 □ 专科医师会诊（必要时）
	病情评估		□ 上级医师进行治疗效果、预后和出院评估 □ 出院宣教
	病历书写	□ 术后连续3天病程记录	□ 病情稳定患者每3天1个病程记录 □ 出院前1天有上级医师指示出院的病程记录 □ 出院后24小时内完成出院记录 □ 出院后24小时内完成病案首页 □ 完成出院介绍信 □ 出具诊断证明书
	知情同意		□ 告知患者及其家属出院后注意事项（指导出院后功能锻炼、复诊的时间及地点、发生紧急情况时处理等）

（续 表）

主要诊疗工作		手术治疗		
		其他	□ 观察引流量及引流液性状 □ 观察切口情况，是否存在渗出、红肿等情况 □ 观察体温、血压等生命体征 □ 复查血常规、生化 □ 指导患者下床	□ 观察切口情况，是否存在渗出、红肿等情况 □ 观察体温、血压等 □ 复查血常规、血生化（必要时） □ 追问病理结果 □ 通知出院 □ 出院带药 □ 嘱患者拆线换药（根据出院时间决定） □ 门诊复查 □ 如有不适，随时复诊
重点医嘱	长期医嘱	护理医嘱	□ 泌尿外科术后护理常规 □ 一级或二级护理	□ 泌尿外科术后护理常规 □ 二级或三级护理
		处置医嘱	□ 停心电监护 □ 测血压	□ 测血压
		膳食医嘱	□ 流食 □ 半流食 □ 普食 □ 糖尿病饮食 □ 低盐、低脂饮食 □ 低盐、低脂、糖尿病饮食	□ 普食 □ 糖尿病饮食 □ 低盐、低脂饮食 □ 低盐、低脂、糖尿病饮食
		药物医嘱	□ 抗生素：第一代头孢、第二代头孢或其他药物（头孢过敏） □ 术后止血：巴曲酶 □ 雾化吸入 □ 抑制胃酸、镇吐：奥美拉唑、托烷司琼等 □ 胃肠外营养：脂肪乳、氨基酸、葡萄糖、电解质、维生素等 □ 镇痛药物（必要时）	□ 抗生素（必要时）
	临时医嘱	检查检验	□ 复查血常规、血生化	□ 复查血常规、血生化（必要时）
		药物医嘱	□ 镇痛药物（必要时） □ 控制血糖药物（必要时） □ 补液（必要时）	□ 镇痛药物（必要时） □ 控制血糖药物（必要时） □ 补液（必要时）
		手术医嘱		
		处置医嘱	□ 大换药 □ 拔除切口引流 □ 拔除导尿管	□ 大换药 □ 出院

（续　表）

主要护理工作	健康宣教	☐ 压疮预防知识宣教 ☐ 跌倒预防知识宣教 ☐ 告知患者护理风险	☐ 压疮预防知识宣教 ☐ 跌倒预防知识宣教 ☐ 出院宣教（康复训练方法、用药指导、换药时间及注意事项、复诊时间等）
	护理处置	☐ 按护理等级完成基础护理项目 ☐ 监测生命体征 ☐ 观察切口疼痛情况、检测镇痛泵运转情况 ☐ 观察静脉输液情况 ☐ 妥善固定各类管道 ☐ 观察切口敷料，有渗出时报告医师处理 ☐ 留取标本 ☐ 观察切口引流情况，记录引流量及性状 ☐ 术后心理与生活护理 ☐ 整理床单位	☐ 按护理等级完成基础护理项目 ☐ 监测生命体征 ☐ 观察切口敷料，有渗出时报告医师处理 ☐ 术后心理与生活护理 ☐ 协助患者办理出院手续 ☐ 整理床单
	护理评估	☐ 评估跌倒风险 ☐ 评估压疮风险	
	专科护理	☐ 指导患者掌握床上翻身方法 ☐ 指导患者掌握床上排尿、排便（使用便器）方法 ☐ 指导患者进行自主排尿训练	☐ 术后心理与生活护理
	饮食指导	☐ 根据医嘱通知配餐员准备膳食 ☐ 协助进餐	☐ 根据医嘱通知配餐员准备膳食
	活动体位	☐ 指导患者掌握床上翻身方法 ☐ 根据护理等级指导活动	☐ 根据护理等级指导活动
	洗浴要求	☐ 协助患者晨、晚间护理 ☐ 告知患者切口保护方法	☐ 协助患者晨、晚间护理 ☐ 告知患者切口保护方法
病情变异记录		☐ 无　　☐ 有，原因： ☐ 患者　☐ 并发症　☐ 医疗 ☐ 病情　☐ 辅诊　☐ 管理	☐ 无　　☐ 有，原因： ☐ 患者　☐ 并发症　☐ 医疗 ☐ 病情　☐ 辅诊　☐ 管理

护士签名	白班	小夜班	大夜班	白班	小夜班	大夜班
医师签名						

肾恶性肿瘤行后腹腔镜肾部分切除术临床路径

一、肾恶性肿瘤行后腹腔镜肾部分切除术临床路径标准住院流程

(一)适用对象

1. 第一诊断为肾恶性肿瘤(ICD-10:C64 01)。

2. 拟行后腹腔镜肾部分切除术(ICD-9-CM-3:55.4 02/55.4 08)的患者。

3. 临床分期 $T_1N_0M_0$、T_2 期中部分外突型生长的肿瘤。

(二)诊断依据

根据《中国泌尿外科疾病诊断治疗指南》(中华医学会泌尿外科学分会编著,人民卫生出版社,2014 年)。

1. 病史 体检发现肾占位或伴有腰部肿痛。

2. 体格检查 肾区包块。

3. 辅助检查 超声、CT 或 MRI 提示肾区实性占位,血供丰富。

(三)选择治疗方案的依据

根据《中国泌尿外科疾病诊断治疗指南》(中华医学会泌尿外科学分会编著,人民卫生出版社,2014 年)。

1. 无全身或局部的近期感染。

2. 无严重的并发症。

3. 术前生活质量及活动水平评估。

4. 适合后腹腔镜肾部分切除术。

(四)标准住院天数

8～11 天。

(五)纳入路径标准

1. 第一诊断必须符合肾恶性肿瘤(ICD-10:C64 01),拟行后腹腔镜肾部分切除术(ICD-9-CM-3:55.4 02/55.4 08)。

2. 专科指征:超声、CT 或 MRI 提示肾占位性病变,考虑恶性。

3. 手术禁忌证:同时伴有高血压、糖尿病、心律失常等慢性病内科评估为手术禁忌证不适宜入径。

(六)术前准备(术前评估)1～3 天

1. 术前评估

(1)检查检验评估:①完成必需的检查检验项目,血常规、尿常规、粪常规、血生化、凝血功能、血型、术前血清八项、肝胆胰脾及泌尿系超声、胸部正位 X 线片、心电图、肾增强 CT 或

MRI等。②根据患者情况可选择的检查检验项目:超声心动图、血气、肺功能、静脉肾盂造影、肾CTA等。③疾病发展预计的并发症评估。

(2)营养评估:根据《解放军总医院新住院患者营养风险筛查表(NRS－2002)》为新住院患者进行营养评估,评分≥3分患者给予处置,必要时申请营养科医师会诊。

(3)心理评估:根据新住院患者情况申请心理科医师会诊评估。

(4)疼痛评估:根据《VAS评分》实施疼痛评估,评分>7分患者给予处置,必要时请疼痛科医师会诊。

(5)康复评估:根据《住院患者康复筛查和评估表》在新住院患者住院后24小时内进行康复筛查和评估。任何一项结果为"是",则申请康复科医师会诊。

2.术前准备

(1)术前评估:术前24小时内完成病情评估、必要的检查,做出术前小结、术前讨论。

(2)术前谈话:术者应在术前1天与患者及其家属谈话,告知手术方案、相关风险、用血计划、术后转归、置入材料、手术费用和患者及其亲属权益并履行书面知情同意手续。告知高值耗材的使用及费用。

(3)通知手术室:准备手术间、手术药品、手术物品及特殊耗材。

(4)护士做心理护理、交代注意事项:防压疮、防跌倒、指导患者戒烟等,进行术前宣教。

(5)手术部位标识:术者、一助或经治医师在术前1天应对手术部位做体表标识,急诊手术由接诊医师或会诊外科医师标记,标记过程应有责任护士、患者及其家属共同参与,记入手术安排表。

(6)术前1天麻醉医师访视:制订麻醉计划、完成评估、确定麻醉方式,记入《麻醉术前访视记录》,告知患者及其家属麻醉适应证、麻醉目的、风险、可能出现的情况及其处理原则、替代方案等,签署《麻醉知情同意书》并归入病历。

(七)药品选择及使用时机

1.抗生素 按照《抗菌药物临床应用指导原则》(卫医发〔2015〕)和卫生部办公厅《关于抗菌药物临床应用管理有关问题的通知》(卫办医政发〔2015〕)执行,围术期使用第一代头孢、第二代头孢或喹诺酮类。

2.止血药物 术后存在出血风险者。

3.抑酸、镇吐药物 术后禁食期间应用。

4.营养支持及调节水、电解质平衡药物 术后禁食期间使用。

5.镇痛药物 术后疼痛时应用。

6.增强免疫药物 免疫力低下患者应用。

7.其他药物 伴随疾病的治疗药物等。

(八)手术日为住院第4天

1.手术安全核对 患者入手术间后由手术医师、麻醉医师、巡回护士和患者本人共同核对患者身份、手术部位与标识、手术方式。手术医师、麻醉医师、巡回护士三方按《手术安全核对表》逐项核对,共同签名。

(1)手术方式:后腹腔镜肾部分切除术。

(2)麻醉方式:全身麻醉。

(3)手术置入物:生物夹。

(4)术中用药:麻醉用药。

(5)输血及血液制品:视术中出血情况补充红细胞或血浆。

(6)术中病理:常规,对可疑切缘阳性者送冷冻快速病理。

2.经治医师或手术医师 应即刻完成术后首次病程记录,观察术后患者病情变化。

(九)术后住院恢复4~7天

1.必需的复查项目:血常规、血生化。

2.必要时查血气分析、腹部超声。

3.术后处理

(1)抗生素:抗生素选择第一代头孢、第二代头孢或喹诺酮类。

(2)术后康复:术后2~3天拔除引流管及尿管,术后3天鼓励患者下床活动。

(3)术后镇痛:镇痛泵镇痛。

4.术者在术后24小时内完成手术记录,特殊情况可由一助完成,术者签名确认并归入病历。

5.上级医师在术后3天内至少查房1次,根据术中和术后情况修订术后治疗计划。

6.麻醉医师术后3天内访视患者,如有特殊情况应详细记录,及时与手术医师或重症监护室医师沟通并迅速处理。

7.术后护理

(1)按照护理等级进行日常护理,监测患者生命体征,观察引流管引流情况、切口敷料有无渗出,以及监测尿量及尿色。

(2)指导患者术后体位摆放及功能锻炼:半卧位休息,早日下床活动。

(3)指导患者正确使用腹带,掌握床上排便、排尿(使用便器)的方法,进行自主排尿训练,防跌倒、防压疮护理等。

(十)出院标准

1.生命体征平稳,无明显心肺、腹部不适。

2.恢复正常饮食。

3.切口愈合良好,引流管及尿管拔除,切口无感染征象(或可在门诊处理的切口情况)。

4.常规检验指标无明显异常。

5.无与本病相关的其他并发症或合并症。

(十一)变异及原因分析

1.医疗原因导致的变异 如改变诊疗方案、转科治疗、操作失误、误诊等。

2.患者原因导致的变异 如不同意治疗方案、个人原因要求出(转)院、院外服用手术禁忌药、月经期、对诊疗计划不满要求出路径、相关检查检验院外(门诊)已做等。

3.并发症原因导致的变异 如感染、瘘、出血、血肿、愈合不良、梗阻等。

4.病情原因导致的变异 如基础疾病复杂、病情恶化、病情平稳好转、抢救、会诊等。

5.辅诊科室原因导致的变异 如检查、检验、手术、病理等检查(不及时、结果错报、操作部位/方式错误、标本不合格)、报告(不及时、结果错报、标本不合格)等原因延长住院天数、增加费用等。

6.管理原因导致的变异 如系统暂不支持,系统瘫痪,需要修订流程、制度等。

二、肾恶性肿瘤行后腹腔镜肾部分切除术临床路径表单

适用对象	第一诊断为肾恶性肿瘤(ICD-10:C64 01) 拟行后腹腔镜肾部分切除术(ICD-9-CM-3:55.4 02/55.4 08)的患者	
患者基本信息	姓名:_____ 性别:____ 年龄:____ 门诊号:_____ 住院号:_____ 过敏史:_____ 住院日期:____年__月__日 出院日期:____年__月__日	住院天数:8～11天

	时间	住院第1-3天(术前评估及准备)	住院第4天(手术日)
主要诊疗工作	制度落实	□ 住院2小时内经治或值班医师完成接诊 □ 住院后24小时内主管医师完成检诊 □ 专科医师会诊(必要时) □ 经治医师查房(早、晚) □ 主诊医师查房 □ 完成术前准备 □ 组织术前讨论 □ 麻醉医师术前访视 □ 手术部位标识	□ 三级医师查房 □ 手术安全核查 □ 麻醉医师术后访视
	病情评估	□ 经治医师询问病史及体格检查 □ 完善术前常规检查及会诊 □ 心理评估 □ 营养评估 □ 疼痛评估 □ 康复评估	
	病历书写	□ 住院8小时内完成首次病程记录 □ 住院24小时内完成住院记录 □ 住院48小时内完成主管医师查房记录 □ 完成主诊医师查房记录 □ 完成术前讨论、术前小结	□ 术者或一助术后24小时内完成手术记录(术者签名) □ 术后即刻完成术后首次病程记录
	知情同意	□ 病情告知 □ 患者或其家属在住院记录单签名 □ 术前谈话,告知患者及其家属病情和围术期注意事项并签署麻醉知情同意书、输血知情同意书、手术知情同意书、授权委托书、自费用品协议书(必要时)、军人目录外耗材审批单(必要时)等	□ 告知患者及其家属手术过程概况及术后注意事项
	手术治疗	□ 预约手术	□ 告知患者及其家属手术过程概况及术后注意事项
	其他	□ 及时通知上级医师检诊 □ 经治医师检查整理病历资料 □ 检查住院押金使用情况	□ 麻醉诱导 □ 观察术中出血量、输液量、输血量等 □ 术后病情交接

重点医嘱	**长期医嘱**	护理类医嘱	☐ 按泌尿外科护理常规 ☐ 二级或三级护理	☐ 泌尿外科术后护理常规 ☐ 一级护理
		处置类医嘱		☐ 持续心电、血压、呼吸、血氧饱和度监测 ☐ 留置导尿并计量 ☐ 留置切口引流并计量
		膳食类医嘱	☐ 普食 ☐ 糖尿病饮食 ☐ 低盐、低脂饮食 ☐ 低盐、低脂、糖尿病饮食 ☐ 术前1天禁食、禁水（22:00后）	☐ 禁食、禁水
		药物类医嘱	☐ 自带药（必要时）	☐ 抗生素：第一代头孢、第二代头孢或喹诺酮类 ☐ 术后止血：巴曲酶 ☐ 雾化吸入 ☐ 抑制胃酸、镇吐：奥美拉唑、托烷司琼等 ☐ 胃肠外营养：脂肪乳、氨基酸、葡萄糖、电解质、维生素等 ☐ 镇痛药物（必要时）
	临时医嘱	检查检验	☐ 血常规 ☐ 尿常规 ☐ 粪常规 ☐ 凝血四项 ☐ 血清术前八项 ☐ 血型 ☐ 血生化 ☐ 胸部正位X线片 ☐ 心电图 ☐ 泌尿系超声 ☐ 肝胆胰脾超声 ☐ CT或MRI ☐ 静脉肾盂造影（必要时） ☐ 肺功能（必要时） ☐ 血气分析（必要时） ☐ 超声心动图（必要时） ☐ 肾CTA（必要时）	☐ 血常规 ☐ 血生化
		药物类医嘱	☐ 抗生素皮试 ☐ 肠道准备药物	☐ 镇痛药物（必要时） ☐ 解热药物（>38℃时）

重点医嘱	临时医嘱	手术医嘱	□ 常规准备明日在全身麻醉下行后腹腔镜肾部分切除术	
		处置医嘱	□ 备皮（>30cm²） □ 备血 □ 静脉抽血	□ 吸氧 □ 输血（视病情） □ 补液（视病情） □ 拔除导尿管（必要时）
主要护理工作		健康宣教	□ 住院宣教（住院环境、规章制度） □ 进行护理安全指导 □ 进行等级护理、活动范围指导 □ 进行饮食指导 □ 进行关于疾病知识的宣教 □ 检查、检验项目的目的和意义 □ 术前宣教	□ 术后心理疏导 □ 告知患者护理风险 □ 进行压疮预防知识宣教 □ 指导术后康复训练 □ 指导术后注意事项
		护理处置	□ 患者身份核对 □ 佩戴腕带 □ 建立住院病历，通知医师 □ 住院介绍：介绍责任护士，病区环境、设施、规章制度、基础护理服务项目 □ 询问病史，填写护理记录单首页 □ 观察病情 □ 测量基本生命体征 □ 抽血、留取标本 □ 心理与生活护理 □ 根据评估结果采取相应护理措施 □ 通知检查项目及检查注意事项 □ 术前患者准备（术前沐浴、更衣、备皮） □ 检查术前物品准备 □ 指导患者准备手术后所需用品、贵重物品交由其家属保管 □ 指导患者进行肠道准备并检查准备效果 □ 告知入手术室前取下活动义齿 □ 备血、皮试	□ 晨起测量生命体征并记录 □ 确认无上呼吸道感染症状，女患者确认无月经来潮 □ 与手术室护士交接病历、影像资料、术中带药等 □ 术前补液（必要时） □ 嘱患者入手术室前膀胱排空 □ 与手术室护士交接 □ 术后按一级护理要求完成基础护理项目 □ 术后心电监护、监测生命体征 □ 留取标本 □ 观察切口疼痛情况、检测镇痛泵运转情况 □ 观察静脉输液情况 □ 观察留置尿管引流情况 □ 妥善固定各类管道 □ 观察切口引流情况并记录引流量及性状 □ 观察切口敷料，有渗出时报告医师处理 □ 术后心理与生活护理
		护理评估	□ 一般评估：生命体征、神志、皮肤、药物过敏史等 □ 专科评估：生活自理能力 □ 风险评估：评估有无跌倒、坠床、压疮风险 □ 心理评估 □ 营养评估 □ 疼痛评估 □ 康复评估	□ 评估意识情况 □ 评估切口疼痛情况 □ 观察切口敷料有无渗出并报告医师 □ 风险评估：评估有无跌倒、坠床、压疮、导管滑脱、液体外渗的风险

（续　表）

主要护理工作	专科护理	□ 指导患者掌握床上翻身方法 □ 指导患者掌握床上排尿、排便（使用便器）方法	□ 与手术室护士共同评估皮肤、切口敷料、输液及引流情况 □ 指导患者掌握床上翻身方法 □ 指导患者掌握床上排尿、排便（使用便器）方法
	饮食指导	□ 根据医嘱通知配餐员准备膳食 □ 协助进餐 □ 术前1天通知患者22:00后禁食、禁水	□ 禁食、禁水，口干时协助湿润口唇 □ 排气后指导患者间断、少量饮用温开水
	活动体位	□ 根据护理等级指导活动	□ 根据手术及麻醉方式安置合适体位 □ 指导患者掌握床上翻身方法
	洗浴要求	□ 协助患者洗澡、更换病号服 □ 协助患者晨、晚间护理 □ 备皮后协助患者清洁备皮部位，更换病号服	□ 告知患者切口处切口保护方法
病情变异记录		□ 无　　□ 有,原因： □ 患者　□ 并发症　□ 医疗 □ 病情　□ 辅诊　□ 管理	□ 无　　□ 有,原因： □ 患者　□ 并发症　□ 医疗 □ 病情　□ 辅诊　□ 管理

护士签名	白班	小夜班	大夜班	白班	小夜班	大夜班

医师签名		

	时间	住院第5-7天(术后3天)	住院第8-11天(恢复出院)
主要诊疗工作	制度落实	□ 手术医师查房 □ 主诊医师查房 □ 上级医师查房（主管医师查房每天1次） □ 经治医师每天早、晚查房 □ 专科医师会诊（必要时）	□ 上级医师查房（主管医师查房每天1次） □ 经治医师每天早晚查房 □ 上级医师查房进行手术及切口评估，确定有无手术并发症和切口愈合不良情况，明确是否出院 □ 专科医师会诊（必要时）
	病情评估		□ 上级医师进行治疗效果、预后和出院评估 □ 出院宣教
	病历书写	□ 术后连续3天病程记录	□ 病情稳定患者每3天1个病程记录 □ 出院前1天有上级医师指示出院的病程记录 □ 出院后24小时内完成出院记录 □ 出院后24小时内完成病案首页 □ 完成出院介绍信 □ 出具诊断证明书

主要诊疗工作	知情同意		□ 告知患者及其家属出院后注意事项（指导出院后功能锻炼、复诊的时间及地点、发生紧急情况时处理等）
	手术治疗		
	其他	□ 观察引流量及引流液性状 □ 观察切口情况，是否存在渗出、红肿等情况 □ 观察体温、血压等生命体征 □ 复查血常规、生化 □ 指导患者下床	□ 观察切口情况，是否存在渗出、红肿等情况 □ 观察体温、血压等 □ 复查血常规、血生化（必要时） □ 追问病理结果 □ 通知出院 □ 出院带药 □ 嘱患者拆线换药（根据出院时间决定） □ 门诊复查 □ 如有不适，随时复诊
重点医嘱	长期医嘱	护理类医嘱	□ 泌尿外科术后护理常规 □ 一级或二级护理
			□ 泌尿外科术后护理常规 □ 二级或三级护理
		处置类医嘱	□ 停心电监护 □ 测血压
			□ 测血压
		膳食类医嘱	□ 流食 □ 半流食 □ 普食 □ 糖尿病饮食 □ 低盐、低脂饮食 □ 低盐、低脂、糖尿病饮食
			□ 普食 □ 糖尿病饮食 □ 低盐、低脂饮食 □ 低盐、低脂、糖尿病饮食
		药物类医嘱	□ 抗生素:第一代头孢、第二代头孢或喹诺酮类 □ 术后止血:巴曲酶 □ 雾化吸入 □ 抑制胃酸、镇吐:奥美拉唑、托烷司琼等 □ 胃肠外营养:脂肪乳、氨基酸、葡萄糖、电解质、维生素等 □ 镇痛药物（必要时）
			□ 抗生素（必要时）
	临时医嘱	检查检验	□ 复查血常规、血生化
			□ 复查血常规、血生化（必要时）
		药物类医嘱	□ 镇痛药物（必要时） □ 控制血糖药物（必要时） □ 补液（必要时）
			□ 镇痛药物（必要时） □ 控制血糖药物（必要时） □ 补液（必要时）
		手术医嘱	
		处置医嘱	□ 大换药 □ 拔除切口引流 □ 拔除导尿管
			□ 大换药 □ 出院

（续　表）

主要护理工作	健康宣教	□ 压疮预防知识宣教 □ 跌倒预防知识宣教 □ 告知患者护理风险	□ 压疮预防知识宣教 □ 跌倒预防知识宣教 □ 出院宣教（康复训练方法、用药指导、换药时间及注意事项、复查时间等）
	护理处置	□ 按护理等级完成基础护理项目 □ 监测生命体征 □ 观察切口疼痛情况、检测镇痛泵运转情况 □ 观察静脉输液情况 □ 妥善固定各类管道 □ 观察切口敷料，有渗出时报告医师处理 □ 留取标本 □ 观察切口引流情况，记录引流量及性状 □ 术后心理与生活护理 □ 整理床单位	□ 按护理等级完成基础护理项目 □ 监测生命体征 □ 观察切口敷料，有渗出时报告医师处理 □ 术后心理与生活护理 □ 协助患者办理出院手续 □ 整理床单
	护理评估	□ 评估跌倒风险 □ 评估压疮风险	
	专科护理	□ 指导患者掌握床上翻身方法 □ 指导患者掌握床上排尿、排便（使用便器）方法 □ 指导患者进行自主排尿训练	□ 术后心理与生活护理
	饮食指导	□ 根据医嘱通知配餐员准备膳食 □ 协助进餐	□ 根据医嘱通知配餐员准备膳食
	活动体位	□ 指导患者掌握床上翻身方法 □ 根据护理等级指导活动	□ 根据护理等级指导活动
	洗浴要求	□ 协助患者晨、晚间护理 □ 告知患者切口保护方法	□ 协助患者晨、晚间护理 □ 告知患者切口保护方法
病情变异记录		□ 无　　□ 有，原因： □ 患者　□ 并发症　□ 医疗 □ 病情　□ 辅诊　□ 管理	□ 无　　□ 有，原因： □ 患者　□ 并发症　□ 医疗 □ 病情　□ 辅诊　□ 管理

护士签名	白班	小夜班	大夜班	白班	小夜班	大夜班

医师签名		

肾恶性肿瘤行经腹腹腔镜根治性肾切除术临床路径

一、肾恶性肿瘤行经腹腹腔镜根治性肾切除术临床路径标准住院流程

(一)适用对象

1. 第一诊断为肾恶性肿瘤(ICD-10:C64 01)。

2. 拟行经腹腹腔镜根治性肾切除术(ICD-9-CM-3:55.5105)的患者。

3. 临床诊断肾肿瘤,不符合行肾部分切除术。

(二)诊断依据

根据《中国泌尿外科疾病诊断治疗指南》(中华医学会泌尿外科学分会编著,人民卫生出版社,2014 年)。

1. 病史　体检发现肾占位或伴有腰部肿痛、血尿。

2. 体格检查　肾区包块。

3. 辅助检查　超声、CT 或 MRI 提示肾区实性占位,血供丰富。

(三)选择治疗方案的依据

根据《中国泌尿外科疾病诊断治疗指南》(中华医学会泌尿外科学分会编著,人民卫生出版社,2014 年)。

1. 无全身或局部的近期感染。

2. 无严重的合并症。

3. 术前生活质量及活动水平评估。

4. 适合经腹腹腔镜根治性肾切除术。

(四)标准住院天数

6～9 天。

(五)纳入路径标准

1. 第一诊断必须符合肾恶性肿瘤(ICD-10:C64 01)行经腹腹腔镜根治性肾切除术(ICD-9-CM-3:55.5105)。

2. 专科指征:超声、CT 或 MRI 提示肾占位性病变,考虑恶性。

3. 手术禁忌证:同时伴有高血压、糖尿病、心律失常等慢性病内科评估为手术禁忌证不适宜入径。

(六)术前准备(术前评估)1～3 天

1. 术前评估

(1)检查检验评估:①完成必需的检查检验项目,血常规、尿常规、粪常规、血生化、凝血功能、血型、术前血清八项、肝胆胰脾及泌尿系超声、胸部正位 X 线片、心电图、肾增强 CT 或

MRI等。②根据患者情况可选择的检查检验项目,超声心动图、血气、肺功能、静脉肾盂造影、CTA等。③疾病发展预计的并发症评估。

(2)营养评估:根据《解放军总医院新住院患者营养风险筛查表(NRS-2002)》为新住院患者进行营养评估,评分≥3分患者给予处置,必要时申请营养科医师会诊。

(3)心理评估:根据新住院患者情况申请心理科医师会诊评估。

(4)疼痛评估:根据《VAS评分》实施疼痛评估,评分>7分患者给予处置,必要时请疼痛科医师会诊。

(5)康复评估:根据《住院患者康复筛查和评估表》在新住院患者住院后24小时内进行康复筛查和评估。任何一项结果为"是",则申请康复科医师会诊。

2. 术前准备

(1)术前评估:术前24小时内完成病情评估、必要的检查,做出术前小结、术前讨论。

(2)术前谈话:术者应在术前1天与患者及其家属谈话,告知手术方案、相关风险、用血计划、术后转归、置入材料、手术费用和患者及其家属权益,履行书面知情同意手续。告知高值耗材的使用及费用。

(3)通知手术室:准备手术间、手术药品、手术物品及特殊耗材。

(4)护士做心理护理、交代注意事项:防压疮、防跌倒、指导患者戒烟等,进行术前宣教。

(5)手术部位标识:术者、一助或经治医师在术前1天应对手术部位做体表标识,急诊手术由接诊医师或会诊外科医师标记,标记过程应有责任护士、患者及其家属共同参与,记入手术安排表。

(6)术前1天麻醉医师访视:制订麻醉计划、完成评估、确定麻醉方式,记入《麻醉术前访视记录》,告知患者及其家属麻醉适应证、麻醉目的、风险、可能出现的情况及其处理原则、替代方案等,签署《麻醉知情同意书》并归入病历。

(七)药品选择及使用时机

1. 抗生素　按照《抗菌药物临床应用指导原则》(卫医发〔2015〕)和卫生部办公厅《关于抗菌药物临床应用管理有关问题的通知》(卫办医政发〔2015〕)执行,围术期使用第一代头孢、第二代头孢菌素或其他药物(头孢过敏)。

2. 止血药物　术后存在出血风险者。

3. 抑酸、镇吐药物　术后禁食期间应用。

4. 营养支持及调节水、电解质平衡药物　术后禁食期间使用。

5. 镇痛药物　术后疼痛时应用。

6. 增强免疫药物　免疫力低下患者应用。

7. 其他药物　伴随疾病的治疗药物等。

(八)手术日为住院第4天

1. 手术安全核对　患者入手术间后由手术医师、麻醉医师、巡回护士和患者本人共同核对患者身份、手术部位与标识、手术方式。手术医师、麻醉医师、巡回护士三方按《手术安全核对表》逐项核对,共同签名。

(1)手术方式:经腹腹腔镜根治性肾切除术。

(2)麻醉方式:全身麻醉。

(3)手术置入物:无。

（4）术中用药：麻醉用药。

（5）输血及血液制品：视术中出血情况补充红细胞或血浆。

（6）术中病理：常规，一般无须冷冻快速病理。

2. 经治医师或手术医师　应即刻完成术后首次病程记录，观察术后患者病情变化。

（九）术后住院恢复 2～5 天

1. 必需的复查项目：血常规、血生化。

2. 必要时查血气分析、腹部超声、立位腹 X 线片，腹腔 CT。

3. 术后处理

（1）抗生素：抗生素选择第一代头孢、第二代头孢或其他药物（头孢过敏）。

（2）术后康复：术后 2～3 天拔除引流管及尿管，术后 2 天鼓励患者下床活动。

（3）术后镇痛：镇痛泵镇痛。

4. 术者在术后 24 小时内完成手术记录，特殊情况可由一助完成，术者签名确认并归入病历。

5. 上级医师在术后 3 天内至少查房 1 次，根据术中和术后情况修订术后治疗计划。

6. 麻醉医师术后 3 天内访视患者，如有特殊情况应详细记录，及时与手术医师或重症监护室医师沟通并迅速处理。

7. 术后护理

（1）按照护理等级进行日常护理，监测患者生命体征，观察引流管引流情况、切口敷料有无渗出。

（2）指导患者术后体位摆放及功能锻炼：半卧位休息，早日下床活动。

（3）指导患者正确使用腹带，掌握床上排便排尿（使用便器）的方法，进行自主排尿训练，防跌倒、防压疮护理等。

（十）出院标准

1. 生命体征平稳，无明显心肺、腹部不适。

2. 恢复正常饮食。

3. 切口愈合良好，引流管及尿管拔除，切口无感染征象（或可在门诊处理的切口情况）。

4. 常规检验指标无明显异常。

5. 无与本病相关的其他并发症或合并症。

（十一）变异及原因分析

1. 医疗原因导致的变异　如改变诊疗方案、转科治疗、操作失误、误诊等。

2. 患者原因导致的变异　如不同意治疗方案、个人原因要求出（转）院、院外服用手术禁忌药、月经期、对诊疗计划不满要求出路径、相关检查检验院外（门诊）已做等。

3. 并发症原因导致的变异　如感染、瘘、出血、血肿、愈合不良、梗阻等。

4. 病情原因导致的变异　如基础疾病复杂、病情恶化、病情平稳好转、抢救、会诊等。

5. 辅诊科室原因导致的变异　如检查、检验、手术、病理等检查（不及时、结果错报、操作部位/方式错误、标本不合格）、报告（不及时、结果错报、标本不合格）等原因延长住院天数、增加费用等。

6. 管理原因导致的变异　如系统暂不支持，系统瘫痪，需要修订流程、制度等。

二、肾恶性肿瘤行经腹腹腔镜根治性肾切除术临床路径表单

适用对象	第一诊断为肾恶性肿瘤(ICD-10:C64 01) 拟行经腹腹腔镜根治性肾切除术(ICD-9-CM-3:55.5105)的患者	
患者基本信息	姓名:_____ 性别:____ 年龄:____ 门诊号:_____ 住院号:_____ 过敏史:_____ 住院日期:____年__月__日 出院日期:____年__月__日	住院天数:6～9天

	时间	住院第1—3天(术前评估及准备)	住院第4天(手术日)
主要诊疗工作	制度落实	□ 住院2小时内经治或值班医师完成接诊 □ 住院后24小时内主管医师完成检诊 □ 专科医师会诊(必要时) □ 经治医师查房(早、晚) □ 主诊医师查房 □ 完成术前准备 □ 组织术前讨论 □ 麻醉医师术前访视 □ 手术部位标识	□ 三级医师查房 □ 手术安全核查 □ 麻醉医师术后访视
	病情评估	□ 经治医师询问病史及体格检查 □ 完善术前常规检查及会诊 □ 心理评估 □ 营养评估 □ 疼痛评估 □ 康复评估	
	病历书写	□ 住院8小时内完成首次病程记录 □ 住院24小时内完成住院记录 □ 住院48小时内完成主管医师查房记录 □ 完成主诊医师查房记录 □ 完成术前讨论、术前小结	□ 术者或一助术后24小时内完成手术记录(术者签名) □ 术后即刻完成术后首次病程记录
	知情同意	□ 病情告知 □ 患者或其家属在住院记录单签名 □ 术前谈话,告知患者及其家属病情和围术期注意事项并签署麻醉知情同意书、输血知情同意书、手术知情同意书、授权委托书、自费用品协议书(必要时)、军人目录外耗材审批单(必要时)等	□ 告知患者及其家属手术过程概况及术后注意事项
	手术治疗	□ 预约手术	□ 告知患者及其家属手术过程概况及术后注意事项
	其他	□ 及时通知上级医师检诊 □ 经治医师检查整理病历资料 □ 检查住院押金使用情况	□ 麻醉诱导 □ 观察术中出血量、输液量、输血量等 □ 术后病情交接

（续 表）

重点医嘱	长期医嘱	护理类医嘱	□ 按泌尿外科护理常规 □ 二级或三级护理	□ 泌尿外科术后护理常规 □ 一级护理
		处置类医嘱		□ 持续心电、血压、呼吸、血氧饱和度监测 □ 留置导尿并计量 □ 留置切口引流并计量 □ 持续胃肠减压
		膳食类医嘱	□ 普食 □ 糖尿病饮食 □ 低盐、低脂饮食 □ 低盐、低脂、糖尿病饮食 □ 术前 1 天禁食、禁水（22:00 后）	□ 禁食、禁水
		药物类医嘱	□ 自带药（必要时）	□ 抗生素:第一代头孢、第二代头孢或其他药物（头孢过敏） □ 术后止血:巴曲酶 □ 雾化吸入 □ 抑制胃酸、镇吐:奥美拉唑、托烷司琼等 □ 胃肠外营养:脂肪乳、氨基酸、葡萄糖、电解质、维生素等 □ 镇痛药物（必要时）
	临时医嘱	检查检验	□ 血常规 □ 尿常规 □ 粪常规 □ 凝血四项 □ 血清术前八项 □ 血型 □ 血生化 □ 胸部正位 X 线片 □ 心电图 □ 泌尿系超声 □ 肝胆胰脾超声 □ CT 或 MRI □ 静脉肾盂造影（必要时） □ 肺功能（必要时） □ 血气分析（必要时） □ 超声心动图（必要时）	□ 血常规 □ 血生化
		药物类医嘱	□ 抗生素皮试 □ 肠道准备药物	□ 镇痛药物（必要时） □ 解热药物（>38℃时）
		手术医嘱	□ 常规准备明日在全麻下行腹腔镜根治性肾切除术	
		处置医嘱	□ 备皮（>30cm²） □ 备血 □ 静脉抽血 □ 术前留置胃管	□ 吸氧 □ 输血（视病情） □ 补液（视病情） □ 拔除导尿管（必要时） □ 拔除胃管（必要时）

（续　表）

主要护理工作	健康宣教	□ 住院宣教(住院环境、规章制度) □ 进行护理安全指导 □ 进行等级护理、活动范围指导 □ 进行饮食指导 □ 进行关于疾病知识的宣教 □ 检查、检验项目的目的和意义 □ 术前宣教	□ 术后心理疏导 □ 告知患者护理风险 □ 进行压疮预防知识宣教 □ 指导术后康复训练 □ 指导术后注意事项
	护理处置	□ 患者身份核对 □ 佩戴腕带 □ 建立住院病历,通知医师 □ 住院介绍:介绍责任护士,病区环境、设施、规章制度、基础护理服务项目 □ 询问病史,填写护理记录单首页 □ 观察病情 □ 测量基本生命体征 □ 抽血、留取标本 □ 心理与生活护理 □ 根据评估结果采取相应护理措施 □ 通知检查项目及检查注意事项 □ 术前患者准备(术前沐浴、更衣、备皮) □ 检查术前物品准备 □ 指导患者准备术后所需用品、贵重物品交由其家属保管 □ 指导患者进行肠道准备并检查准备效果 □ 告知入手术室前取下活动义齿 □ 备血、皮试	□ 晨起测量生命体征并记录 □ 确认无上呼吸道感染症状,女患者确认无月经来潮 □ 与手术室护士交接病历、影像资料、术中带药等 □ 术前补液(必要时) □ 嘱患者入手术室前膀胱排空 □ 与手术室护士交接 □ 术后按一级护理要求完成基础护理项目 □ 术后心电监护、监测生命体征 □ 留取标本 □ 观察切口疼痛情况、检测镇痛泵运转情况 □ 观察静脉输液情况 □ 观察留置尿管、胃管引流情况 □ 妥善固定各类管道 □ 观察切口引流情况并记录引流量及性状 □ 观察切口敷料,有渗出时报告医师处理 □ 术后心理与生活护理
	护理评估	□ 一般评估:生命体征、神志、皮肤、药物过敏史等 □ 专科评估:生活自理能力 □ 风险评估:评估有无跌倒、坠床、压疮风险 □ 心理评估 □ 营养评估 □ 疼痛评估 □ 康复评估	□ 评估意识情况 □ 评估切口疼痛情况 □ 观察切口敷料有无渗出并报告医师 □ 风险评估:评估有无跌倒、坠床、压疮、导管滑脱、液体外渗的风险
	专科护理	□ 指导患者掌握床上翻身方法 □ 指导患者掌握床上排尿、排便(使用便器)方法	□ 与手术室护士共同评估皮肤、切口敷料、输液及引流情况 □ 指导患者掌握床上翻身方法 □ 指导患者掌握床上排尿、排便(使用便器)方法

（续　表）

主要护理工作	饮食指导	□ 根据医嘱通知配餐员准备膳食 □ 协助进餐 □ 术前 1 天通知患者 22:00 后禁食、禁水	□ 禁食、禁水,口干时协助湿润口唇 □ 排气后拔除胃管并指导患者间断、少量饮用温开水
	活动体位	□ 根据护理等级指导活动	□ 根据手术及麻醉方式安置合适体位 □ 指导患者掌握床上翻身方法
	洗浴要求	□ 协助患者洗澡、更换病号服 □ 协助患者晨、晚间护理 □ 备皮后协助患者清洁备皮部位,更换病号服	□ 告知患者切口处切口保护方法
病情变异记录		□ 无　　□ 有,原因: □ 患者　□ 并发症　□ 医疗 □ 病情　□ 辅诊　□ 管理	□ 无　　□ 有,原因: □ 患者　□ 并发症　□ 医疗 □ 病情　□ 辅诊　□ 管理
护士签名		白班　｜　小夜班　｜　大夜班	白班　｜　小夜班　｜　大夜班
医师签名			

时间		住院第 5—7 天(术后 3 天)	住院第 8—9 天(恢复出院)
主要诊疗工作	制度落实	□ 手术医师查房 □ 主诊医师查房 □ 上级医师查房(主管医师查房每天 1 次) □ 经治医师每天早、晚查房 □ 专科医师会诊(必要时)	□ 上级医师查房(主管医师查房每天 1 次) □ 经治医师每天早、晚查房 □ 上级医师查房进行手术及切口评估,确定有无手术并发症和切口愈合不良情况,明确是否出院 □ 专科医师会诊(必要时)
	病情评估		□ 上级医师进行治疗效果、预后和出院评估 □ 出院宣教
	病历书写	□ 术后连续 3 天病程记录	□ 病情稳定患者每 3 天 1 个病程记录 □ 出院前 1 天有上级医师指示出院的病程记录 □ 出院后 24 小时内完成出院记录 □ 出院后 24 小时内完成病案首页 □ 完成出院介绍信 □ 出具诊断证明书
	知情同意		□ 告知患者及其家属出院后注意事项(指导出院后功能锻炼、复诊的时间及地点、发生紧急情况时处理等)
	手术治疗		

(续　表)

主要诊疗工作	其他	□ 观察引流量及引流液性状 □ 观察切口情况,是否存在渗出、红肿等情况 □ 观察体温、血压等生命体征 □ 复查血常规、生化 □ 指导患者下床	□ 观察切口情况,是否存在渗出、红肿等情况 □ 观察体温、血压等 □ 复查血常规、血生化(必要时) □ 追问病理结果 □ 通知出院 □ 出院带药 □ 嘱患者拆线换药(根据出院时间决定) □ 门诊复查 □ 如有不适,随时复诊
重点医嘱	长期医嘱 护理类医嘱	□ 泌尿外科术后护理常规 □ 一级或二级护理	□ 泌尿外科术后护理常规 □ 二级或三级护理
	处置类医嘱	□ 停心电监护 □ 测血压	□ 测血压
	膳食类医嘱	□ 流食 □ 半流食 □ 普食 □ 糖尿病饮食 □ 低盐、低脂饮食 □ 低盐、低脂、糖尿病饮食	□ 普食 □ 糖尿病饮食 □ 低盐、低脂饮食 □ 低盐、低脂、糖尿病饮食
	药物类医嘱	□ 抗生素:第一代头孢、第二代头孢或其他药物(头孢过敏) □ 术后止血:巴曲酶 □ 雾化吸入 □ 抑制胃酸、镇吐:奥美拉唑、托烷司琼等 □ 胃肠外营养:脂肪乳、氨基酸、葡萄糖、电解质、维生素等 □ 镇痛药物(必要时)	□ 抗生素(必要时)
	临时医嘱 检查检验	□ 复查血常规、血生化	□ 复查血常规、血生化(必要时)
	药物类医嘱	□ 镇痛药物(必要时) □ 控制血糖药物(必要时) □ 补液(必要时)	□ 镇痛药物(必要时) □ 控制血糖药物(必要时) □ 补液(必要时)
	手术医嘱		
	处置医嘱	□ 大换药 □ 拔除切口引流 □ 拔除导尿管 □ 拔除胃管	□ 大换药 □ 出院

主要护理工作	健康宣教	□ 压疮预防知识宣教 □ 跌倒预防知识宣教 □ 告知患者护理风险	□ 压疮预防知识宣教 □ 跌倒预防知识宣教 □ 出院宣教（康复训练方法、用药指导、换药时间及注意事项、复查时间等）
	护理处置	□ 按护理等级完成基础护理项目 □ 监测生命体征 □ 观察切口疼痛情况、检测镇痛泵运转情况 □ 观察静脉输液情况 □ 妥善固定各类管道 □ 观察切口敷料,有渗出时报告医师处理 □ 留取标本 □ 观察切口引流情况,记录引流量及性状 □ 术后心理与生活护理 □ 整理床单位	□ 按护理等级完成基础护理项目 □ 监测生命体征 □ 观察切口敷料,有渗出时报告医师处理 □ 术后心理与生活护理 □ 协助患者办理出院手续 □ 整理床单
	护理评估	□ 评估跌倒风险 □ 评估压疮风险	
	专科护理	□ 指导患者掌握床上翻身方法 □ 指导患者掌握床上排尿、排便（使用便器）方法 □ 指导患者进行自主排尿训练	□ 术后心理与生活护理
	饮食指导	□ 根据医嘱通知配餐员准备膳食 □ 协助进餐	□ 根据医嘱通知配餐员准备膳食
	活动体位	□ 指导患者掌握床上翻身方法 □ 根据护理等级指导活动	□ 根据护理等级指导活动
	洗浴要求	□ 协助患者晨、晚间护理 □ 告知患者切口保护方法	□ 协助患者晨、晚间护理 □ 告知患者切口保护方法
病情变异记录		□ 无　　□ 有,原因： □ 患者　□ 并发症　□ 医疗 □ 病情　□ 辅诊　□ 管理	□ 无　　□ 有,原因： □ 患者　□ 并发症　□ 医疗 □ 病情　□ 辅诊　□ 管理
护士签名		白班　｜　小夜班　｜　大夜班	白班　｜　小夜班　｜　大夜班
医师签名			

肾恶性肿瘤行经腹腹腔镜肾部分切除术临床路径

一、肾恶性肿瘤行经腹腹腔镜肾部分切除术路径标准住院流程

(一)适用对象

1. 第一诊断为肾恶性肿瘤(ICD-10:C64 01)。

2. 拟行经腹腹腔镜肾部分切除术 (ICD-9-CM-3:55.4 02/55.4 08)的患者。

3. 临床分期 $T_1N_0M_0$、T_2 期中部分外突型生长的肿瘤。

(二)诊断依据

根据《中国泌尿外科疾病诊断治疗指南》(中华医学会泌尿外科学分会编著,人民卫生出版社,2014 年)。

1. 病史　体检发现肾占位或伴有腰部肿痛。

2. 体格检查　肾区包块。

3. 辅助检查　超声、CT 或 MRI 提示肾区实性占位,血供丰富。

(三)选择治疗方案的依据

根据《中国泌尿外科疾病诊断治疗指南》(中华医学会泌尿外科学分会编著,人民卫生出版社,2014 年)。

1. 无全身或局部的近期感染。

2. 无严重的并发症。

3. 术前生活质量及活动水平评估。

4. 适合经腹腹腔镜肾部分切除术,尤其是位于肾偏腹侧的肿瘤。

(四)标准住院天数

8～11 天。

(五)纳入路径标准

1. 第一诊断必须符合肾恶性肿瘤(ICD-10:C64 01)行经腹腹腔镜肾部分切除术 (ICD-9-CM-3:55.4 02/55.4 08)。

2. 专科指征:超声、CT 或 MRI 提示肾占位性病变,考虑恶性。

3. 手术禁忌证:同时伴有高血压、糖尿病、心律失常等慢性病内科评估为手术禁忌证不适宜入径。

(六)术前准备(术前评估)1～3 天

1. 术前评估

(1)检查检验评估:①完成必需的检查检验项目,血常规、尿常规、粪常规、血生化、凝血功能、血型、术前血清八项、肝胆胰脾及泌尿系超声、胸部正位 X 线片、心电图、肾增强 CT 或

MRI 等。②根据患者情况可选择的检查检验项目,超声心动图、血气分析、肺功能、静脉肾盂造影、肾 CTA 等。③疾病发展预计的并发症评估。

(2)营养评估:根据《解放军总医院新住院患者营养风险筛查表(NRS－2002)》为新住院患者进行营养评估,评分≥3 分患者给予处置,必要时申请营养科医师会诊。

(3)心理评估:根据新住院患者情况申请心理科医师会诊评估。

(4)疼痛评估:根据《VAS 评分》实施疼痛评估,评分＞7 分患者给予处置,必要时请疼痛科医师会诊。

(5)康复评估:根据《住院患者康复筛查和评估表》在新住院患者住院后 24 小时内进行康复筛查和评估。任何一项结果为"是",则申请康复科医师会诊。

2. 术前准备

(1)术前评估:术前 24 小时内完成病情评估、必要的检查,做出术前小结、术前讨论。

(2)术前谈话:术者应在术前 1 天与患者及其家属谈话,告知手术方案、相关风险、用血计划、术后转归、置入材料、手术费用和患者及其家属权益,履行书面知情同意手续。告知高值耗材的使用及费用。

(3)通知手术室:准备手术间、手术药品、手术物品及特殊耗材。

(4)护士做心理护理、交代注意事项:防压疮、防跌倒、指导患者戒烟等,进行术前宣教。

(5)手术部位标识:术者、一助或经治医师在术前 1 天应对手术部位做体表标识,急诊手术由接诊医师或会诊外科医师标记,标记过程应有责任护士、患者及其家属共同参与,记入手术安排表。

(6)术前 1 天麻醉医师访视:制订麻醉计划、完成评估、确定麻醉方式,记入《麻醉术前访视记录》,告知患者及其家属麻醉适应证、麻醉目的、风险、可能出现的情况及其处理原则、替代方案等,签署《麻醉知情同意书》并归入病历。

(七)药品选择及使用时机

1. 抗生素　按照《抗菌药物临床应用指导原则》(卫医发〔2015〕)和卫生部办公厅《关于抗菌药物临床应用管理有关问题的通知》(卫办医政发〔2015〕)执行,围术期使用第一代头孢、第二代头孢菌素或喹诺酮类。

2. 止血药物　术后存在出血风险者。

3. 抑酸、镇吐药物　术后禁食期间应用。

4. 营养支持及调节水、电解质平衡药物　术后禁食期间使用。

5. 镇痛药物　术后疼痛时应用。

6. 增强免疫药物　免疫力低下患者应用。

7. 其他药物　伴随疾病的治疗药物等。

(八)手术日为住院第 4 天

1. 手术安全核对　患者入手术间后由手术医师、麻醉医师、巡回护士和患者本人共同核对患者身份、手术部位与标识、手术方式。手术医师、麻醉医师、巡回护士三方按《手术安全核对表》逐项核对,共同签名。

(1)手术方式:经腹腹腔镜肾部分切除术。

(2)麻醉方式:全身麻醉。

(3)手术置入物:生物夹。

（4）术中用药：麻醉用药。

（5）输血及血液制品：视术中出血情况补充红细胞或血浆。

（6）术中病理：常规，对可疑切缘阳性者送冷冻快速病理。

2．经治医师或手术医师　应即刻完成术后首次病程记录，观察术后患者病情变化。

（九）术后住院恢复 4～7 天

1．必需的复查项目：血常规、血生化。

2．必要时查血气分析、腹部超声。

3．术后处理

（1）抗生素：抗生素选择第一代头孢、第二代头孢或喹诺酮类。

（2）术后康复：术后 2～3 天拔除引流管及尿管，术后 3 天鼓励患者下床活动。

（3）术后镇痛：镇痛泵镇痛。

4．术者在术后 24 小时内完成手术记录，特殊情况可由一助完成，术者签名确认并归入病历。

5．上级医师在术后 3 天内至少查房 1 次，根据术中和术后情况修订术后治疗计划。

6．麻醉医师术后 3 天内访视患者，如有特殊情况应详细记录，及时与手术医师或重症监护室医师沟通并迅速处理。

7．术后护理

（1）按照护理等级进行日常护理，监测患者生命体征，观察引流管引流情况、切口敷料有无渗出。

（2）指导患者术后体位摆放及功能锻炼：半卧位休息，早日下床活动。

（3）指导患者正确使用腹带，掌握床上排便排尿（使用便器）的方法，进行自主排尿训练，防跌倒、防压疮护理等。

（十）出院标准

1．生命体征平稳，无明显心肺、腹部不适。

2．恢复正常饮食。

3．切口愈合良好，引流管及尿管拔除，切口无感染征象（或可在门诊处理的切口情况）。

4．常规化验指标无明显异常。

5．无与本病相关的其他并发症或合并症。

（十一）变异及原因分析

1．医疗原因导致的变异　如改变诊疗方案、转科治疗、操作失误、误诊等。

2．患者原因导致的变异　如不同意治疗方案、个人原因要求出（转）院、院外服用手术禁忌药、月经期、对诊疗计划不满要求出路径、相关检查检验院外（门诊）已做等。

3．并发症原因导致的变异　如感染、瘘、出血、血肿、愈合不良、梗阻等。

4．病情原因导致的变异　如基础疾病复杂、病情恶化、病情平稳好转、抢救、会诊等。

5．辅诊科室原因导致的变异　如检查、检验、手术、病理等检查（不及时、结果错报、操作部位/方式错误、标本不合格）、报告（不及时、结果错报、标本不合格）等原因延长住院天数、增加费用等。

6．管理原因导致的变异　如系统暂不支持，系统瘫痪，需要修订流程、制度等。

二、肾恶性肿瘤行经腹腹腔镜肾部分切除术临床路径医护表单

适用对象	第一诊断为肾恶性肿瘤(ICD-10:C64 01) 拟行经腹腹腔镜肾部分切除术(ICD-9-CM-3:55.4 02/55.4 08)的患者	
患者基本信息	姓名:_____ 性别:____ 年龄:____ 门诊号:_____ 住院号:_____ 过敏史:_____ 住院日期:____年__月__日 出院日期:____年__月__日	住院天数:8~11天

	时间	住院第1-3天(术前评估及准备)	住院第4天(手术日)
主要诊疗工作	制度落实	□ 住院2小时内经治或值班医师完成接诊 □ 住院后24小时内主管医师完成检诊 □ 专科医师会诊(必要时) □ 经治医师查房(早、晚) □ 主诊医师查房 □ 完成术前准备 □ 组织术前讨论 □ 麻醉医师术前访视 □ 手术部位标识	□ 三级医师查房 □ 手术安全核查 □ 麻醉医师术后访视
	病情评估	□ 经治医师询问病史及体格检查 □ 完善术前常规检查及会诊 □ 心理评估 □ 营养评估 □ 疼痛评估 □ 康复评估	
	病历书写	□ 住院8小时内完成首次病程记录 □ 住院24小时内完成住院记录 □ 住院48小时内完成主管医师查房记录 □ 完成主诊医师查房记录 □ 完成术前讨论、术前小结	□ 术者或一助术后24小时内完成手术记录(术者签名) □ 术后即刻完成术后首次病程记录
	知情同意	□ 病情告知 □ 患者或其家属在住院记录单签名 □ 术前谈话,告知患者及其家属病情和围术期注意事项并签署麻醉知情同意书、输血知情同意书、手术知情同意书、授权委托书、自费用品协议书(必要时)、军人目录外耗材审批单(必要时)等	□ 告知患者及其家属手术过程概况及术后注意事项
	手术治疗	□ 预约手术	□ 告知患者及其家属手术过程概况及术后注意事项
	其他	□ 及时通知上级医师检诊 □ 经治医师检查整理病历资料 □ 检查住院押金使用情况	□ 麻醉诱导 □ 观察术中出血量、输液量、输血量等 □ 术后病情交接

（续　表）

		护理类医嘱	□ 按泌尿外科护理常规 □ 二级或三级护理	□ 泌尿外科术后护理常规 □ 一级护理
重点医嘱	长期医嘱	处置类医嘱		□ 持续心电、血压、呼吸、血氧饱和度监测 □ 留置导尿并计量 □ 留置切口引流并计量 □ 持续胃肠减压
		膳食类医嘱	□ 普食 □ 糖尿病饮食 □ 低盐、低脂饮食 □ 低盐、低脂、糖尿病饮食 □ 术前1天禁食、禁水（22:00后）	□ 禁食、禁水
		药物类医嘱	□ 自带药（必要时）	□ 抗生素：第一代头孢、第二代头孢或喹诺酮类 □ 术后止血：巴曲酶 □ 雾化吸入 □ 抑制胃酸、镇吐：奥美拉唑、托烷司琼等 □ 胃肠外营养：脂肪乳、氨基酸、葡萄糖、电解质、维生素等 □ 镇痛药物（必要时）
	临时医嘱	检查检验	□ 血常规 □ 尿常规 □ 粪常规 □ 凝血四项 □ 血清术前八项 □ 血型 □ 血生化 □ 胸部正位X线片 □ 心电图 □ 泌尿系超声 □ 肝胆胰脾超声 □ CT或MRI □ 静脉肾盂造影（必要时） □ 肺功能（必要时） □ 血气分析（必要时） □ 超声心动图（必要时） □ 肾CTA（必要时）	□ 血常规 □ 血生化
		药物类医嘱	□ 抗生素皮试 □ 肠道准备药物	□ 镇痛药物（必要时） □ 解热药物（>38℃时）
		手术医嘱	□ 常规准备明日在全身麻醉下行经腹腹腔镜肾部分切除术	
		处置医嘱	□ 备皮（>30cm²） □ 备血 □ 静脉抽血 □ 术前留置胃管	□ 吸氧 □ 输血（视病情） □ 补液（视病情） □ 拔除导尿管（必要时） □ 拔除胃管（必要时）

（续　表）

主要护理工作	健康宣教	□ 住院宣教(住院环境、规章制度) □ 进行护理安全指导 □ 进行等级护理、活动范围指导 □ 进行饮食指导 □ 进行关于疾病知识的宣教 □ 检查、检验项目的目的和意义 □ 术前宣教	□ 术后心理疏导 □ 告知患者护理风险 □ 进行压疮预防知识宣教 □ 指导术后康复训练 □ 指导术后注意事项
	护理处置	□ 患者身份核对 □ 佩戴腕带 □ 建立住院病历,通知医师 □ 住院介绍:介绍责任护士,病区环境、设施、规章制度、基础护理服务项目 □ 询问病史,填写护理记录单首页 □ 观察病情 □ 测量基本生命体征 □ 抽血、留取标本 □ 心理与生活护理 □ 根据评估结果采取相应护理措施 □ 通知检查项目及检查注意事项 □ 术前患者准备(术前沐浴、更衣、备皮) □ 检查术前物品准备 □ 指导患者准备术后所需用品、贵重物品交由其家属保管 □ 指导患者进行肠道准备并检查准备效果 □ 告知入手术室前取下活动义齿 □ 备血、皮试	□ 晨起测量生命体征并记录 □ 确认无上呼吸道感染症状,女患者确认无月经来潮 □ 与手术室护士交接病历、影像资料、术中带药等 □ 术前补液(必要时) □ 嘱患者入手术室前膀胱排空 □ 与手术室护士交接 □ 术后按一级护理要求完成基础护理项目 □ 术后心电监护、监测生命体征 □ 留取标本 □ 观察切口疼痛情况、检测镇痛泵运转情况 □ 观察静脉输液情况 □ 观察留置尿管、胃管引流情况 □ 妥善固定各类管道 □ 观察切口引流情况,记录引流量及性状 □ 观察切口敷料,有渗出时报告医师处理 □ 术后心理与生活护理
	护理评估	□ 一般评估:生命体征、神志、皮肤、药物过敏史等 □ 专科评估:生活自理能力 □ 风险评估:评估有无跌倒、坠床、压疮风险 □ 心理评估 □ 营养评估 □ 疼痛评估 □ 康复评估	□ 评估意识情况 □ 评估切口疼痛情况 □ 观察切口敷料有无渗出并报告医师 □ 风险评估:评估有无跌倒、坠床、压疮、导管滑脱、液体外渗的风险
	专科护理	□ 指导患者掌握床上翻身方法 □ 指导患者掌握床上排尿、排便(使用便器)方法	□ 与手术室护士共同评估皮肤、切口敷料、输液及引流情况 □ 指导患者掌握床上翻身方法 □ 指导患者掌握床上排尿、排便(使用便器)方法

（续 表）

主要护理工作	饮食指导	☐ 根据医嘱通知配餐员准备膳食 ☐ 协助进餐 ☐ 术前1天通知患者22:00后禁食、禁水	☐ 禁食、禁水,口干时协助湿润口唇 ☐ 排气后指导患者间断、少量饮用温开水
	活动体位	☐ 根据护理等级指导活动	☐ 根据手术及麻醉方式安置合适体位 ☐ 指导患者掌握床上翻身方法
	洗浴要求	☐ 协助患者洗澡、更换病号服 ☐ 协助患者晨、晚间护理 ☐ 备皮后协助患者清洁备皮部位,更换病号服	☐ 告知患者切口处切口保护方法
病情变异记录		☐ 无　　☐ 有,原因: ☐ 患者　☐ 并发症　☐ 医疗 ☐ 病情　☐ 辅诊　☐ 管理	☐ 无　　☐ 有,原因: ☐ 患者　☐ 并发症　☐ 医疗 ☐ 病情　☐ 辅诊　☐ 管理

护士签名	白班	小夜班	大夜班	白班	小夜班	大夜班
医师签名						

时间		住院第5—7天(术后3天)	住院第8—11天(恢复出院)
主要诊疗工作	制度落实	☐ 手术医师查房 ☐ 主诊医师查房 ☐ 上级医师查房(主管医师查房每天1次) ☐ 经治医师每天早、晚查房 ☐ 专科医师会诊(必要时)	☐ 上级医师查房(主管医师查房每天1次) ☐ 经治医师每天早、晚查房 ☐ 上级医师查房进行手术及切口评估,确定有无手术并发症和切口愈合不良情况,明确是否出院 ☐ 专科医师会诊(必要时)
	病情评估		☐ 上级医师进行治疗效果、预后和出院评估 ☐ 出院宣教
	病历书写	☐ 术后连续3天病程记录	☐ 病情稳定患者每3天1个病程记录 ☐ 出院前1天有上级医师指示出院的病程记录 ☐ 出院后24小时内完成出院记录 ☐ 出院后24小时内完成病案首页 ☐ 完成出院介绍信 ☐ 出具诊断证明书
	知情同意		☐ 告知患者及其家属出院后注意事项(指导出院后功能锻炼、复诊的时间及地点、发生紧急情况时处理等)
	手术治疗		

主要诊疗工作	其他	□ 观察引流量及引流液性状 □ 观察切口情况,是否存在渗出、红肿等情况 □ 观察体温、血压等生命体征 □ 复查血常规、生化 □ 指导患者下床	□ 观察切口情况,是否存在渗出、红肿等情况 □ 观察体温、血压等 □ 复查血常规、血生化(必要时) □ 追问病理结果 □ 通知出院 □ 出院带药 □ 嘱患者拆线换药(根据出院时间决定) □ 门诊复查 □ 如有不适,随时复诊
重点医嘱	长期医嘱 护理类医嘱	□ 泌尿外科术后护理常规 □ 一级或二级护理	□ 泌尿外科术后护理常规 □ 二级或三级护理
	处置类医嘱	□ 停心电监护 □ 测血压	□ 测血压
	膳食类医嘱	□ 流食 □ 半流食 □ 普食 □ 糖尿病饮食 □ 低盐、低脂饮食 □ 低盐、低脂、糖尿病饮食	□ 普食 □ 糖尿病饮食 □ 低盐、低脂饮食 □ 低盐、低脂、糖尿病饮食
	药物类医嘱	□ 抗生素:第一头孢、第二代头孢或喹诺酮类 □ 术后止血:巴曲酶 □ 雾化吸入 □ 抑制胃酸、镇吐:奥美拉唑、托烷司琼等 □ 胃肠外营养:脂肪乳、氨基酸、葡萄糖、电解质、维生素等 □ 镇痛药物(必要时)	□ 抗生素(必要时)
	临时医嘱 检查检验	□ 复查血常规、血生化	□ 复查血常规、血生化(必要时)
	药物类医嘱	□ 镇痛药物(必要时) □ 控制血糖药物(必要时) □ 补液(必要时)	□ 镇痛药物(必要时) □ 控制血糖药物(必要时) □ 补液(必要时)
	手术医嘱		
	处置医嘱	□ 大换药 □ 拔除胃管 □ 拔除切口引流 □ 拔除导尿管	□ 大换药 □ 出院

主要护理工作	健康宣教	□ 压疮预防知识宣教 □ 跌倒预防知识宣教 □ 告知患者护理风险	□ 压疮预防知识宣教 □ 跌倒预防知识宣教 □ 出院宣教（康复训练方法、用药指导、换药时间及注意事项、复查时间等）
	护理处置	□ 按护理等级完成基础护理项目 □ 监测生命体征 □ 观察切口疼痛情况、检测镇痛泵运转情况 □ 观察静脉输液情况 □ 妥善固定各类管道 □ 观察切口敷料，有渗出时报告医师处理 □ 留取标本 □ 观察切口引流情况，记录引流量及性状 □ 术后心理与生活护理 □ 整理床单位	□ 按护理等级完成基础护理项目 □ 监测生命体征 □ 观察切口敷料，有渗出时报告医师处理 □ 术后心理与生活护理 □ 协助患者办理出院手续 □ 整理床单
	护理评估	□ 评估跌倒风险 □ 评估压疮风险	
	专科护理	□ 指导患者掌握床上翻身方法 □ 指导患者掌握床上排尿、排便（使用便器）方法 □ 指导患者进行自主排尿训练	□ 术后心理与生活护理
	饮食指导	□ 根据医嘱通知配餐员准备膳食 □ 协助进餐	□ 根据医嘱通知配餐员准备膳食
	活动体位	□ 指导患者掌握床上翻身方法 □ 根据护理等级指导活动	□ 根据护理等级指导活动
	洗浴要求	□ 协助患者晨、晚间护理 □ 告知患者切口保护方法	□ 协助患者晨、晚间护理 □ 告知患者切口保护方法
病情变异记录		□ 无　　□ 有，原因： □ 患者　　□ 并发症　□ 医疗 □ 病情　　□ 辅诊　　□ 管理	□ 无　　□ 有，原因： □ 患者　　□ 并发症　□ 医疗 □ 病情　　□ 辅诊　　□ 管理
护士签名		白班　｜　小夜班　｜　大夜班	白班　｜　小夜班　｜　大夜班
医师签名			

肾恶性肿瘤行机器人辅助腹腔镜根治性肾切除术临床路径

一、肾恶性肿瘤行机器人辅助腹腔镜根治性肾切除术路径标准住院流程

(一)适用对象

1. 第一诊断为肾恶性肿瘤(ICD-10:C64 01)。

2. 拟行机器人辅助腹腔镜根治性肾切除术（ICD-9-CM-3:55.5105 伴 00.3504)的患者。

3. 临床诊断肾肿瘤,但不符合行肾部分切除术。

(二)诊断依据

根据《中国泌尿外科疾病诊断治疗指南》(中华医学会泌尿外科学分会编著,人民卫生出版社,2014 年)。

1. 病史　体检发现肾占位或伴有腰部肿痛、血尿。

2. 体格检查　肾区包块。

3. 辅助检查　超声、CT 或 MRI 提示肾区实性占位,血供丰富。

(三)选择治疗方案的依据

根据《中国泌尿外科疾病诊断治疗指南》(中华医学会泌尿外科学分会编著,人民卫生出版社,2014 年)。

1. 无全身或局部的近期感染。

2. 无严重的合并症。

3. 术前生活质量及活动水平评估。

4. 适合机器人辅助腹腔镜根治性肾切除术。

(四)标准住院天数

8～9 天。

(五)纳入路径标准

1. 第一诊断必须符合肾恶性肿瘤(ICD-10:C64 01),拟行机器人辅助腹腔镜根治性肾切除术 (ICD-9-CM-3:55.5105 伴 00.3504)。

2. 专科指征:超声、CT 或 MRI 提示肾占位性病变,考虑恶性。

3. 手术禁忌证:同时伴有高血压、糖尿病、心律失常等慢性病内科评估为手术禁忌证不适宜入径。

(六)术前准备(术前评估)1～3 天

1. 术前评估

(1)检查检验评估:①完成必需的检查检验项目,血常规、尿常规、粪常规、血生化、凝血功

能、血型、术前血清八项、肝胆胰脾及泌尿系超声、胸部正位 X 线片、心电图、肾增强 CT 或 MRI 等。②根据患者情况可选择的检查检验项目,超声心动图、血气分析、肺功能、静脉肾盂造影、CTA 等。③疾病发展预计的并发症评估。

(2)营养评估:根据《解放军总医院新住院患者营养风险筛查表(NRS-2002)》为新住院患者进行营养评估,评分≥3 分患者给予处置,必要时申请营养科医师会诊。

(3)心理评估:根据新住院患者情况申请心理科医师会诊评估。

(4)疼痛评估:根据《VAS 评分》实施疼痛评估,评分>7 分患者给予处置,必要时请疼痛科医师会诊。

(5)康复评估:根据《住院患者康复筛查和评估表》在新住院患者住院后 24 小时内进行康复筛查和评估。任何一项结果为"是",则申请康复科医师会诊。

2. 术前准备

(1)术前评估:术前 24 小时内完成病情评估、必要的检查,做出术前小结、术前讨论。

(2)术前谈话:术者应在术前 1 天与患者及其家属谈话,告知手术方案、相关风险、用血计划、术后转归、置入材料、手术费用和患者及其家属权益,履行书面知情同意手续。告知高值耗材的使用及费用。

(3)通知手术室:准备手术间、手术药品、手术物品及特殊耗材。

(4)护士做心理护理、交代注意事项:防压疮、防跌倒、指导患者戒烟等,进行术前宣教。

(5)手术部位标识:术者、一助或经治医师在术前 1 天应对手术部位做体表标识,急诊手术由接诊医师或会诊外科医师标记,标记过程应有责任护士、患者及其家属共同参与,记入手术安排表。

(6)术前 1 天麻醉医师访视:制订麻醉计划、完成评估、确定麻醉方式,记入《麻醉术前访视记录》,告知患者及其家属麻醉适应证、麻醉目的、风险、可能出现的情况及其处理原则、替代方案等,签署《麻醉知情同意书》并归入病历。

(七)药品选择及使用时机

1. 抗生素　按照《抗菌药物临床应用指导原则》(卫医发〔2015〕)和卫生部办公厅《关于抗菌药物临床应用管理有关问题的通知》(卫办医政发〔2015〕)执行,围术期使用第一代头孢、第二代头孢菌素或其他药物(头孢过敏)。

2. 止血药物　术后存在出血风险者。

3. 抑酸、镇吐药物　术后禁食期间应用。

4. 营养支持及调节水、电解质平衡药物　术后禁食期间使用。

5. 镇痛药物　术后疼痛时应用。

6. 增强免疫药物　免疫力低下患者应用。

7. 其他药物　伴随疾病的治疗药物等。

(八)手术日为住院第 4 天

1. 手术安全核对　患者入手术间后由手术医师、麻醉医师、巡回护士和患者本人共同核对患者身份、手术部位与标识、手术方式。手术医师、麻醉医师、巡回护士三方按《手术安全核对表》逐项核对,共同签名。

(1)手术方式:机器人辅助腹腔镜根治性肾切除术。

(2)麻醉方式:全身麻醉。

（3）手术置入物：无。

（4）术中用药：麻醉用药。

（5）输血及血液制品：视术中出血情况补充红细胞或血浆。

（6）术中病理：常规，一般无须冷冻快速病理。

2. 经治医师或手术医师　应即刻完成术后首次病程记录，观察术后患者病情变化。

（九）术后住院恢复2～5天

1. 必需的复查项目：血常规、血生化。

2. 必要时查血气分析、腹部超声、立位腹X线片、腹腔CT。

3. 术后处理

（1）抗生素：抗生素选择第一代头孢、第二代头孢或其他药物（头孢过敏）。

（2）术后康复：术后2～3天拔除引流管及尿管，术后2天鼓励患者下床活动。

（3）术后镇痛：镇痛泵镇痛。

4. 术者在术后24小时内完成手术记录，特殊情况可由一助完成，术者签名确认并归入病历。

5. 上级医师在术后3天内至少查房1次，根据术中和术后情况修订术后治疗计划。

6. 麻醉医师术后3天内访视患者，如有特殊情况应详细记录，及时与手术医师或重症监护室医师沟通并迅速处理。

7. 术后护理

（1）按照护理等级进行日常护理，监测患者生命体征，观察引流管引流情况、切口敷料有无渗出。

（2）指导患者术后体位摆放及功能锻炼：半卧位休息，早日下床活动。

（3）指导患者正确使用腹带、掌握床上排便排尿（使用便器）方法、进行自主排尿训练，防跌倒、防压疮护理等。

（十）出院标准

1. 生命体征平稳，无明显心肺、腹部不适。

2. 恢复正常饮食。

3. 切口愈合良好，引流管及尿管拔除，切口无感染征象（或可在门诊处理的切口情况）。

4. 常规化验指标无明显异常。

5. 无与本病相关的其他并发症或合并症。

（十一）变异及原因分析

1. 医疗原因导致的变异　如改变诊疗方案、转科治疗、操作失误、误诊等。

2. 患者原因导致的变异　如不同意治疗方案、个人原因要求出（转）院、院外服用手术禁忌药、月经期、对诊疗计划不满要求出路径、相关检查检验院外（门诊）已做等。

3. 并发症原因导致的变异　如感染、瘘、出血、血肿、愈合不良、梗阻等。

4. 病情原因导致的变异　如基础疾病复杂、病情恶化、病情平稳好转、抢救、会诊等。

5. 辅诊科室原因导致的变异　如检查、检验、手术、病理等检查（不及时、结果错报、操作部位/方式错误、标本不合格）、报告（不及时、结果错报、标本不合格）等原因延长住院天数、增加费用等。

6. 管理原因导致的变异　如系统暂不支持，系统瘫痪，需要修订流程、制度等。

二、肾恶性肿瘤行机器人辅助腹腔镜根治性肾切除术临床路径表单

适用对象	第一诊断为肾恶性肿瘤(ICD-10:C64 01) 拟行机器人辅助腹腔镜根治性肾切除术(ICD-9-CM-3:55.5105 伴 00.3504)的患者	
患者基本信息	姓名:_____ 性别:____ 年龄:____ 门诊号:_____ 住院号:_____ 过敏史:_____ 住院日期:____年__月__日 出院日期:____年__月__日	住院天数:8～9 天

	时间	住院第 1—3 天(术前评估及准备)	住院第 4 天(手术日)
主要诊疗工作	制度落实	□ 住院 2 小时内经治或值班医师完成接诊 □ 住院后 24 小时内主管医师完成检诊 □ 专科医师会诊(必要时) □ 经治医师查房(早、晚) □ 主诊医师查房 □ 完成术前准备 □ 组织术前讨论 □ 麻醉医师术前访视 □ 手术部位标识	□ 三级医师查房 □ 手术安全核查 □ 麻醉医师术后访视
	病情评估	□ 经治医师询问病史及体格检查 □ 完善术前常规检查及会诊 □ 心理评估 □ 营养评估 □ 疼痛评估 □ 康复评估	
	病历书写	□ 住院 8 小时内完成首次病程记录 □ 住院 24 小时内完成住院记录 □ 住院 48 小时内完成主管医师查房记录 □ 完成主诊医师查房记录 □ 完成术前讨论、术前小结	□ 术者或一助术后 24 小时内完成手术记录(术者签字) □ 术后即刻完成术后首次病程记录
	知情同意	□ 病情告知 □ 患者或其家属在住院记录签名 □ 术前谈话,告知患者及其家属病情和围术期注意事项并签署麻醉知情同意书、输血知情同意书、手术知情同意书、授权委托书、自费用品协议书(必要时)、军人目录外耗材审批单(必要时)等	□ 告知患者及其家属手术过程概况及术后注意事项
	手术治疗	□ 预约手术	□ 告知患者及其家属手术过程概况及术后注意事项
	其他	□ 及时通知上级医师检诊 □ 经治医师检查整理病历资料 □ 检查住院押金使用情况	□ 麻醉诱导 □ 观察术中出血量、输液量、输血量等 □ 术后病情交接

（续　表）

长期医嘱	护理类医嘱	□ 按泌尿外科护理常规 □ 二级或三级护理	□ 泌尿外科术后护理常规 □ 一级护理
	处置类医嘱		□ 持续心电、血压、呼吸、血氧饱和度监测 □ 留置导尿并计量 □ 留置切口引流并计量 □ 持续胃肠减压
	膳食类医嘱	□ 普食 □ 糖尿病饮食 □ 低盐、低脂饮食 □ 低盐、低脂、糖尿病饮食 □ 术前1天禁食、禁水（22：00后）	□ 禁食、禁水
	药物类医嘱	□ 自带药（必要时）	□ 抗生素：第一代头孢、第二代头孢或其他药物（头孢过敏） □ 术后止血：巴曲酶 □ 雾化吸入 □ 抑制胃酸、镇吐：奥美拉唑、托烷司琼等 □ 胃肠外营养：脂肪乳、氨基酸、葡萄糖、电解质、维生素等 □ 镇痛药物（必要时）
重点医嘱	临时医嘱 检查检验	□ 血常规 □ 尿常规 □ 粪常规 □ 凝血四项 □ 血清术前八项 □ 血型 □ 血生化 □ 胸部正位X线片 □ 心电图 □ 泌尿系超声 □ 肝胆胰脾超声 □ CT或MRI □ 静脉肾盂造影（必要时） □ 肺功能（必要时） □ 血气分析（必要时） □ 超声心动图（必要时）	□ 血常规 □ 血生化
	药物类医嘱	□ 抗生素皮试 □ 肠道准备药物	□ 镇痛药物（必要时） □ 解热药物（＞38℃时）
	手术医嘱	□ 常规准备明日在全身麻醉下行机器人辅助腹腔镜根治性肾切除术	
	处置医嘱	□ 备皮（＞30cm²） □ 备血 □ 静脉抽血 □ 术前留置胃管	□ 吸氧 □ 输血（视病情） □ 补液（视病情） □ 拔除导尿管（必要时） □ 拔除胃管（必要时）

（续　表）

主要护理工作	健康宣教	□ 住院宣教（住院环境、规章制度） □ 进行护理安全指导 □ 进行等级护理、活动范围指导 □ 进行饮食指导 □ 进行关于疾病知识的宣教 □ 检查、检验项目的目的和意义 □ 术前宣教	□ 术后心理疏导 □ 告知患者护理风险 □ 进行压疮预防知识宣教 □ 指导术后康复训练 □ 指导术后注意事项
	护理处置	□ 患者身份核对 □ 佩戴腕带 □ 建立住院病历，通知医师 □ 住院介绍：介绍责任护士，病区环境、设施、规章制度、基础护理服务项目 □ 询问病史，填写护理记录单首页 □ 观察病情 □ 测量基本生命体征 □ 抽血、留取标本 □ 心理与生活护理 □ 根据评估结果采取相应护理措施 □ 通知检查项目及检查注意事项 □ 术前患者准备（术前沐浴、更衣、备皮） □ 检查术前物品准备 □ 指导患者准备术后所需用品、贵重物品交由其家属保管 □ 指导患者进行肠道准备并检查准备效果 □ 告知入手术室前取下活动义齿 □ 备血、皮试	□ 晨起测量生命体征并记录 □ 确认无上呼吸道感染症状，女患者确认无月经来潮 □ 与手术室护士交接病历、影像资料、术中带药等 □ 术前补液（必要时） □ 嘱患者入手术室前膀胱排空 □ 与手术室护士交接 □ 术后按一级护理要求完成基础护理项目 □ 术后心电监护、监测生命体征 □ 留取标本 □ 观察切口疼痛情况、检测镇痛泵运转情况 □ 观察静脉输液情况 □ 观察留置尿管引流情况 □ 妥善固定各类管道 □ 观察切口引流情况，记录引流量及性状 □ 观察切口敷料，有渗出时报告医师处理 □ 术后心理与生活护理
	护理评估	□ 一般评估：生命体征、神志、皮肤、药物过敏史等 □ 专科评估：生活自理能力 □ 风险评估：评估有无跌倒、坠床、压疮风险 □ 心理评估 □ 营养评估 □ 疼痛评估 □ 康复评估	□ 评估意识情况 □ 评估切口疼痛情况 □ 观察切口敷料有无渗出并报告医师 □ 风险评估：评估有无跌倒、坠床、压疮、导管滑脱、液体外渗的风险
	专科护理	□ 指导患者掌握床上翻身方法 □ 指导患者掌握床上排尿、排粪（使用便器）方法	□ 与手术室护士共同评估皮肤、切口敷料、输液及引流情况 □ 指导患者掌握床上翻身方法 □ 指导患者掌握床上排尿、排粪（使用便器）方法
	饮食指导	□ 根据医嘱通知配餐员准备膳食 □ 协助进餐 □ 术前 1 天通知患者 22:00 后禁食、禁水	□ 禁食、禁水，口干时协助湿润口唇 □ 排气后拔除胃管并指导患者间断、少量饮用温开水

主要护理工作	活动体位	□ 根据护理等级指导活动	□ 根据手术及麻醉方式安置合适体位 □ 指导患者掌握床上翻身方法
	洗浴要求	□ 协助患者洗澡、更换病号服 □ 协助患者晨、晚间护理 □ 备皮后协助患者清洁备皮部位,更换病号服	□ 告知患者切口处切口保护方法
病情变异记录		□ 无　　□ 有,原因: □ 患者　□ 并发症　□ 医疗 □ 病情　□ 辅诊　□ 管理	□ 无　　□ 有,原因: □ 患者　□ 并发症　□ 医疗 □ 病情　□ 辅诊　□ 管理
护士签名		白班　｜　小夜班　｜　大夜班	白班　｜　小夜班　｜　大夜班
医师签名			

时间		住院第 5—7 天(术后 3 天)	住院第 8—9 天(恢复出院)
主要诊疗工作	制度落实	□ 手术医师查房 □ 主诊医师查房 □ 上级医师查房(主管医师查房每天 1 次) □ 经治医师每天早、晚查房 □ 专科医师会诊(必要时)	□ 上级医师查房(主管医师查房每天 1 次) □ 经治医师每天早、晚查房 □ 上级医师查房进行手术及切口评估,确定有无手术并发症和切口愈合不良情况,明确是否出院 □ 专科医师会诊(必要时)
	病情评估		□ 上级医师进行治疗效果、预后和出院评估 □ 出院宣教
	病历书写	□ 术后连续 3 天病程记录	□ 病情稳定患者每 3 天完成 1 个病程记录 □ 出院前 1 天有上级医师指示出院的病程记录 □ 出院后 24 小时内完成出院记录 □ 出院后 24 小时内完成病案首页 □ 完成出院介绍信 □ 出具诊断证明书
	知情同意		□ 告知患者及其家属出院后注意事项(指导出院后功能锻炼、复诊的时间及地点、发生紧急情况时处理等)
	手术治疗		

主要诊疗工作	其他		☐ 观察引流量及引流液性状 ☐ 观察切口情况，是否存在渗出、红肿等情况 ☐ 观察体温、血压等生命体征 ☐ 复查血常规、生化 ☐ 指导患者下床	☐ 观察切口情况，是否存在渗出、红肿等情况 ☐ 观察体温、血压等 ☐ 复查血常规、血生化（必要时） ☐ 追问病理结果 ☐ 通知出院 ☐ 出院带药 ☐ 嘱患者拆线换药（根据出院时间决定） ☐ 门诊复查 ☐ 如有不适，随时复诊
重点医嘱	长期医嘱	护理类医嘱	☐ 泌尿外科术后护理常规 ☐ 一级或二级护理	☐ 泌尿外科术后护理常规 ☐ 二级或三级护理
		处置类医嘱	☐ 停心电监护 ☐ 测血压	☐ 测血压
		膳食类医嘱	☐ 流食 ☐ 半流食 ☐ 普食 ☐ 糖尿病饮食 ☐ 低盐、低脂饮食 ☐ 低盐、低脂、糖尿病饮食	☐ 普食 ☐ 糖尿病饮食 ☐ 低盐、低脂饮食 ☐ 低盐、低脂、糖尿病饮食
		药物类医嘱	☐ 抗生素：第一代头孢、第二代头孢或其他药物（头孢过敏） ☐ 术后止血：巴曲酶 ☐ 雾化吸入 ☐ 抑制胃酸、镇吐：奥美拉唑、托烷司琼等 ☐ 胃肠外营养：脂肪乳、氨基酸、葡萄糖、电解质、维生素等 ☐ 镇痛药物（必要时）	☐ 抗生素（必要时）
	临时医嘱	检查检验	☐ 复查血常规、血生化	☐ 复查血常规、血生化（必要时）
		药物类医嘱	☐ 镇痛药物（必要时） ☐ 控制血糖药物（必要时） ☐ 补液（必要时）	☐ 镇痛药物（必要时） ☐ 控制血糖药物（必要时） ☐ 补液（必要时）
		手术医嘱		
		处置医嘱	☐ 大换药 ☐ 拔除切口引流 ☐ 拔除导尿管 ☐ 拔除胃管	☐ 大换药 ☐ 出院

主要护理工作	健康宣教	□ 压疮预防知识宣教 □ 跌倒预防知识宣教 □ 告知患者护理风险	□ 压疮预防知识宣教 □ 跌倒预防知识宣教 □ 出院宣教（康复训练方法、用药指导、换药时间及注意事项、复查时间等）
	护理处置	□ 按护理等级完成基础护理项目 □ 监测生命体征 □ 观察切口疼痛情况、检测镇痛泵运转情况 □ 观察静脉输液情况 □ 妥善固定各类管道 □ 观察切口敷料，有渗出时报告医师处理 □ 留取标本 □ 观察切口引流情况，记录引流量及性状 □ 术后心理与生活护理 □ 整理床单位	□ 按护理等级完成基础护理项目 □ 监测生命体征 □ 观察切口敷料，有渗出时报告医师处理 □ 术后心理与生活护理 □ 协助患者办理出院手续 □ 整理床单
	护理评估	□ 评估跌倒风险 □ 评估压疮风险	
	专科护理	□ 指导患者掌握床上翻身方法 □ 指导患者掌握床上排尿、排便（使用便器）方法 □ 指导患者进行自主排尿训练	□ 术后心理与生活护理
	饮食指导	□ 根据医嘱通知配餐员准备膳食 □ 协助进餐	□ 根据医嘱通知配餐员准备膳食
	活动体位	□ 指导患者掌握床上翻身方法 □ 根据护理等级指导活动	□ 根据护理等级指导活动
	洗浴要求	□ 协助患者晨、晚间护理 □ 告知患者切口保护方法	□ 协助患者晨、晚间护理 □ 告知患者切口保护方法
病情变异记录		□ 无　　□ 有，原因： □ 患者　□ 并发症　□ 医疗 □ 病情　□ 辅诊　□ 管理	□ 无　　□ 有，原因： □ 患者　□ 并发症　□ 医疗 □ 病情　□ 辅诊　□ 管理

护士签名	白班	小夜班	大夜班	白班	小夜班	大夜班
医师签名						

肾恶性肿瘤行机器人辅助腹腔镜肾部分切除术临床路径

一、肾恶性肿瘤行机器人辅助腹腔镜肾部分切除术路径标准住院流程

(一)适用对象

1. 第一诊断为肾恶性肿瘤(ICD-10:C64 01)。

2. 拟行机器人辅助腹腔镜肾部分切除术（ICD-9-CM-3:55.4 02/55.4 08 伴 00.3504)的患者。

3. 临床分期 $T_1N_0M_0$、T_2 期中部分外突型生长的肿瘤。

(二)诊断依据

根据《中国泌尿外科疾病诊断治疗指南》(中华医学会泌尿外科学分会编著,人民卫生出版社,2014 年)。

1. 病史　体检发现肾占位或伴有腰部肿痛。

2. 体格检查　无明显阳性体征,可触及肾区包块。

3. 辅助检查　超声、CT 或 MRI 提示肾区实性占位,血供丰富。

(三)选择治疗方案的依据

根据《中国泌尿外科疾病诊断治疗指南》(中华医学会泌尿外科学分会编著,人民卫生出版社,2014 年)。

1. 无全身或局部的近期感染。

2. 无严重的合并症。

3. 术前生活质量及活动水平评估。

4. 适合机器人辅助腹腔镜肾部分切除术,尤其是位于肾偏腹侧及肾门附近的肿瘤。

(四)标准住院天数

8～11 天。

(五)纳入路径标准

1. 第一诊断必须符合肾恶性肿瘤(ICD-10:C64 01),拟行机器人辅助腹腔镜肾部分切除术（ICD-9-CM-3:55.4 02/55.4 08 伴 00.3504)。

2. 专科指征:超声、CT 或 MRI 提示肾占位性病变,考虑恶性。

3. 手术禁忌证:同时伴有高血压、糖尿病、心律失常等慢性病内科评估为手术禁忌证不适宜入径。

(六)术前准备(术前评估)1～3 天

1. 术前评估

(1)检查检验评估:①完成必需的检查检验项目,血常规、尿常规、粪常规、血生化、凝血功能、血型、术前血清八项、肝胆胰脾及泌尿系超声、胸部正位 X 线片、心电图、肾增强 CT 或 MRI 等。②根据患者情况可选择的检查检验项目,超声心动图、血气、肺功能、静脉肾盂造影、肾 CTA 等。③疾病发展预计的并发症评估。

(2)营养评估:根据《解放军总医院新住院患者营养风险筛查表(NRS－2002)》为新住院患者进行营养评估,评分≥3 分患者给予处置,必要时申请营养科医师会诊。

(3)心理评估:根据新住院患者情况申请心理科医师会诊评估。

(4)疼痛评估:根据《VAS 评分》实施疼痛评估,评分＞7 分患者给予处置,必要时请疼痛科医师会诊。

(5)康复评估:根据《住院患者康复筛查和评估表》在新住院患者住院后 24 小时内进行康复筛查和评估。任何一项结果为"是",则申请康复科医师会诊。

2. 术前准备

(1)术前评估:术前 24 小时内完成病情评估、必要的检查,做出术前小结、术前讨论。

(2)术前谈话:术者应在术前 1 天与患者及其家属谈话,告知手术方案、相关风险、用血计划、术后转归、置入材料、手术费用和患者及其家属权益,履行书面知情同意手续。告知高值耗材的使用及费用。

(3)通知手术室:准备手术间、手术药品、手术物品及特殊耗材。

(4)护士做心理护理,交代注意事项:防压疮、防跌倒、指导患者戒烟等,进行术前宣教。

(5)手术部位标识:术者、一助或经治医师在术前 1 天应对手术部位做体表标识,急诊手术由接诊医师或会诊外科医师标记,标记过程应有责任护士、患者及其家属共同参与,记入手术安排表。

(6)术前 1 天麻醉医师访视:制订麻醉计划、完成评估、确定麻醉方式,记入《麻醉术前访视记录》,告知患者及其家属麻醉适应证、麻醉目的、风险、可能出现的情况及其处理原则、替代方案等,签署《麻醉知情同意书》并归入病历。

(七)药品选择及使用时机

1. 抗生素　按照《抗菌药物临床应用指导原则》(卫医发〔2015〕)和卫生部办公厅《关于抗菌药物临床应用管理有关问题的通知》(卫办医政发〔2015〕)执行,围术期使用第一代头孢、第二代头孢菌素或喹诺酮类。

2. 止血药物　术后存在出血风险者。

3. 抑酸、镇吐药物　术后禁食期间应用。

4. 营养支持及调节水、电解质平衡药物　术后禁食期间使用。

5. 镇痛药物　术后疼痛时应用。

6. 增强免疫药物　免疫力低下患者应用。

7. 其他药物　伴随疾病的治疗药物等。

(八)手术日为住院第 4 天

1. 手术安全核对　患者入手术间后由手术医师、麻醉医师、巡回护士和患者本人共同核对患者身份、手术部位与标识、手术方式。手术医师、麻醉医师、巡回护士三方按《手术安全核对表》逐项核对,共同签名。

(1)手术方式:机器人辅助腹腔镜肾部分切除术。

（2）麻醉方式：全身麻醉。

（3）手术置入物：无。

（4）术中用药：麻醉用药。

（5）输血及血液制品：视术中出血情况补充红细胞或血浆。

（6）术中病理：常规，对可疑切缘阳性者送冷冻快速病理。

2. 经治医师或手术医师　应即刻完成术后首次病程记录，观察术后患者病情变化。

（九）术后住院恢复4～7天

1. 必需的复查项目：血常规、血生化。

2. 必要时查血气分析、腹部超声。

3. 术后处理

（1）抗生素：抗生素选择第一代头孢、第二代头孢或喹诺酮类。

（2）术后康复：术后2～3天拔除引流管及尿管，术后3天鼓励患者下床活动。

（3）术后镇痛：镇痛泵镇痛。

4. 术者在术后24小时内完成手术记录，特殊情况可由一助完成，术者签名确认并归入病历。

5. 上级医师在术后3天内至少查房1次，根据术中和术后情况修订术后治疗计划。

6. 麻醉医师术后3天内访视患者，如有特殊情况应详细记录，及时与手术医师或重症监护室医师沟通并迅速处理。

7. 术后护理

（1）按照护理等级进行日常护理，监测患者生命体征，观察引流管引流情况、切口敷料有无渗出。

（2）指导患者术后体位摆放及功能锻炼：半卧位休息，早日下床活动。

（3）指导患者正确使用腹带，掌握床上排便排尿（使用便器）的方法，进行自主排尿训练，防跌倒、防压疮护理等。

（十）出院标准

1. 生命体征平稳，无明显心肺、腹部不适。

2. 恢复正常饮食。

3. 切口愈合良好，引流管及尿管拔除，切口无感染征象（或可在门诊处理的切口情况）。

4. 常规检验指标无明显异常。

5. 无与本病相关的其他并发症或合并症。

（十一）变异及原因分析

1. 医疗原因导致的变异　如改变诊疗方案、转科治疗、操作失误、误诊等。

2. 患者原因导致的变异　如不同意治疗方案、个人原因要求出（转）院、院外服用手术禁忌药、月经期、对诊疗计划不满要求出路径、相关检查检验院外（门诊）已做等。

3. 并发症原因导致的变异　如感染、瘘、出血、血肿、愈合不良、梗阻等。

4. 病情原因导致的变异　如基础疾病复杂、病情恶化、病情平稳好转、抢救、会诊等。

5. 辅诊科室原因导致的变异　如检查、检验、手术、病理等检查（不及时、结果错报、操作部位/方式错误、标本不合格）、报告（不及时、结果错报、标本不合格）等原因延长住院天数、增加费用等。

6. 管理原因导致的变异　如系统暂不支持，系统瘫痪，需要修订流程、制度等。

二、肾恶性肿瘤行机器人辅助腹腔镜肾部分切除术临床路径表单

适用对象	第一诊断为肾恶性肿瘤(ICD-10:C64 01) 拟行机器人辅助腹腔镜肾部分切除术(ICD-9-CM-3:55.4 02/55.4 08 伴 00.3504)的患者	
患者基本信息	姓名:_____ 性别:____ 年龄:____ 门诊号:_____ 住院号:_____ 过敏史:_____ 住院日期:____年__月__日 出院日期:____年__月__日	住院天数:8～11 天

时间		住院第1－3天(术前评估及准备)	住院第4天(手术日)
主要诊疗工作	制度落实	□ 住院2小时内经治或值班医师完成接诊 □ 住院后24小时内主管医师完成检诊 □ 专科医师会诊(必要时) □ 经治医师查房(早、晚) □ 主诊医师查房 □ 完成术前准备 □ 组织术前讨论 □ 麻醉医师术前访视 □ 手术部位标识	□ 三级医师查房 □ 手术安全核查 □ 麻醉医师术后访视
	病情评估	□ 经治医师询问病史及体格检查 □ 完善术前常规检查及会诊 □ 心理评估 □ 营养评估 □ 疼痛评估 □ 康复评估	
	病历书写	□ 住院8小时内完成首次病程记录 □ 住院24小时内完成住院记录 □ 住院48小时内完成主管医师查房记录 □ 完成主诊医师查房记录 □ 完成术前讨论、术前小结	□ 术者或一助术后24小时内完成手术记录(术者签名) □ 术后即刻完成术后首次病程记录
	知情同意	□ 病情告知 □ 患者或其家属入院记录签名 □ 术前谈话,告知患者及其家属病情和围术期注意事项并签署麻醉知情同意书、输血知情同意书、手术知情同意书、授权委托书、自费用品协议书(必要时)、军人目录外耗材审批单(必要时)等	□ 告知患者及其家属手术过程概况及术后注意事项
	手术治疗	□ 预约手术	□ 告知患者及其家属手术过程概况及术后注意事项
	其他	□ 及时通知上级医师检诊 □ 经治医师检查整理病历资料 □ 检查住院押金使用情况	□ 麻醉诱导 □ 观察术中出血量、输液量、输血量等 □ 术后病情交接

（续　表）

		护理类医嘱	□ 按泌尿外科护理常规 □ 二级或三级护理	□ 泌尿外科术后护理常规 □ 一级护理
重点医嘱	长期医嘱	处置类医嘱		□ 持续心电、血压、呼吸、血氧饱和度监测 □ 留置导尿并计量 □ 留置切口引流并计量 □ 持续胃肠减压
		膳食类医嘱	□ 普食 □ 糖尿病饮食 □ 低盐、低脂饮食 □ 低盐、低脂、糖尿病饮食 □ 术前 1 天禁食、禁水（22：00 后）	□ 禁食、禁水
		药物类医嘱	□ 自带药（必要时）	□ 抗生素：第一代头孢、第二代头孢或喹诺酮类 □ 术后止血：巴曲酶 □ 雾化吸入 □ 抑制胃酸、镇吐：奥美拉唑、托烷司琼等 □ 胃肠外营养：脂肪乳、氨基酸、葡萄糖、电解质、维生素等 □ 镇痛药物（必要时）
	临时医嘱	检查检验	□ 血常规 □ 尿常规 □ 粪常规 □ 凝血四项 □ 血清术前八项 □ 血型 □ 血生化 □ 胸部正位 X 线片 □ 心电图 □ 泌尿系超声 □ 肝胆胰脾超声 □ CT 或 MRI □ 静脉肾盂造影（必要时） □ 肺功能（必要时） □ 血气分析（必要时） □ 超声心动图（必要时） □ 肾 CTA（必要时）	□ 血常规 □ 血生化
		药物类医嘱	□ 抗生素皮试 □ 肠道准备药物	□ 镇痛药物（必要时） □ 解热药物（＞38℃时）
		手术医嘱	□ 常规准备明日在全麻下行机器人辅助腹腔镜肾部分切除术	

重点医嘱	临时医嘱	处置医嘱	□ 备皮（＞30cm²） □ 备血 □ 静脉抽血 □ 术前留置胃管	□ 吸氧 □ 输血（视病情） □ 补液（视病情） □ 拔除导尿管（必要时） □ 拔除胃管（必要时）
主要护理工作		健康宣教	□ 住院宣教（住院环境、规章制度） □ 进行护理安全指导 □ 进行等级护理、活动范围指导 □ 进行饮食指导 □ 进行关于疾病知识的宣教 □ 检查、检验项目的目的和意义 □ 术前宣教	□ 术后心理疏导 □ 告知患者护理风险 □ 进行压疮预防知识宣教 □ 指导术后康复训练 □ 指导术后注意事项
		护理处置	□ 患者身份核对 □ 佩戴腕带 □ 建立住院病历，通知医师 □ 入院介绍：介绍责任护士，病区环境、设施、规章制度、基础护理服务项目 □ 询问病史，填写护理记录单首页 □ 观察病情 □ 测量基本生命体征 □ 抽血、留取标本 □ 心理与生活护理 □ 根据评估结果采取相应护理措施 □ 通知检查项目及检查注意事项 □ 术前患者准备（术前沐浴、更衣、备皮） □ 检查术前物品准备 □ 指导患者准备术后所需用品、贵重物品交由其家属保管 □ 指导患者进行肠道准备并检查准备效果 □ 告知入手术室前取下活动义齿 □ 备血、皮试	□ 晨起测量生命体征并记录 □ 确认无上呼吸道感染症状，女患者确认无月经来潮 □ 与手术室护士交接病历、影像资料、术中带药等 □ 术前补液（必要时） □ 嘱患者入手术室前膀胱排空 □ 与手术室护士交接 □ 术后按一级护理要求完成基础护理项目 □ 术后心电监护、监测生命体征 □ 留取标本 □ 观察切口疼痛情况、检测镇痛泵运转情况 □ 观察静脉输液情况 □ 观察留置尿管、胃管引流情况 □ 妥善固定各类管道 □ 观察切口引流情况，记录引流量及性状 □ 观察切口敷料，有渗出时报告医师处理 □ 术后心理与生活护理
		护理评估	□ 一般评估：生命体征、神志、皮肤、药物过敏史等 □ 专科评估：生活自理能力 □ 风险评估：评估有无跌倒、坠床、压疮风险 □ 心理评估 □ 营养评估 □ 疼痛评估 □ 康复评估	□ 评估意识情况 □ 评估切口疼痛情况 □ 观察切口敷料有无渗出并报告医师 □ 风险评估：评估有无跌倒、坠床、压疮、导管滑脱、液体外渗的风险

（续　表）

主要护理工作	专科护理	□ 指导患者掌握床上翻身方法 □ 指导患者掌握床上排尿、排粪（使用便器）方法	□ 与手术室护士共同评估皮肤、切口敷料、输液及引流情况 □ 指导患者掌握床上翻身方法 □ 指导患者掌握床上排尿、排粪（使用便器）方法
	饮食指导	□ 根据医嘱通知配餐员准备膳食 □ 协助进餐 □ 术前 1 天通知患者 22：00 后禁食、禁水	□ 禁食、禁水，口干时协助湿润口唇 □ 排气后指导患者间断、少量饮用温开水
	活动体位	□ 根据护理等级指导活动	□ 根据手术及麻醉方式安置合适体位 □ 指导患者掌握床上翻身方法
	洗浴要求	□ 协助患者洗澡、更换病号服 □ 协助患者晨、晚间护理 □ 备皮后协助患者清洁备皮部位，更换病号服	□ 告知患者切口处切口保护方法
病情变异记录		□ 无　　□ 有，原因： □ 患者　□ 并发症　□ 医疗 □ 病情　□ 辅诊　□ 管理	□ 无　　□ 有，原因： □ 患者　□ 并发症　□ 医疗 □ 病情　□ 辅诊　□ 管理

护士签名	白班	小夜班	大夜班	白班	小夜班	大夜班

医师签名		

时间		住院第 5－7 天（术后 3 天）	住院第 8－11 天（恢复出院）
主要诊疗工作	制度落实	□ 手术医师查房 □ 主诊医师查房 □ 上级医师查房（主管医师查房每天 1 次） □ 经治医师每天早、晚查房 □ 专科医师会诊（必要时）	□ 上级医师查房（主管医师查房每天 1 次） □ 经治医师每天早、晚查房 □ 上级医师查房进行手术及切口评估，确定有无手术并发症和切口愈合不良情况，明确是否出院 □ 专科医师会诊（必要时）
	病情评估		□ 上级医师进行治疗效果、预后和出院评估 □ 出院宣教
	病历书写	□ 术后连续 3 天病程记录	□ 病情稳定患者每 3 天 1 个病程记录 □ 出院前 1 天有上级医师指示出院的病程记录 □ 出院后 24 小时内完成出院记录 □ 出院后 24 小时内完成病案首页 □ 完成出院介绍信 □ 出具诊断证明书

主要诊疗工作	知情同意			□ 告知患者及其家属出院后注意事项（指导出院后功能锻炼、复诊的时间及地点、发生紧急情况时处理等）
	手术治疗			
	其他		□ 观察引流量及引流液性状 □ 观察切口情况,是否存在渗出、红肿等情况 □ 观察体温、血压等生命体征 □ 复查血常规、生化 □ 指导患者下床	□ 观察切口情况,是否存在渗出、红肿等情况 □ 观察体温、血压等 □ 复查血常规、血生化(必要时) □ 追问病理结果 □ 通知出院 □ 出院带药 □ 嘱患者拆线换药(根据出院时间决定) □ 门诊复查 □ 如有不适,随时复诊
重点医嘱	长期医嘱	护理类医嘱	□ 泌尿外科术后护理常规 □ 一级或二级护理	□ 泌尿外科术后护理常规 □ 二级或三级护理
		处置类医嘱	□ 停心电监护 □ 测血压	□ 测血压
		膳食类医嘱	□ 流食 □ 半流食 □ 普食 □ 糖尿病饮食 □ 低盐、低脂饮食 □ 低盐、低脂、糖尿病饮食	□ 普食 □ 糖尿病饮食 □ 低盐、低脂饮食 □ 低盐、低脂、糖尿病饮食
		药物类医嘱	□ 抗生素:第一代头孢、第二代头孢或喹诺酮类 □ 术后止血:巴曲酶 □ 雾化吸入 □ 抑制胃酸、镇吐:奥美拉唑、托烷司琼等 □ 胃肠外营养:脂肪乳、氨基酸、葡萄糖、电解质、维生素等 □ 镇痛药物(必要时)	□ 抗生素(必要时)
	临时医嘱	检查检验	□ 复查血常规、血生化	□ 复查血常规、血生化(必要时)
		药物类医嘱	□ 镇痛药物(必要时) □ 控制血糖药物(必要时) □ 补液(必要时)	□ 镇痛药物(必要时) □ 控制血糖药物(必要时) □ 补液(必要时)
		手术医嘱		
		处置医嘱	□ 大换药 □ 拔除胃管 □ 拔除切口引流 □ 拔除导尿管	□ 大换药 □ 出院

（续　表）

主要护理工作	健康宣教	□ 压疮预防知识宣教 □ 跌倒预防知识宣教 □ 告知患者护理风险	□ 压疮预防知识宣教 □ 跌倒预防知识宣教 □ 出院宣教（康复训练方法、用药指导、换药时间及注意事项、复查时间等）
	护理处置	□ 按护理等级完成基础护理项目 □ 监测生命体征 □ 观察切口疼痛情况、检测镇痛泵运转情况 □ 观察静脉输液情况 □ 妥善固定各类管道 □ 观察切口敷料，有渗出时报告医师处理 □ 留取标本 □ 观察切口引流情况，记录引流量及性状 □ 术后心理与生活护理 □ 整理床单位	□ 按护理等级完成基础护理项目 □ 监测生命体征 □ 观察切口敷料，有渗出时报告医师处理 □ 术后心理与生活护理 □ 协助患者办理出院手续 □ 整理床单
	护理评估	□ 评估跌倒风险 □ 评估压疮风险	
	专科护理	□ 指导患者掌握床上翻身方法 □ 指导患者掌握床上排尿、排粪（使用便器）方法 □ 指导患者进行自主排尿训练	□ 术后心理与生活护理
	饮食指导	□ 根据医嘱通知配餐员准备膳食 □ 协助进餐	□ 根据医嘱通知配餐员准备膳食
	活动体位	□ 指导患者掌握床上翻身方法 □ 根据护理等级指导活动	□ 根据护理等级指导活动
	洗浴要求	□ 协助患者晨、晚间护理 □ 告知患者切口保护方法	□ 协助患者晨、晚间护理 □ 告知患者切口保护方法
病情变异记录		□ 无　　□ 有，原因： □ 患者　□ 并发症　□ 医疗 □ 病情　□ 辅诊　□ 管理	□ 无　　□ 有，原因： □ 患者　□ 并发症　□ 医疗 □ 病情　□ 辅诊　□ 管理

护士签名	白班	小夜班	大夜班	白班	小夜班	大夜班

医师签名		

肾恶性肿瘤行机器人辅助后腹腔镜肾部分切除术临床路径

一、肾恶性肿瘤行机器人辅助后腹腔镜肾部分切除术路径标准住院流程

(一)适用对象

1. 第一诊断为肾恶性肿瘤(ICD-10:C64 01)。

2. 拟行机器人辅助后腹腔镜肾部分切除术（ICD-9-CM-3:55.4 02/55.4 08 伴 00.3504)的患者。

3. 临床分期 $T_1N_0M_0$、T_2 期中部分外突型生长的肿瘤。

(二)诊断依据

根据《中国泌尿外科疾病诊断治疗指南》(中华医学会泌尿外科学分会编著,人民卫生出版社,2014 年)。

1. 病史　体检发现肾占位或伴有腰部肿痛。

2. 体格检查　肾区包块。

3. 辅助检查　超声、CT 或 MRI 提示肾区实性占位,血供丰富。

(三)选择治疗方案的依据

根据《中国泌尿外科疾病诊断治疗指南》(中华医学会泌尿外科学分会编著,人民卫生出版社,2014 年)。

1. 无全身或局部的近期感染。

2. 无严重的合并症。

3. 术前生活质量及活动水平评估。

4. 适合机器人辅助后腹腔镜肾部分切除术,尤其是位于肾偏背侧的肿瘤。

(四)标准住院天数

8~11 天。

(五)纳入路径标准

1. 第一诊断必须符合肾恶性肿瘤(ICD-10:C64 01),拟行机器人辅助后腹腔镜肾部分切除术（ICD-9-CM-3:55.4 02/55.4 08 伴 00.3504)。

2. 专科指征:超声、CT 或 MRI 提示肾占位性病变,考虑恶性。

3. 手术禁忌证:同时伴有高血压、糖尿病、心律失常等慢性病内科评估为手术禁忌证不适宜入径。

(六)术前准备(术前评估)1~3 天

1. 术前评估

（1）检查检验评估：①完成必需的检查检验项目，血常规、尿常规、粪常规、血生化、凝血功能、血型、术前血清八项、肝胆胰脾及泌尿系超声、胸部正位 X 线片、心电图、肾增强 CT 或 MRI 等。②根据患者情况可选择的检查检验项目，超声心动图、血气、肺功能、静脉肾盂造影、肾 CTA 等。③疾病发展预计的并发症评估。

（2）营养评估：根据《解放军总医院新住院患者营养风险筛查表（NRS－2002）》为新住院患者进行营养评估，评分≥3 分患者给予处置，必要时申请营养科医师会诊。

（3）心理评估：根据新住院患者情况申请心理科医师会诊评估。

（4）疼痛评估：根据《VAS 评分》实施疼痛评估，评分＞7 分患者给予处置，必要时请疼痛科医师会诊。

（5）康复评估：根据《住院患者康复筛查和评估表》在新住院患者住院后 24 小时内进行康复筛查和评估。任何一项结果为"是"，则申请康复医师会诊。

2. 术前准备

（1）术前评估：术前 24 小时内完成病情评估、必要检查，做出术前小结、术前讨论。

（2）术前谈话：术者应在术前 1 天与患者及其家属谈话，告知手术方案、相关风险、用血计划、术后转归、置入材料、手术费用和患者及其家属权益，履行书面知情同意手续。告知高值耗材的使用及费用。

（3）通知手术室：准备手术间、手术药品、手术物品及特殊耗材。

（4）护士做心理护理、交代注意事项：防压疮、防跌倒、指导患者戒烟等，进行术前宣教。

（5）手术部位标识：术者、一助或经治医师在术前 1 天应对手术部位做体表标识，急诊手术由接诊医师或会诊外科医师标记，标记过程应有责任护士、患者及其家属共同参与，记入手术安排表。

（6）术前 1 天麻醉医师访视：制订麻醉计划、完成评估、确定麻醉方式，记入《麻醉术前访视记录》，告知患者及其家属麻醉适应证、麻醉目的、风险、可能出现的情况及其处理原则、替代方案等，签署《麻醉知情同意书》并归入病历。

（七）药品选择及使用时机

1. 抗生素　按照《抗菌药物临床应用指导原则》（卫医发〔2015〕）和卫生部办公厅《关于抗菌药物临床应用管理有关问题的通知》（卫办医政发〔2015〕）执行，围术期使用第一代头孢、第二代头孢菌素或喹诺酮类。

2. 止血药物　术后存在出血风险者。

3. 抑酸、镇吐药物　术后禁食期间应用。

4. 营养支持及调节水、电解质平衡药物　术后禁食期间使用。

5. 镇痛药物　术后疼痛时应用。

6. 增强免疫药物　免疫力低下患者应用。

7. 其他药物　伴随疾病的治疗药物等。

（八）手术日为住院第 4 天

1. 手术安全核对　患者入手术间后由手术医师、麻醉医师、巡回护士和患者本人共同核对患者身份、手术部位与标识、手术方式。手术医师、麻醉医师、巡回护士三方按《手术安全核对表》逐项核对，共同签名。

（1）手术方式：机器人辅助后腹腔镜肾部分切除术。

（2）麻醉方式：全身麻醉。

（3）手术置入物：无。

（4）术中用药：麻醉用药。

（5）输血及血液制品：视术中出血情况补充红细胞或血浆。

（6）术中病理：常规，对可疑切缘阳性者送冷冻快速病理。

2. 经治医师或手术医师　应即刻完成术后首次病程记录，观察术后患者病情变化。

（九）术后住院恢复 4～7 天

1. 必需的复查项目：血常规、血生化。

2. 必要时查血气分析、腹部超声。

3. 术后处理

（1）抗生素：抗生素选择第一代头孢、第二代头孢或喹诺酮类。

（2）术后康复：术后 2～3 天拔除引流管及尿管，术后 3 天鼓励患者下床活动。

（3）术后镇痛：镇痛泵镇痛。

4. 术者在术后 24 小时内完成手术记录，特殊情况可由一助完成，术者签名确认并归入病历。

5. 上级医师在术后 3 天内至少查房 1 次，根据术中和术后情况修订术后治疗计划。

6. 麻醉医师术后 3 天内访视患者，如有特殊情况应详细记录，及时与手术医师或重症监护室医师沟通并迅速处理。

7. 术后护理

（1）按照护理等级进行日常护理，监测患者生命体征，观察引流管引流情况、切口敷料有无渗出。

（2）指导患者术后体位摆放及功能锻炼：半卧位休息，早日下床活动。

（3）指导患者正确使用腹带，掌握床上排便排尿（使用便器）的方法，进行自主排尿训练，防跌倒、防压疮护理等。

（十）出院标准

1. 生命体征平稳，无明显心肺、腹部不适。

2. 恢复正常饮食。

3. 切口愈合良好，引流管及尿管拔除，切口无感染征象（或可在门诊处理的切口情况）。

4. 常规检验指标无明显异常。

5. 无与本病相关的其他并发症或合并症。

（十一）变异及原因分析

1. 医疗原因导致的变异　如改变诊疗方案、转科治疗、操作失误、误诊等。

2. 患者原因导致的变异　如不同意治疗方案、个人原因要求出（转）院、院外服用手术禁忌药、月经期、对诊疗计划不满要求出路径、相关检查检验院外（门诊）已做等。

3. 并发症原因导致的变异　如感染、瘘、出血、血肿、愈合不良、梗阻等。

4. 病情原因导致的变异　如基础疾病复杂、病情恶化、病情平稳好转、抢救、会诊等。

5. 辅诊科室原因导致的变异　如检查、检验、手术、病理等检查（不及时、结果错报、操作部位/方式错误、标本不合格）、报告（不及时、结果错报、标本不合格）等原因延长住院天数、增加费用等。

6. 管理原因导致的变异　如系统暂不支持，系统瘫痪，需要修订流程、制度等。

二、肾恶性肿瘤行机器人辅助后腹腔镜肾部分切除术临床路径表单

适用对象	第一诊断为肾恶性肿瘤(ICD-10:C64 01) 拟行机器人辅助后腹腔镜肾部分切除术(ICD-9-CM-3:55.4 02/55.4 08 伴 00.3504)的患者	
患者基本信息	姓名:_____ 性别:___ 年龄:___ 门诊号:_____ 住院号:_____ 过敏史:_____ 住院日期:___年__月__日 出院日期:___年__月__日	住院天数:8~11 天

	时间	住院第1-3天(术前评估及准备)	住院第4天(手术日)
主要诊疗工作	制度落实	□ 住院 2 小时内经治或值班医师完成接诊 □ 住院后 24 小时内主管医师完成检诊 □ 专科医师会诊(必要时) □ 经治医师查房(早、晚) □ 主诊医师查房 □ 完成术前准备 □ 组织术前讨论 □ 麻醉医师术前访视 □ 手术部位标识	□ 三级医师查房 □ 手术安全核查 □ 麻醉医师术后访视
	病情评估	□ 经治医师询问病史及体格检查 □ 完善术前常规检查及会诊 □ 心理评估 □ 营养评估 □ 疼痛评估 □ 康复评估	
	病历书写	□ 住院 8 小时内完成首次病程记录 □ 住院 24 小时内完成住院记录 □ 住院 48 小时内完成主管医师查房记录 □ 完成主诊医师查房记录 □ 完成术前讨论、术前小结	□ 术者或一助术后 24 小时内完成手术记录(术者签名) □ 术后即刻完成术后首次病程记录
	知情同意	□ 病情告知 □ 患者或其家属在住院记录单签名 □ 术前谈话,告知患者及其家属病情和围术期注意事项并签署麻醉知情同意书、输血知情同意书、手术知情同意书、授权委托书、自费用品协议书(必要时)、军人目录外耗材审批单(必要时)等	□ 告知患者及其家属手术过程概况及术后注意事项
	手术治疗	□ 预约手术	□ 告知患者及其家属手术过程概况及术后注意事项
	其他	□ 及时通知上级医师检诊 □ 经治医师检查整理病历资料 □ 检查住院押金使用情况	□ 麻醉诱导 □ 观察术中出血量、输液量、输血量等 □ 术后病情交接

长期医嘱	护理类医嘱	□ 按泌尿外科护理常规 □ 二级或三级护理	□ 泌尿外科术后护理常规 □ 一级护理
	处置类医嘱		□ 持续心电、血压、呼吸、血氧饱和度监测 □ 留置导尿并计量 □ 留置切口引流并计量
	膳食类医嘱	□ 普食 □ 糖尿病饮食 □ 低盐、低脂饮食 □ 低盐、低脂、糖尿病饮食 □ 术前1天禁食、禁水（22：00后）	□ 禁食、禁水
	药物类医嘱	□ 自带药（必要时）	□ 抗生素：第一代头孢、第二代头孢或喹诺酮类 □ 术后止血：巴曲酶 □ 雾化吸入 □ 抑制胃酸、镇吐：奥美拉唑、托烷司琼等 □ 胃肠外营养：脂肪乳、氨基酸、葡萄糖、电解质、维生素等 □ 镇痛药物（必要时）
重点医嘱	临时医嘱 检查检验	□ 血常规 □ 尿常规 □ 粪常规 □ 凝血四项 □ 血清术前八项 □ 血型 □ 血生化 □ 胸部正位X线片 □ 心电图 □ 泌尿系超声 □ 肝胆胰脾超声 □ CT或MRI □ 静脉肾盂造影（必要时） □ 肺功能（必要时） □ 血气分析（必要时） □ 超声心动图（必要时） □ 肾CTA（必要时）	□ 血常规 □ 血生化
	药物类医嘱	□ 抗生素皮试 □ 肠道准备药物	□ 镇痛药物（必要时） □ 解热药物（＞38℃时）
	手术医嘱	□ 常规准备明日在全麻下行机器人辅助后腹腔镜肾部分切除术	
	处置医嘱	□ 备皮（＞30cm²） □ 备血 □ 静脉抽血	□ 吸氧 □ 输血（视病情） □ 补液（视病情） □ 拔除导尿管（必要时）

（续　表）

主要护理工作	健康宣教	□ 住院宣教（住院环境、规章制度） □ 进行护理安全指导 □ 进行等级护理、活动范围指导 □ 进行饮食指导 □ 进行关于疾病知识的宣教 □ 检查、检验项目的目的和意义 □ 术前宣教	□ 术后心理疏导 □ 告知患者护理风险 □ 进行压疮预防知识宣教 □ 指导术后康复训练 □ 指导术后注意事项
	护理处置	□ 患者身份核对 □ 佩戴腕带 □ 建立住院病历，通知医师 □ 住院介绍：介绍责任护士，病区环境、设施、规章制度、基础护理服务项目 □ 询问病史，填写护理记录单首页 □ 观察病情 □ 测量基本生命体征 □ 抽血、留取标本 □ 心理与生活护理 □ 根据评估结果采取相应护理措施 □ 通知检查项目及检查注意事项 □ 术前患者准备（术前沐浴、更衣、备皮） □ 检查术前物品准备 □ 指导患者准备术后所需用品、贵重物品交由其家属保管 □ 指导患者进行肠道准备并检查准备效果 □ 告知入手术室前取下活动义齿 □ 备血、皮试	□ 晨起测量生命体征并记录 □ 确认无上呼吸道感染症状，女患者确认无月经来潮 □ 与手术室护士交接病历、影像资料、术中带药等 □ 术前补液（必要时） □ 嘱患者入手术室前膀胱排空 □ 与手术室护士交接 □ 术后按一级护理要求完成基础护理项目 □ 术后心电监护、监测生命体征 □ 留取标本 □ 观察切口疼痛情况、检测镇痛泵运转情况 □ 观察静脉输液情况 □ 观察留置尿管引流情况 □ 妥善固定各类管道 □ 观察切口引流情况，记录引流量及性状 □ 观察切口敷料，有渗出时报告医师处理 □ 术后心理与生活护理
	护理评估	□ 一般评估：生命体征、神志、皮肤、药物过敏史等 □ 专科评估：生活自理能力 □ 风险评估：评估有无跌倒、坠床、压疮风险 □ 心理评估 □ 营养评估 □ 疼痛评估 □ 康复评估	□ 评估意识情况 □ 评估切口疼痛情况 □ 观察切口敷料有无渗出并报告医师 □ 风险评估：评估有无跌倒、坠床、压疮、导管滑脱、液体外渗的风险
	专科护理	□ 指导患者掌握床上翻身方法 □ 指导患者掌握床上排尿、排便（使用便器）方法	□ 与手术室护士共同评估皮肤、切口敷料、输液及引流情况 □ 指导患者掌握床上翻身方法 □ 指导患者掌握床上排尿、排便（使用便器）方法
	饮食指导	□ 根据医嘱通知配餐员准备膳食 □ 协助进餐 □ 术前1天通知患者22:00后禁食、禁水	□ 禁食、禁水，口干时协助湿润口唇 □ 排气后指导患者间断、少量饮用温开水

主要护理工作	活动体位	□ 根据护理等级指导活动	□ 根据手术及麻醉方式安置合适体位 □ 指导患者掌握床上翻身方法
	洗浴要求	□ 协助患者洗澡、更换病号服 □ 协助患者晨、晚间护理 □ 备皮后协助患者清洁备皮部位,更换病号服	□ 告知患者切口处切口保护方法
病情变异记录		□ 无　　□ 有,原因: □ 患者　□ 并发症　□ 医疗 □ 病情　□ 辅诊　□ 管理	□ 无　　□ 有,原因: □ 患者　□ 并发症　□ 医疗 □ 病情　□ 辅诊　□ 管理

护士签名	白班	小夜班	大夜班	白班	小夜班	大夜班

医师签名		

时间		住院第 5—7 天(术后 3 天)	住院第 8—11 天(恢复出院)
主要诊疗工作	制度落实	□ 手术医师查房 □ 主诊医师查房 □ 上级医师查房(主管医师查房每天 1 次) □ 经治医师每天早、晚查房 □ 专科医师会诊(必要时)	□ 上级医师查房(主管医师查房每天 1 次) □ 经治医师每天早、晚查房 □ 上级医师查房进行手术及切口评估,确定有无手术并发症和切口愈合不良情况,明确是否出院 □ 专科医师会诊(必要时)
	病情评估		□ 上级医师进行治疗效果、预后和出院评估 □ 出院宣教
	病历书写	□ 术后连续 3 天病程记录	□ 病情稳定患者每 3 天 1 个病程记录 □ 出院前 1 天有上级医师指示出院的病程记录 □ 出院后 24 小时内完成出院记录 □ 出院后 24 小时内完成病案首页 □ 完成出院介绍信 □ 出具诊断证明书
	知情同意		□ 告知患者及其家属出院后注意事项(指导出院后功能锻炼、复诊的时间及地点、发生紧急情况时处理等)
	手术治疗		

主要诊疗工作	其他	☐ 观察引流量及引流液性状 ☐ 观察切口情况,是否存在渗出、红肿等情况 ☐ 观察体温、血压等生命体征 ☐ 复查血常规、生化 ☐ 指导患者下床	☐ 观察切口情况,是否存在渗出、红肿等情况 ☐ 观察体温、血压等 ☐ 复查血常规、血生化(必要时) ☐ 追问病理结果 ☐ 通知出院 ☐ 出院带药 ☐ 嘱患者拆线换药(根据出院时间决定) ☐ 门诊复查 ☐ 如有不适,随时复诊
重点医嘱	长期医嘱 护理类医嘱	☐ 泌尿外科术后护理常规 ☐ 一级或二级护理	☐ 泌尿外科术后护理常规 ☐ 二级或三级护理
	处置类医嘱	☐ 停心电监护 ☐ 测血压	☐ 测血压
	膳食类医嘱	☐ 流食 ☐ 半流食 ☐ 普食 ☐ 糖尿病饮食 ☐ 低盐、低脂饮食 ☐ 低盐、低脂、糖尿病饮食	☐ 普食 ☐ 糖尿病饮食 ☐ 低盐、低脂饮食 ☐ 低盐、低脂、糖尿病饮食
	药物类医嘱	☐ 抗生素:第一代头孢、第二代头孢或喹诺酮类 ☐ 术后止血:巴曲酶 ☐ 雾化吸入 ☐ 抑制胃酸、镇吐:奥美拉唑、托烷司琼等 ☐ 胃肠外营养:脂肪乳、氨基酸、葡萄糖、电解质、维生素等 ☐ 镇痛药物(必要时)	☐ 抗生素(必要时)
	临时医嘱 检查检验	☐ 复查血常规、血生化	☐ 复查血常规、血生化(必要时)
	药物类医嘱	☐ 镇痛药物(必要时) ☐ 控制血糖药物(必要时) ☐ 补液(必要时)	☐ 镇痛药物(必要时) ☐ 控制血糖药物(必要时) ☐ 补液(必要时)
	手术医嘱		
	处置医嘱	☐ 大换药 ☐ 拔除切口引流 ☐ 拔除导尿管	☐ 大换药 ☐ 出院

（续　表）

主要护理工作	健康宣教	□ 压疮预防知识宣教 □ 跌倒预防知识宣教 □ 告知患者护理风险	□ 压疮预防知识宣教 □ 跌倒预防知识宣教 □ 出院宣教（康复训练方法、用药指导、换药时间及注意事项、复查时间等）
	护理处置	□ 按护理等级完成基础护理项目 □ 监测生命体征 □ 观察切口疼痛情况、检测镇痛泵运转情况 □ 观察静脉输液情况 □ 妥善固定各类管道 □ 观察切口敷料,有渗出时报告医师处理 □ 留取标本 □ 观察切口引流情况,记录引流量及性状 □ 术后心理与生活护理 □ 整理床单位	□ 按护理等级完成基础护理项目 □ 监测生命体征 □ 观察切口敷料,有渗出时报告医师处理 □ 术后心理与生活护理 □ 协助患者办理出院手续 □ 整理床单位
	护理评估	□ 评估跌倒风险 □ 评估压疮风险	
	专科护理	□ 指导患者掌握床上翻身方法 □ 指导患者掌握床上排尿、排粪（使用便器）方法 □ 指导患者进行自主排尿训练	□ 术后心理与生活护理
	饮食指导	□ 根据医嘱通知配餐员准备膳食 □ 协助进餐	□ 根据医嘱通知配餐员准备膳食
	活动体位	□ 指导患者掌握床上翻身方法 □ 根据护理等级指导活动	□ 根据护理等级指导活动
	洗浴要求	□ 协助患者晨、晚间护理 □ 告知患者切口保护方法	□ 协助患者晨、晚间护理 □ 告知患者切口保护方法
病情变异记录		□ 无　　□ 有,原因: □ 患者　□ 并发症　□ 医疗 □ 病情　□ 辅诊　□ 管理	□ 无　　□ 有,原因: □ 患者　□ 并发症　□ 医疗 □ 病情　□ 辅诊　□ 管理
护士签名		白班　　小夜班　　大夜班	白班　　小夜班　　大夜班
医师签名			

— 63 —

肾恶性肿瘤行开放性根治性肾切除术临床路径

一、肾恶性肿瘤行开放性根治性肾切除术路径标准住院流程

(一)适用对象

1. 第一诊断为肾恶性肿瘤(ICD-10:C64 01)。

2. 拟行开放性根治性肾切除术(ICD-9-CM-3:55.5101)的患者。

3. 临床诊断巨大肾肿瘤且不适合行肾部分切除及微创手术。

(二)诊断依据

根据《中国泌尿外科疾病诊断治疗指南》(中华医学会泌尿外科学分会编著,人民卫生出版社,2014 年)。

1. 病史 体检发现肾占位或伴有腰部肿痛、血尿。

2. 体格检查 肾区包块。

3. 辅助检查 超声、CT 或 MRI 提示肾区实性占位,血供丰富。

(三)选择治疗方案的依据

根据《中国泌尿外科疾病诊断治疗指南》(中华医学会泌尿外科学分会编著,人民卫生出版社,2014 年)。

1. 无全身或局部的近期感染。

2. 无严重的合并症。

3. 术前生活质量及活动水平评估。

4. 适合开放性根治性肾切除术,肿瘤巨大,不宜行微创手术。

(四)标准住院天数

8～11 天。

(五)纳入路径标准

1. 第一诊断必须符合肾恶性肿瘤(ICD-10:C64 01),拟行开放性根治性肾切除术(ICD-9-CM-3:55.5101)。

2. 专科指征:超声、CT 或 MRI 提示肾占位性病变,考虑恶性。

3. 手术禁忌证:同时伴有高血压、糖尿病、心律失常等慢性病内科评估为手术禁忌证不适宜入径。

(六)术前准备(术前评估)1～3 天

1. 术前评估

(1)检查检验评估:①完成必需的检查检验项目,血常规、尿常规、粪常规、血生化、凝血功能、血型、术前血清八项、肝胆胰脾及泌尿系超声、胸部正位 X 线片、心电图、肾增强 CT 或

MRI 等。②根据患者情况可选择的检查检验项目，超声心动图、血气分析、肺功能、静脉肾盂造影、CTA 等。③疾病发展预计的并发症评估。

（2）营养评估：根据《解放军总医院新住院患者营养风险筛查表（NRS-2002）》为新住院患者进行营养评估，评分≥3 分患者给予处置，必要时申请营养科医师会诊。

（3）心理评估：根据新住院患者情况申请心理科医师会诊评估。

（4）疼痛评估：根据《VAS 评分》实施疼痛评估，评分＞7 分患者给予处置，必要时请疼痛科医师会诊。

（5）康复评估：根据《住院患者康复筛查和评估表》在新住院患者住院后 24 小时内进行康复筛查和评估。任何一项结果为"是"，则申请康复科医师会诊。

2. 术前准备

（1）术前评估：术前 24 小时内完成病情评估、必要的检查，做出术前小结、术前讨论。

（2）术前谈话：术者应在术前 1 天与患者及其家属谈话，告知手术方案、相关风险、用血计划、术后转归、置入材料、手术费用和患者及其家属权益，并履行书面知情同意手续。告知高值耗材的使用及费用。

（3）通知手术室：准备手术间、手术药品、手术物品及特殊耗材。

（4）护士做心理护理、交代注意事项：防压疮、防跌倒、指导患者戒烟等，并进行术前宣教。

（5）手术部位标识：术者、一助或经治医师在术前 1 天应对手术部位做体表标识，急诊手术由接诊医师或会诊外科医师标记，标记过程应有责任护士、患者及其家属共同参与，记入手术安排表。

（6）术前 1 天麻醉医师访视：制订麻醉计划、完成评估、确定麻醉方式，记入《麻醉术前访视记录》，告知患者及其家属麻醉适应证、麻醉目的、风险、可能出现的情况及其处理原则、替代方案等，签署《麻醉知情同意书》并归入病历。

（七）药品选择及使用时机

1. 抗生素　按照《抗菌药物临床应用指导原则》（卫医发〔2015〕）和卫生部办公厅《关于抗菌药物临床应用管理有关问题的通知》（卫办医政发〔2015〕）执行，围术期使用第一代头孢、第二代头孢菌素或其他（头孢过敏）。

2. 止血药物　术后存在出血风险者。

3. 抑酸、镇吐药物　术后禁食期间应用。

4. 营养支持及调节水、电解质平衡药物　术后禁食期间使用。

5. 镇痛药物　术后疼痛时应用。

6. 增强免疫药物　免疫力低下患者应用。

7. 其他药物　伴随疾病的治疗药物等。

（八）手术日为入院第 4 天

1. 手术安全核对　患者入手术间后由手术医师、麻醉医师、巡回护士和患者本人共同核对患者身份、手术部位与标识、手术方式。手术医师、麻醉医师、巡回护士三方按《手术安全核对表》逐项核对，共同签名。

（1）手术方式：开放性根治性肾切除术。

（2）麻醉方式：全身麻醉。

（3）手术置入物：无。

（4）术中用药：麻醉用药。

（5）输血及血液制品：视术中出血情况补充红细胞或血浆。

（6）术中病理：常规，一般无须冷冻快速病理。

2. 经治医师或手术医师　应即刻完成术后首次病程记录，观察术后患者病情变化。

（九）术后住院恢复 4～7 天

1. 必需的复查项目：血常规、血生化。

2. 必要时查血气分析、腹部超声、立位腹 X 线片，腹腔 CT。

3. 术后处理

（1）抗生素：抗生素选择第一代头孢、第二代头孢或其他药物（头孢过敏）。

（2）术后康复：术后 2～3 天拔除引流管及尿管，术后 2 天鼓励患者下床活动。

（3）术后镇痛：镇痛泵镇痛。

4. 术者在术后 24 小时内完成手术记录，特殊情况可由一助完成，术者签名确认并归入病历。

5. 上级医师在术后 3 天内至少查房 1 次，根据术中和术后情况修订术后治疗计划。

6. 麻醉医师术后 3 天内访视患者，如有特殊情况应详细记录，及时与手术医师或重症监护室医师沟通并迅速处理。

7. 术后护理

（1）按照护理等级进行日常护理，监测患者生命体征，观察引流管引流情况、切口敷料有无渗出。

（2）指导患者术后体位摆放及功能锻炼：半卧位休息，早日下床活动。

（3）指导患者正确使用腹带，掌握床上排便排尿（使用便器）的方法，进行自主排尿训练，防跌倒、防压疮护理等。

（十）出院标准

1. 生命体征平稳，无明显心肺、腹部不适。

2. 恢复正常饮食。

3. 切口愈合良好，引流管及尿管拔除，切口无感染征象（或可在门诊处理的切口情况）。

4. 常规检验指标无明显异常。

5. 无与本病相关的其他并发症或合并症。

（十一）变异及原因分析

1. 医疗原因导致的变异　如改变诊疗方案、转科治疗、操作失误、误诊等。

2. 患者原因导致的变异　如不同意治疗方案、个人原因要求出（转）院、院外服用手术禁忌药、月经期、对诊疗计划不满要求出路径、相关检查检验院外（门诊）已做等。

3. 并发症原因导致的变异　如感染、瘘、出血、血肿、愈合不良、梗阻等。

4. 病情原因导致的变异　如基础疾病复杂、病情恶化、病情平稳好转、抢救、会诊等。

5. 辅诊科室原因导致的变异　如检查、检验、手术、病理等检查（不及时、结果错报、操作部位/方式错误、标本不合格）、报告（不及时、结果错报、标本不合格）等原因延长住院天数、增加费用等。

6. 管理原因导致的变异　如系统暂不支持，系统瘫痪，需要修订流程、制度等。

二、肾恶性肿瘤行开放性根治性肾切除术临床路径表单

适用对象	第一诊断为肾恶性肿瘤（ICD-10：C64 01） 拟行开放性根治性肾切除术（ICD-9-CM-3：55.5101）的患者		
患者基本信息	姓名：_____　性别：____　年龄：____ 门诊号：_____　住院号：_____　过敏史：_____ 住院日期：____年__月__日　出院日期：____年__月__日		住院天数：8～11 天

	时间	住院第1-3天（术前评估及准备）	住院第4天（手术日）
主要诊疗工作	制度落实	□ 住院2小时内经治或值班医师完成接诊 □ 住院后24小时内主管医师完成检诊 □ 专科医师会诊（必要时） □ 经治医师查房（早、晚） □ 主诊医师查房 □ 完成术前准备 □ 组织术前讨论 □ 麻醉医师术前访视 □ 手术部位标识	□ 三级医师查房 □ 手术安全核查 □ 麻醉医师术后访视
	病情评估	□ 经治医师询问病史及体格检查 □ 完善术前常规检查及会诊 □ 心理评估 □ 营养评估 □ 疼痛评估 □ 康复评估	
	病历书写	□ 住院8小时内完成首次病程记录 □ 住院24小时内完成住院记录 □ 住院48小时内完成主管医师查房记录 □ 完成主诊医师查房记录 □ 完成术前讨论、术前小结	□ 术者或一助术后24小时内完成手术记录（术者签名） □ 术后即刻完成术后首次病程记录
	知情同意	□ 病情告知 □ 患者或其家属在住院记录单签名 □ 术前谈话，告知患者及其家属病情和围术期注意事项并签署麻醉知情同意书、输血知情同意书、手术知情同意书、授权委托书、自费用品协议书（必要时）、军人目录外耗材审批单（必要时）等	□ 告知患者及其家属手术过程概况及术后注意事项
	手术治疗	□ 预约手术	□ 告知患者及其家属手术过程概况及术后注意事项
	其他	□ 及时通知上级医师检诊 □ 经治医师检查整理病历资料 □ 检查住院押金使用情况	□ 麻醉诱导 □ 观察术中出血量、输液量、输血量等 □ 术后病情交接

（续　表）

重点医嘱	**长期医嘱**	护理类医嘱	□ 按泌尿外科护理常规 □ 二级或三级护理	□ 泌尿外科术后护理常规 □ 一级护理
		处置类医嘱		□ 持续心电、血压、呼吸、血氧饱和度监测 □ 留置导尿并计量 □ 留置切口引流并计量 □ 留置胃管
		膳食类医嘱	□ 普食 □ 糖尿病饮食 □ 低盐、低脂饮食 □ 低盐、低脂、糖尿病饮食 □ 术前 1 天禁食、禁水（22：00 后）	□ 禁食、禁水
		药物类医嘱	□ 自带药（必要时）	□ 抗生素：第一代头孢、第二代头孢或其他药物（头孢过敏） □ 术后止血：巴曲酶 □ 雾化吸入 □ 抑制胃酸、镇吐：奥美拉唑、托烷司琼等 □ 胃肠外营养：脂肪乳、氨基酸、葡萄糖、电解质、维生素等 □ 镇痛药物（必要时）
	临时医嘱	检查检验	□ 血常规 □ 尿常规 □ 粪常规 □ 凝血四项 □ 血清术前八项 □ 血型 □ 血生化 □ 胸部正位 X 线片 □ 心电图 □ 泌尿系超声 □ 肝胆胰脾超声 □ CT 或 MRI □ 静脉肾盂造影（必要时） □ 肺功能（必要时） □ 血气分析（必要时） □ 超声心动图（必要时）	□ 血常规 □ 血生化
		药物类医嘱	□ 抗生素皮试 □ 肠道准备药物	□ 镇痛药物（必要时） □ 解热药物（>38℃时）
		手术医嘱	□ 常规准备明日在全麻下行开放性根治性肾切除术	
		处置医嘱	□ 备皮（>30cm²） □ 备血 □ 静脉抽血 □ 术前留置胃管	□ 吸氧 □ 输血（视病情） □ 补液（视病情） □ 拔除导尿管（必要时） □ 拔除胃管（必要时）

主要护理工作	健康宣教	□ 住院宣教（住院环境、规章制度） □ 进行护理安全指导 □ 进行等级护理、活动范围指导 □ 进行饮食指导 □ 进行关于疾病知识的宣教 □ 检查、检验项目的目的和意义 □ 术前宣教	□ 术后心理疏导 □ 告知患者护理风险 □ 进行压疮预防知识宣教 □ 指导术后康复训练 □ 指导术后注意事项
	护理处置	□ 患者身份核对 □ 佩戴腕带 □ 建立住院病历，通知医师 □ 住院介绍：介绍责任护士、病区环境、设施、规章制度、基础护理服务项目 □ 询问病史，填写护理记录单首页 □ 观察病情 □ 测量基本生命体征 □ 抽血、留取标本 □ 心理与生活护理 □ 根据评估结果采取相应护理措施 □ 通知检查项目及检查注意事项 □ 术前患者准备（术前沐浴、更衣、备皮） □ 检查术前物品准备 □ 指导患者准备术后所需用品、贵重物品交由其家属保管 □ 指导患者进行肠道准备并检查准备效果 □ 告知入手术室前取下活动义齿 □ 备血、皮试	□ 晨起测量生命体征并记录 □ 确认无上呼吸道感染症状，女患者确认无月经来潮 □ 与手术室护士交接病历、影像资料、术中带药等 □ 术前补液（必要时） □ 嘱患者入手术室前膀胱排空 □ 与手术室护士交接 □ 术后按一级护理要求完成基础护理项目 □ 术后心电监护、监测生命体征 □ 留取标本 □ 观察切口疼痛情况、检测镇痛泵运转情况 □ 观察静脉输液情况 □ 观察留置尿管引流情况 □ 妥善固定各类管道 □ 观察切口引流情况，记录引流量及性状 □ 观察切口敷料，有渗出时报告医师处理 □ 术后心理与生活护理
	护理评估	□ 一般评估：生命体征、神志、皮肤、药物过敏史等 □ 专科评估：生活自理能力 □ 风险评估：评估有无跌倒、坠床、压疮风险 □ 心理评估 □ 营养评估 □ 疼痛评估 □ 康复评估	□ 评估意识情况 □ 评估切口疼痛情况 □ 观察切口敷料有无渗出并报告医师 □ 风险评估：评估有无跌倒、坠床、压疮、导管滑脱、液体外渗的风险
	专科护理	□ 指导患者掌握床上翻身方法 □ 指导患者掌握床上排尿、排粪（使用便器）方法	□ 与手术室护士共同评估皮肤、切口敷料、输液及引流情况 □ 指导患者掌握床上翻身方法 □ 指导患者掌握床上排尿、排粪（使用便器）方法
	饮食指导	□ 根据医嘱通知配餐员准备膳食 □ 协助进餐 □ 术前1天通知患者22:00后禁食、禁水	□ 禁食、禁水，口干时协助湿润口唇 □ 排气后拔除胃管并指导患者间断、少量饮用温开水
	活动体位	□ 根据护理等级指导活动	□ 根据手术及麻醉方式安置合适体位 □ 指导患者掌握床上翻身方法

（续　表）

主要护理工作	洗浴要求	□ 协助患者洗澡、更换病号服 □ 协助患者晨、晚间护理 □ 备皮后协助患者清洁备皮部位,更换病号服	□ 告知患者切口处切口保护方法
	病情变异记录	□ 无　　□ 有,原因: □ 患者　□ 并发症　□ 医疗 □ 病情　□ 辅诊　□ 管理	□ 无　　□ 有,原因: □ 患者　□ 并发症　□ 医疗 □ 病情　□ 辅诊　□ 管理

护士签名	白班	小夜班	大夜班	白班	小夜班	大夜班

医师签名		

时间		住院第 5－7 天(术后 3 天)	住院第 8－11 天(恢复出院)
主要诊疗工作	制度落实	□ 手术医师查房 □ 主诊医师查房 □ 上级医师查房(主管医师查房每天 1 次) □ 经治医师每天早、晚查房 □ 专科医师会诊(必要时)	□ 上级医师查房(主管医师查房每天 1 次) □ 经治医师每天早、晚查房 □ 上级医师查房进行手术及切口评估,确定有无手术并发症和切口愈合不良情况,明确是否出院 □ 专科医师会诊(必要时)
	病情评估		□ 上级医师进行治疗效果、预后和出院评估 □ 出院宣教
	病历书写	□ 术后连续 3 天病程记录	□ 病情稳定患者每 3 天 1 个病程记录 □ 出院前 1 天有上级医师指示出院的病程记录 □ 出院后 24 小时内完成出院记录 □ 出院后 24 小时内完成病案首页 □ 完成出院介绍信 □ 出具诊断证明书
	知情同意		□ 告知患者及其家属出院后注意事项(指导出院后功能锻炼、复诊的时间及地点、发生紧急情况时处理等)
	手术治疗		
	其他	□ 观察引流量及引流液性状 □ 观察切口情况,是否存在渗出、红肿等情况 □ 观察体温、血压等生命体征 □ 复查血常规、生化 □ 指导患者下床	□ 观察切口情况,是否存在渗出、红肿等情况 □ 观察体温、血压等 □ 复查血常规、血生化(必要时) □ 追问病理结果 □ 通知出院 □ 出院带药 □ 嘱患者拆线换药(根据出院时间决定) □ 门诊复查 □ 如有不适,随时复诊

重点医嘱	长期医嘱	护理类医嘱	□ 泌尿外科术后护理常规 □ 一级或二级护理	□ 泌尿外科术后护理常规 □ 二级或三级护理
		处置类医嘱	□ 停心电监护 □ 测血压	□ 测血压
		膳食类医嘱	□ 流食 □ 半流食 □ 普食 □ 糖尿病饮食 □ 低盐、低脂饮食 □ 低盐、低脂、糖尿病饮食	□ 普食 □ 糖尿病饮食 □ 低盐、低脂饮食 □ 低盐、低脂、糖尿病饮食
		药物类医嘱	□ 抗生素：第一代头孢、第二代头孢或其他药物（头孢过敏） □ 术后止血：巴曲酶 □ 雾化吸入 □ 抑制胃酸、镇吐：奥美拉唑、托烷司琼等 □ 胃肠外营养：脂肪乳、氨基酸、葡萄糖、电解质、维生素等 □ 镇痛药物（必要时）	□ 抗生素（必要时）
	临时医嘱	检查检验	□ 复查血常规、血生化	□ 复查血常规、血生化（必要时）
		药物类医嘱	□ 镇痛药物（必要时） □ 控制血糖药物（必要时） □ 补液（必要时）	□ 镇痛药物（必要时） □ 控制血糖药物（必要时） □ 补液（必要时）
		手术医嘱		
		处置医嘱	□ 大换药 □ 拔除切口引流 □ 拔除导尿管 □ 拔除胃管	□ 大换药 □ 出院
主要护理工作		健康宣教	□ 压疮预防知识宣教 □ 跌倒预防知识宣教 □ 告知患者护理风险	□ 压疮预防知识宣教 □ 跌倒预防知识宣教 □ 出院宣教（康复训练方法、用药指导、换药时间及注意事项、复查时间等）
		护理处置	□ 按护理等级完成基础护理项目 □ 监测生命体征 □ 观察切口疼痛情况、检测镇痛泵运转情况 □ 观察静脉输液情况 □ 妥善固定各类管道 □ 观察切口敷料，有渗出时报告医师处理 □ 留取标本 □ 观察切口引流情况，记录引流量及性状 □ 术后心理与生活护理 □ 整理床单	□ 按护理等级完成基础护理项目 □ 监测生命体征 □ 观察切口敷料，有渗出时报告医师处理 □ 术后心理与生活护理 □ 协助患者办理出院手续 □ 整理床单位

主要护理工作	护理评估	□ 评估跌倒风险 □ 评估压疮风险	
	专科护理	□ 指导患者掌握床上翻身方法 □ 指导患者掌握床上排尿、排便(使用便器)方法 □ 指导患者进行自主排尿训练	□ 术后心理与生活护理
	饮食指导	□ 根据医嘱通知配餐员准备膳食 □ 协助进餐	□ 根据医嘱通知配餐员准备膳食
	活动体位	□ 指导患者掌握床上翻身方法 □ 根据护理等级指导活动	□ 根据护理等级指导活动
	洗浴要求	□ 协助患者晨、晚间护理 □ 告知患者切口保护方法	□ 协助患者晨、晚间护理 □ 告知患者切口保护方法
病情变异记录		□ 无　　□ 有,原因: □ 患者　□ 并发症　□ 医疗 □ 病情　□ 辅诊　□ 管理	□ 无　　□ 有,原因: □ 患者　□ 并发症　□ 医疗 □ 病情　□ 辅诊　□ 管理

护士签名	白班	小夜班	大夜班	白班	小夜班	大夜班

医师签名		

肾良性肿瘤行后腹腔镜肾部分切除术临床路径

一、肾良性肿瘤行后腹腔镜肾部分切除术路径标准住院流程

(一)适用对象

1. 第一诊断为肾良性肿瘤(ICD-10:D30.001)。

2. 拟行后腹腔镜肾部分切除术（ICD-9-CM-3:55.4 02/55.4 08)的患者。

(二)诊断依据

根据《坎贝尔——沃尔什泌尿外科学》(郭应禄,周立群,主译.北京:北京大学医学出版社)。

1. 病史　体检发现肾占位或伴有腰部肿痛。

2. 体格检查　肾区包块。

3. 辅助检查　超声、CT 或 MRI 提示肾区实性占位,良性可能性大。

(三)选择治疗方案的依据

根据《坎贝尔——沃尔什泌尿外科学》(郭应禄,周立群,主译.北京,北京大学医学出版社)。

1. 无全身或局部的近期感染。

2. 无严重的并发症。

3. 术前生活质量及活动水平评估。

4. 适合后腹腔镜肾部分切除术。

(四)标准住院天数

8~11 天。

(五)纳入路径标准

1. 第一诊断必须符合肾良性肿瘤(ICD-10:D30.001),拟行后腹腔镜肾部分切除术（ICD-9-CM-3:55.4 02/55.4 08)。

2. 专科指征:超声、CT 或 MRI 提示肾占位性病变,考虑良性。

3. 手术禁忌证:同时伴有高血压、糖尿病、心律失常等慢性病内科评估为手术禁忌证不适宜入径。

(六)术前准备(术前评估)1~3 天

1. 术前评估

(1)检查检验评估:①完成必需的检查检验项目,血常规、尿常规、粪常规、血生化、凝血功能、血型、术前血清八项、肝胆胰脾及泌尿系超声、胸部正位 X 线片、心电图、肾增强 CT 或 MRI 等。②根据患者情况可选择的检查检验项目,超声心动图、血气分析、肺功能、静脉肾盂造影、肾 CTA 等。③疾病发展预计的并发症评估。

（2）营养评估：根据《解放军总医院新住院患者营养风险筛查表（NRS－2002）》为新住院患者进行营养评估，评分≥3分患者给予处置，必要时申请营养科医师会诊。

（3）心理评估：根据新住院患者情况申请心理科医师会诊评估。

（4）疼痛评估：根据《VAS评分》实施疼痛评估，评分＞7分患者给予处置，必要时请疼痛科医师会诊。

（5）康复评估：根据《住院患者康复筛查和评估表》在新住院患者住院后24小时内进行康复筛查和评估。任何一项结果为"是"，则申请康复科医师会诊。

2. 术前准备

（1）术前评估：术前24小时内完成病情评估、必要的检查，做出术前小结、术前讨论。

（2）术前谈话：术者应在术前1天与患者及其家属谈话，告知手术方案、相关风险、用血计划、术后转归、置入材料、手术费用和患者及其家属权益，并履行书面知情同意手续。告知高值耗材的使用及费用。

（3）通知手术室：准备手术间、手术药品、手术物品及特殊耗材。

（4）护士做心理护理、交代注意事项：防压疮、防跌倒、指导患者戒烟等，并进行术前宣教。

（5）手术部位标识：术者、一助或经治医师在术前1天应对手术部位做体表标识，急诊手术由接诊医师或会诊外科医师标记，标记过程应有责任护士、患者及其家属共同参与，记入手术安排表。

（6）术前1天麻醉医师访视：制订麻醉计划、完成评估、确定麻醉方式，记入《麻醉术前访视记录》，告知患者及其家属麻醉适应证、麻醉目的、风险、可能出现的情况及其处理原则、替代方案等，签署《麻醉知情同意书》并归入病历。

（七）药品选择及使用时机

1. 抗生素　按照《抗菌药物临床应用指导原则》（卫医发〔2015〕）和卫生部办公厅《关于抗菌药物临床应用管理有关问题的通知》（卫办医政发〔2015〕）执行，围术期使用第一代头孢、第二代头孢菌素或喹诺酮类。

2. 止血药物　术后存在出血风险者。

3. 抑酸、镇吐药物　术后禁食期间应用。

4. 营养支持及调节水、电解质平衡药物　术后禁食期间使用。

5. 镇痛药物　术后疼痛时应用。

6. 增强免疫药物　免疫力低下患者应用。

7. 其他药物　伴随疾病的治疗药物等。

（八）手术日为住院第4天

1. 手术安全核对　患者入手术间后由手术医师、麻醉医师、巡回护士和患者本人共同核对患者身份、手术部位与标识、手术方式。手术医师、麻醉医师、巡回护士三方按《手术安全核对表》逐项核对，共同签名。

（1）手术方式：后腹腔镜肾部分切除术。

（2）麻醉方式：全身麻醉。

（3）手术置入物：无。

（4）术中用药：麻醉用药。

（5）输血及血液制品：视术中出血情况补充红细胞或血浆。

(6)术中病理:常规,一般无须冷冻快速病理。

2. 经治医师或手术医师　应即刻完成术后首次病程记录,观察术后患者病情变化。

(九)术后住院恢复 4～7 天

1. 必需的复查项目:血常规、血生化。

2. 必要时查血气分析、腹部超声。

3. 术后处理

(1)抗生素:抗生素选择第一代头孢、第二代头孢或喹诺酮类。

(2)术后康复:术后 2～3 天拔除引流管及尿管,术后 3 天鼓励患者下床活动。

(3)术后镇痛:镇痛泵镇痛。

4. 术者在术后 24 小时内完成手术记录,特殊情况可由一助完成,术者签名确认并归入病历。

5. 上级医师在术后 3 天内至少查房 1 次,根据术中和术后情况修订术后治疗计划。

6. 麻醉医师术后 3 天内访视患者,如有特殊情况应详细记录,及时与手术医师或重症监护室医师沟通并迅速处理。

7. 术后护理

(1)按照护理等级进行日常护理,监测患者生命体征,观察引流管引流情况、切口敷料有无渗出。

(2)指导患者术后体位摆放及功能锻炼:半卧位休息,早日下床活动。

(3)指导患者正确使用腹带,掌握床上排便排尿(使用便器)的方法,进行自主排尿训练,防跌倒、防压疮护理等。

(十)出院标准

1. 生命体征平稳,无明显心肺、腹部不适。

2. 恢复正常饮食。

3. 切口愈合良好,引流管及尿管拔除,切口无感染征象(或可在门诊处理的切口情况)。

4. 常规检验指标无明显异常。

5. 无与本病相关的其他并发症或合并症。

(十一)变异及原因分析

1. 医疗原因导致的变异　如改变诊疗方案、转科治疗、操作失误、误诊等。

2. 患者原因导致的变异　如不同意治疗方案、个人原因要求出(转)院、院外服用手术禁忌药、月经期、对诊疗计划不满要求出路径、相关检查检验院外(门诊)已做等。

3. 并发症原因导致的变异　如感染、瘘、出血、血肿、愈合不良、梗阻等。

4. 病情原因导致的变异　如基础疾病复杂、病情恶化、病情平稳好转、抢救、会诊等。

5. 辅诊科室原因导致的变异　如检查、检验、手术、病理等检查(不及时、结果错报、操作部位/方式错误、标本不合格)、报告(不及时、结果错报、标本不合格)等原因延长住院天数、增加费用等。

6. 管理原因导致的变异　如系统暂不支持,系统瘫痪,需要修订流程、制度等。

二、肾良性肿瘤行后腹腔镜肾部分切除术临床路径表单

适用对象	第一诊断为肾良性肿瘤(ICD-10:D30.001) 拟行后腹腔镜肾部分切除术(ICD-9-CM-3:55.4 02/55.4 08)的患者	
患者基本信息	姓名:_____ 性别:_____ 年龄:_____ 门诊号:_____ 住院号:_____ 过敏史:_____ 住院日期:_____年__月__日 出院日期:_____年__月__日	住院天数:8～11 天

	时间	住院第1—3天(术前评估及准备)	住院第4天(手术日)
主要诊疗工作	制度落实	□ 住院2小时内经治或值班医师完成接诊 □ 住院后24小时内主管医师完成检诊 □ 专科医师会诊(必要时) □ 经治医师查房(早、晚) □ 主诊医师查房 □ 完成术前准备 □ 组织术前讨论 □ 麻醉医师术前访视 □ 手术部位标识	□ 三级医师查房 □ 手术安全核查 □ 麻醉医师术后访视
	病情评估	□ 经治医师询问病史及体格检查 □ 完善术前常规检查及会诊 □ 心理评估 □ 营养评估 □ 疼痛评估 □ 康复评估	
	病历书写	□ 住院8小时内完成首次病程记录 □ 住院24小时内完成住院记录 □ 住院48小时内完成主管医师查房记录 □ 完成主诊医师查房记录 □ 完成术前讨论、术前小结	□ 术者或一助术后24小时内完成手术记录(术者签名) □ 术后即刻完成术后首次病程记录
	知情同意	□ 病情告知 □ 患者或其家属在住院记录单签名 □ 术前谈话,告知患者及其家属病情和围术期注意事项并签署麻醉知情同意书、输血知情同意书、手术知情同意书、授权委托书、自费用品协议书(必要时)、军人目录外耗材审批单(必要时)等	□ 告知患者及其家属手术过程概况及术后注意事项
	手术治疗	□ 预约手术	□ 告知患者及其家属手术过程概况及术后注意事项
	其他	□ 及时通知上级医师检诊 □ 经治医师检查整理病历资料 □ 检查住院押金使用情况	□ 麻醉诱导 □ 观察术中出血量、输液量、输血量等 □ 术后病情交接

（续　表）

		护理类医嘱	□ 按泌尿外科护理常规 □ 二级或三级护理	□ 泌尿外科术后护理常规 □ 一级护理
		处置类医嘱		□ 持续心电、血压、呼吸、血氧饱和度监测 □ 留置导尿并计量 □ 留置切口引流并计量
	长期医嘱	膳食类医嘱	□ 普食 □ 糖尿病饮食 □ 低盐、低脂饮食 □ 低盐、低脂、糖尿病饮食 □ 术前 1 天禁食、禁水（22:00 后）	□ 禁食、禁水
		药物类医嘱	□ 自带药（必要时）	□ 抗生素：第一代头孢、第二代头孢或喹诺酮类 □ 术后止血：巴曲酶 □ 雾化吸入 □ 抑制胃酸、镇吐：奥美拉唑、托烷司琼等 □ 胃肠外营养：脂肪乳、氨基酸、葡萄糖、电解质、维生素等 □ 镇痛药物（必要时）
重点医嘱	临时医嘱	检查检验	□ 血常规 □ 尿常规 □ 粪常规 □ 凝血四项 □ 血清术前八项 □ 血型 □ 血生化 □ 胸部正位 X 线片 □ 心电图 □ 泌尿系超声 □ 肝胆胰脾超声 □ CT 或 MRI □ 静脉肾盂造影（必要时） □ 肺功能（必要时） □ 血气分析（必要时） □ 超声心动图（必要时） □ 肾 CTA（必要时）	□ 血常规 □ 血生化
		药物类医嘱	□ 抗生素皮试 □ 肠道准备药物	□ 镇痛药物（必要时） □ 解热药物（>38℃时）
		手术医嘱	□ 常规准备明日在全身麻醉下行后腹腔镜肾部分切除术	
		处置医嘱	□ 备皮（>30cm²） □ 备血 □ 静脉抽血	□ 吸氧 □ 输血（视病情） □ 补液（视病情） □ 拔除导尿管（必要时）

（续　表）

主要护理工作	健康宣教	□ 住院宣教（住院环境、规章制度） □ 进行护理安全指导 □ 进行等级护理、活动范围指导 □ 进行饮食指导 □ 进行关于疾病知识的宣教 □ 检查、检验项目的目的和意义 □ 术前宣教	□ 术后心理疏导 □ 告知患者护理风险 □ 进行压疮预防知识宣教 □ 指导术后康复训练 □ 指导术后注意事项
	护理处置	□ 患者身份核对 □ 佩戴腕带 □ 建立住院病历，通知医师 □ 住院介绍：介绍责任护士、病区环境、设施、规章制度、基础护理服务项目 □ 询问病史，填写护理记录单首页 □ 观察病情 □ 测量基本生命体征 □ 抽血、留取标本 □ 心理与生活护理 □ 根据评估结果采取相应护理措施 □ 通知检查项目及检查注意事项 □ 术前患者准备（术前沐浴、更衣、备皮） □ 检查术前物品准备 □ 指导患者准备术后所需用品、贵重物品交由其家属保管 □ 指导患者进行肠道准备并检查准备效果 □ 告知入手术室前取下活动义齿 □ 备血、皮试	□ 晨起测量生命体征并记录 □ 确认无上呼吸道感染症状，女患者确认无月经来潮 □ 与手术室护士交接病历、影像资料、术中带药等 □ 术前补液（必要时） □ 嘱患者入手术室前膀胱排空 □ 与手术室护士交接 □ 术后按一级护理要求完成基础护理项目 □ 术后心电监护、监测生命体征 □ 留取标本 □ 观察切口疼痛情况、检测镇痛泵运转情况 □ 观察静脉输液情况 □ 观察留置尿管引流情况 □ 妥善固定各类管道 □ 观察切口引流情况，记录引流量及性状 □ 观察切口敷料，有渗出时报告医师处理 □ 术后心理与生活护理
	护理评估	□ 一般评估：生命体征、神志、皮肤、药物过敏史等 □ 专科评估：生活自理能力 □ 风险评估：评估有无跌倒、坠床、压疮风险 □ 心理评估 □ 营养评估 □ 疼痛评估 □ 康复评估	□ 评估意识情况 □ 评估切口疼痛情况 □ 观察切口敷料有无渗出并报告医师 □ 风险评估：评估有无跌倒、坠床、压疮、导管滑脱、液体外渗的风险
	专科护理	□ 指导患者掌握床上翻身方法 □ 指导患者掌握床上排尿、排粪（使用便器）方法	□ 与手术室护士共同评估皮肤、切口敷料、输液及引流情况 □ 指导患者掌握床上翻身方法 □ 指导患者掌握床上排尿、排粪（使用便器）方法
	饮食指导	□ 根据医嘱通知配餐员准备膳食 □ 协助进餐 □ 术前1天通知患者22:00后禁食、禁水	□ 禁食、禁水，口干时协助湿润口唇 □ 排气后指导患者间断、少量饮用温开水

主要护理工作	活动体位	□ 根据护理等级指导活动	□ 根据手术及麻醉方式安置合适体位 □ 指导患者掌握床上翻身方法
	洗浴要求	□ 协助患者洗澡、更换病号服 □ 协助患者晨、晚间护理 □ 备皮后协助患者清洁备皮部位,更换病号服	□ 告知患者切口处切口保护方法
病情变异记录		□ 无　　□ 有,原因: □ 患者　□ 并发症　□ 医疗 □ 病情　□ 辅诊　□ 管理	□ 无　　□ 有,原因: □ 患者　□ 并发症　□ 医疗 □ 病情　□ 辅诊　□ 管理
护士签名		白班　　　小夜班　　　大夜班	白班　　　小夜班　　　大夜班
医师签名			

时间		住院第 5－7 天(术后 3 天)	住院第 8－11 天(恢复出院)
主要诊疗工作	制度落实	□ 手术医师查房 □ 主诊医师查房 □ 上级医师查房(主管医师查房每天 1 次) □ 经治医师每天早、晚查房 □ 专科医师会诊(必要时)	□ 上级医师查房(主管医师查房每天 1 次) □ 经治医师每天早、晚查房 □ 上级医师查房进行手术及切口评估,确定有无手术并发症和切口愈合不良情况,明确是否出院 □ 专科医师会诊(必要时)
	病情评估		□ 上级医师进行治疗效果、预后和出院评估 □ 出院宣教
	病历书写	□ 术后连续 3 天病程记录	□ 病情稳定患者每 3 天 1 个病程记录 □ 出院前 1 天有上级医师指示出院的病程记录 □ 出院后 24 小时内完成出院记录 □ 出院后 24 小时内完成病案首页 □ 完成出院介绍信 □ 出具诊断证明书
	知情同意		□ 告知患者及其家属出院后注意事项(指导出院后功能锻炼、复诊的时间及地点、发生紧急情况时处理等)
	手术治疗		
	其他	□ 观察引流量及引流液性状 □ 观察切口情况,是否存在渗出、红肿等情况 □ 观察体温、血压等生命体征 □ 复查血常规、生化 □ 指导患者下床	□ 观察切口情况,是否存在渗出、红肿等情况 □ 观察体温、血压等 □ 复查血常规、血生化(必要时) □ 追问病理结果 □ 通知出院 □ 出院带药 □ 嘱患者拆线换药(根据出院时间决定) □ 门诊复查 □ 如有不适,随时复诊

（续　表）

重点医嘱	长期医嘱	护理类医嘱	□ 泌尿外科术后护理常规 □ 一级或二级护理	□ 泌尿外科术后护理常规 □ 二级或三级护理
		处置类医嘱	□ 停心电监护 □ 测血压	□ 测血压
		膳食类医嘱	□ 流食 □ 半流食 □ 普食 □ 糖尿病饮食 □ 低盐、低脂饮食 □ 低盐、低脂、糖尿病饮食	□ 普食 □ 糖尿病饮食 □ 低盐、低脂饮食 □ 低盐、低脂、糖尿病饮食
		药物类医嘱	□ 抗生素:第一代头孢、第二代头孢或喹诺酮类 □ 术后止血:巴曲酶 □ 雾化吸入 □ 抑制胃酸、镇吐:奥美拉唑、托烷司琼等 □ 胃肠外营养:脂肪乳、氨基酸、葡萄糖、电解质、维生素等 □ 镇痛药物(必要时)	□ 抗生素(必要时)
	临时医嘱	检查检验	□ 复查血常规、血生化	□ 复查血常规、血生化(必要时)
		药物类医嘱	□ 镇痛药物(必要时) □ 控制血糖药物(必要时) □ 补液(必要时)	□ 镇痛药物(必要时) □ 控制血糖药物(必要时) □ 补液(必要时)
		手术医嘱		
		处置医嘱	□ 大换药 □ 拔除切口引流 □ 拔除导尿管	□ 大换药 □ 出院
主要护理工作		健康宣教	□ 压疮预防知识宣教 □ 跌倒预防知识宣教 □ 告知患者护理风险	□ 压疮预防知识宣教 □ 跌倒预防知识宣教 □ 出院宣教(康复训练方法、用药指导、换药时间及注意事项、复查时间等)
		护理处置	□ 按护理等级完成基础护理项目 □ 监测生命体征 □ 观察切口疼痛情况、检测镇痛泵运转情况 □ 观察静脉输液情况 □ 妥善固定各类管道 □ 观察切口敷料,有渗出时报告医师处理 □ 留取标本 □ 观察切口引流情况,记录引流量及性状 □ 术后心理与生活护理 □ 整理床单	□ 按护理等级完成基础护理项目 □ 监测生命体征 □ 观察切口敷料,有渗出时报告医师处理 □ 术后心理与生活护理 □ 协助患者办理出院手续 □ 整理床单位

（续 表）

主要护理工作	护理评估	□ 评估跌倒风险 □ 评估压疮风险	
	专科护理	□ 指导患者掌握床上翻身方法 □ 指导患者掌握床上排尿、排粪（使用便器）方法 □ 指导患者进行自主排尿训练	□ 术后心理与生活护理
	饮食指导	□ 根据医嘱通知配餐员准备膳食 □ 协助进餐	□ 根据医嘱通知配餐员准备膳食
	活动体位	□ 指导患者掌握床上翻身方法 □ 根据护理等级指导活动	□ 根据护理等级指导活动
	洗浴要求	□ 协助患者晨、晚间护理 □ 告知患者切口保护方法	□ 协助患者晨、晚间护理 □ 告知患者切口保护方法

病情变异记录	□ 无　　□ 有,原因: □ 患者　□ 并发症　□ 医疗 □ 病情　□ 辅诊　□ 管理	□ 无　　□ 有,原因: □ 患者　□ 并发症　□ 医疗 □ 病情　□ 辅诊　□ 管理

护士签名	白班	小夜班	大夜班	白班	小夜班	大夜班

医师签名		

肾良性肿瘤行机器人辅助后腹腔镜
肾部分切除术临床路径

一、肾良性肿瘤行机器人辅助后腹腔镜肾部分切除术路径标准住院流程

（一）适用对象

1. 第一诊断为肾良性肿瘤（ICD-10：D30.001）。

2. 拟行机器人辅助后腹腔镜肾部分切除术（ICD-9-CM-3：55.4 02/55.4 08 伴 00.3504）的患者。

（二）诊断依据

根据《坎贝尔——沃尔什泌尿外科学》（郭应禄，周立群，主译.北京：北京大学医学出版社）。

1. 病史　体检发现肾占位或伴有腰部肿痛。

2. 体格检查　肾区包块。

3. 辅助检查　超声、CT 或 MRI 提示肾区实性占位，良性可能性大。

（三）选择治疗方案的依据

根据《坎贝尔——沃尔什泌尿外科学》（郭应禄，周立群，主译.北京：北京大学医学出版社）。

1. 无全身或局部的近期感染。

2. 无严重的并发症。

3. 术前生活质量及活动水平评估。

4. 适合机器人辅助后腹腔镜肾部分切除术，尤其是位于肾偏背侧的肿瘤。

（四）标准住院天数

8～11 天。

（五）纳入路径标准

1. 第一诊断必须符合肾良性肿瘤（ICD-10：D30.001），拟行机器人辅助后腹腔镜肾部分切除术（ICD-9-CM-3：55.4 02/55.4 08 伴 00.3504）。

2. 专科指征：超声、CT 或 MRI 提示肾占位性病变，考虑良性。

3. 手术禁忌证：同时伴有高血压、糖尿病、心律失常等慢性病内科评估为手术禁忌证不适宜入径。

（六）术前准备（术前评估）1～3 天

1. 术前评估

(1)检查检验评估：①完成必需的检查检验项目，血常规、尿常规、粪常规、血生化、凝血功

能、血型、术前血清八项、肝胆胰脾及泌尿系超声、胸部正位 X 线片、心电图、肾增强 CT 或 MRI 等。②根据患者情况可选择的检查检验项目,超声心动图、血气分析、肺功能、静脉肾盂造影、肾 CTA 等。③疾病发展预计的并发症评估。

(2)营养评估:根据《解放军总医院新住院患者营养风险筛查表(NRS-2002)》为新住院患者进行营养评估,评分≥3 分患者给予处置,必要时申请营养科医师会诊。

(3)心理评估:根据新住院患者情况申请心理科医师会诊评估。

(4)疼痛评估:根据《VAS 评分》实施疼痛评估,评分>7 分患者给予处置,必要时请疼痛科医师会诊。

(5)康复评估:根据《住院患者康复筛查和评估表》在新住院患者住院后 24 小时内进行康复筛查和评估。任何一项结果为"是",则申请康复科医师会诊。

2. 术前准备

(1)术前评估:术前 24 小时内完成病情评估、必要的检查,做出术前小结、术前讨论。

(2)术前谈话:术者应在术前 1 天与患者及其家属谈话,告知手术方案、相关风险、用血计划、术后转归、置入材料、手术费用和患者及其家属权益,履行书面知情同意手续。告知高值耗材的使用及费用。

(3)通知手术室:准备手术间、手术药品、手术物品及特殊耗材。

(4)护士做心理护理、交代注意事项:防压疮、防跌倒、指导患者戒烟等,进行术前宣教。

(5)手术部位标识:术者、一助或经治医师在术前 1 天应对手术部位做体表标识,急诊手术由接诊医师或会诊外科医师标记,标记过程应有责任护士、患者及其家属共同参与,记入手术安排表。

(6)术前 1 天麻醉医师访视:制订麻醉计划、完成评估、确定麻醉方式,记入《麻醉术前访视记录》,告知患者及其家属麻醉适应证、麻醉目的、风险、可能出现的情况及其处理原则、替代方案等,签署《麻醉知情同意书》并归入病历。

(七)药品选择及使用时机

1. **抗生素** 按照《抗菌药物临床应用指导原则》(卫医发〔2015〕)和卫生部办公厅《关于抗菌药物临床应用管理有关问题的通知》(卫办医政发〔2015〕)执行,围术期使用第一代头孢、第二代头孢菌素或喹诺酮类。

2. **止血药物** 术后存在出血风险者。

3. **抑酸、镇吐药物** 术后禁食期间应用。

4. **营养支持及调节水、电解质平衡药物** 术后禁食期间使用。

5. **镇痛药物** 术后疼痛时应用。

6. **增强免疫药物** 免疫力低下患者应用。

7. **其他药物** 伴随疾病的治疗药物等。

(八)手术日为住院第 4 天

1. **手术安全核对** 患者入手术间后由手术医师、麻醉医师、巡回护士和患者本人共同核对患者身份、手术部位与标识、手术方式。手术医师、麻醉医师、巡回护士三方按《手术安全核对表》逐项核对,共同签名。

(1)手术方式:机器人辅助后腹腔镜肾部分切除术。

(2)麻醉方式:全身麻醉。

(3)手术置入物:无。

(4)术中用药:麻醉用药。

(5)输血及血液制品:视术中出血情况补充红细胞或血浆。

(6)术中病理:常规,一般无须冷冻快速病理。

2. 经治医师或手术医师　应即刻完成术后首次病程记录,观察术后患者病情变化。

(九)术后住院恢复4～7天

1. 必需的复查项目:血常规、血生化。

2. 必要时查血气分析、腹部超声。

3. 术后处理

(1)抗生素:抗生素选择第一代头孢、第二代头孢或喹诺酮类。

(2)术后康复:术后2～3天拔除引流管及尿管,术后3天鼓励患者下床活动。

(3)术后镇痛:镇痛泵镇痛。

4. 术者在术后24小时内完成手术记录,特殊情况可由一助完成,术者签名确认并归入病历。

5. 上级医师在术后3天内至少查房1次,根据术中和术后情况修订术后治疗计划。

6. 麻醉医师术后3天内访视患者,如有特殊情况应详细记录,及时与手术医师或重症监护室医师沟通并迅速处理。

7. 术后护理

(1)按照护理等级进行日常护理,监测患者生命体征,观察引流管引流情况、切口敷料有无渗出。

(2)指导患者术后体位摆放及功能锻炼:半卧位休息,早日下床活动。

(3)指导患者正确使用腹带,掌握床上排便排尿(使用便器)的方法,进行自主排尿训练,防跌倒、防压疮护理等。

(十)出院标准

1. 生命体征平稳,无明显心肺、腹部不适。

2. 恢复正常饮食。

3. 切口愈合良好,引流管及尿管拔除,切口无感染征象(或可在门诊处理的切口情况)。

4. 常规检验指标无明显异常。

5. 无与本病相关的其他并发症或合并症。

(十一)变异及原因分析

1. 医疗原因导致的变异　如改变诊疗方案、转科治疗、操作失误、误诊等。

2. 患者原因导致的变异　如不同意治疗方案、个人原因要求出(转)院、院外服用手术禁忌药、月经期、对诊疗计划不满要求出路径、相关检查检验院外(门诊)已做等。

3. 并发症原因导致的变异　如感染、瘘、出血、血肿、愈合不良、梗阻等。

4. 病情原因导致的变异　如基础疾病复杂、病情恶化、病情平稳好转、抢救、会诊等。

5. 辅诊科室原因导致的变异　如检查、检验、手术、病理等检查(不及时、结果错报、操作部位/方式错误、标本不合格)、报告(不及时、结果错报、标本不合格)等原因延长住院天数、增加费用等。

6. 管理原因导致的变异　如系统暂不支持,系统瘫痪,需要修订流程、制度等。

二、肾良性肿瘤行机器人辅助后腹腔镜
肾部分切除术临床路径表单

适用对象	第一诊断为肾良性肿瘤（ICD-10：D30.001） 拟行机器人辅助后腹腔镜肾部分切除术（ICD-9-CM-3：55.4 02/55.4 08伴00.3504）的患者	
患者基本信息	姓名：_____ 性别：____ 年龄：____ 门诊号：_____ 住院号：_____ 过敏史：_____ 住院日期：___年__月__日 出院日期：___年__月__日	住院天数：8～11天

	时间	住院第1－3天（术前评估及准备）	住院第4天（手术日）
主要诊疗工作	制度落实	□ 住院2小时内经治或值班医师完成接诊 □ 住院后24小时内主管医师完成检诊 □ 专科医师会诊（必要时） □ 经治医师查房（早、晚） □ 主诊医师查房 □ 完成术前准备 □ 组织术前讨论 □ 麻醉医师术前访视 □ 手术部位标识	□ 三级医师查房 □ 手术安全核查 □ 麻醉医师术后访视
	病情评估	□ 经治医师询问病史及体格检查 □ 完善术前常规检查及会诊 □ 心理评估 □ 营养评估 □ 疼痛评估 □ 康复评估	
	病历书写	□ 住院8小时内完成首次病程记录 □ 住院24小时内完成住院记录 □ 住院48小时内完成主管医师查房记录 □ 完成主诊医师查房记录 □ 完成术前讨论、术前小结	□ 术者或一助术后24小时内完成手术记录（术者签名） □ 术后即刻完成术后首次病程记录
	知情同意	□ 病情告知 □ 患者或其家属入院记录签名 □ 术前谈话，告知患者及其家属病情和围术期注意事项并签署麻醉知情同意书、输血知情同意书、手术知情同意书、授权委托书、自费用品协议书（必要时）、军人目录外耗材审批单（必要时）等	□ 告知患者及其家属手术过程概况及术后注意事项
	手术治疗	□ 预约手术	□ 告知患者及其家属手术过程概况及术后注意事项
	其他	□ 及时通知上级医师检诊 □ 经治医师检查整理病历资料 □ 检查住院押金使用情况	□ 麻醉诱导 □ 观察术中出血量、输液量、输血量等 □ 术后病情交接

长期医嘱	护理类医嘱	☐ 按泌尿外科护理常规 ☐ 二级或三级护理	☐ 泌尿外科术后护理常规 ☐ 一级护理
	处置类医嘱		☐ 持续心电、血压、呼吸、血氧饱和度监测 ☐ 留置导尿并计量 ☐ 留置切口引流并计量 ☐ 持续低流量吸氧
	膳食类医嘱	☐ 普食 ☐ 糖尿病饮食 ☐ 低盐、低脂饮食 ☐ 低盐、低脂、糖尿病饮食 ☐ 术前1天禁食、禁水（22:00后）	☐ 禁食、禁水
	药物类医嘱	☐ 自带药（必要时）	☐ 抗生素：第一代头孢、第二代头孢或喹诺酮类 ☐ 术后止血：巴曲酶 ☐ 雾化吸入 ☐ 抑制胃酸、止吐：奥美拉唑、托烷司琼等 ☐ 胃肠外营养：脂肪乳、氨基酸、葡萄糖、电解质、维生素等 ☐ 镇痛药物（必要时）
重点医嘱	临时医嘱	检查检验	☐ 血常规 ☐ 尿常规 ☐ 粪常规 ☐ 凝血四项 ☐ 血清术前八项 ☐ 血型 ☐ 血生化 ☐ 胸部正位X线片 ☐ 心电图 ☐ 泌尿系超声 ☐ 肝胆胰脾超声 ☐ CT或MRI ☐ 静脉肾盂造影（必要时） ☐ 肺功能（必要时） ☐ 血气分析（必要时） ☐ 超声心动图（必要时） ☐ 肾CTA（必要时）	☐ 血常规 ☐ 血生化
		药物类医嘱	☐ 抗生素皮试 ☐ 肠道准备药物	☐ 镇痛药物（必要时） ☐ 解热药物（>38℃时）
		手术医嘱	☐ 常规准备明日在全身麻醉下行机器人辅助后腹腔镜肾部分切除术	
		处置医嘱	☐ 备皮（>30cm²） ☐ 备血 ☐ 静脉抽血	☐ 吸氧 ☐ 输血（视病情） ☐ 补液（视病情） ☐ 拔除导尿管（必要时）

主要护理工作	健康宣教	□ 住院宣教（住院环境、规章制度） □ 进行护理安全指导 □ 进行等级护理、活动范围指导 □ 进行饮食指导 □ 进行关于疾病知识的宣教 □ 检查、检验项目的目的和意义 □ 术前宣教	□ 术后心理疏导 □ 告知患者护理风险 □ 进行压疮预防知识宣教 □ 指导术后康复训练 □ 指导术后注意事项
	护理处置	□ 患者身份核对 □ 佩戴腕带 □ 建立住院病历，通知医师 □ 入院介绍：介绍责任护士，病区环境、设施、规章制度、基础护理服务项目 □ 询问病史，填写护理记录单首页 □ 观察病情 □ 测量基本生命体征 □ 抽血、留取标本 □ 心理与生活护理 □ 根据评估结果采取相应护理措施 □ 通知检查项目及检查注意事项 □ 术前患者准备（术前沐浴、更衣、备皮） □ 检查术前物品准备 □ 指导患者准备术后所需用品、贵重物品交由其家属保管 □ 指导患者进行肠道准备并检查准备效果 □ 告知入手术室前取下活动义齿 □ 备血、皮试	□ 晨起测量生命体征并记录 □ 确认无上呼吸道感染症状，女患者确认无月经来潮 □ 与手术室护士交接病历、影像资料、术中带药等 □ 术前补液（必要时） □ 嘱患者入手术室前膀胱排空 □ 与手术室护士交接 □ 术后按一级护理要求完成基础护理项目 □ 术后心电监护、监测生命体征 □ 留取标本 □ 观察切口疼痛情况、检测镇痛泵运转情况 □ 观察静脉输液情况 □ 观察留置尿管引流情况 □ 妥善固定各类管道 □ 观察切口引流情况，记录引流量及性状 □ 观察切口敷料，有渗出时报告医师处理 □ 术后心理与生活护理
	护理评估	□ 一般评估：生命体征、神志、皮肤、药物过敏史等 □ 专科评估：生活自理能力 □ 风险评估：评估有无跌倒、坠床、压疮风险 □ 心理评估 □ 营养评估 □ 疼痛评估 □ 康复评估	□ 评估意识情况 □ 评估切口疼痛情况 □ 观察切口敷料有无渗出并报告医师 □ 风险评估：评估有无跌倒、坠床、压疮、导管滑脱、液体外渗的风险
	专科护理	□ 指导患者掌握床上翻身方法 □ 指导患者掌握床上排尿、排粪（使用便器）方法	□ 与手术室护士共同评估皮肤、切口敷料、输液及引流情况 □ 指导患者掌握床上翻身方法 □ 指导患者掌握床上排尿、排粪（使用便器）方法

（续　表）

主要护理工作	饮食指导	□ 根据医嘱通知配餐员准备膳食 □ 协助进餐 □ 术前 1 天通知患者 22：00 后禁食、禁水	□ 禁食、禁水，口干时协助湿润口唇 □ 排气后指导患者间断、少量饮用温开水
	活动体位	□ 根据护理等级指导活动	□ 根据手术及麻醉方式安置合适体位 □ 指导患者掌握床上翻身方法
	洗浴要求	□ 协助患者洗澡、更换病号服 □ 协助患者晨、晚间护理 □ 备皮后协助患者清洁备皮部位，更换病号服	□ 告知患者切口处切口保护方法
病情变异记录		□ 无　　□ 有，原因： □ 患者　□ 并发症　□ 医疗 □ 病情　□ 辅诊　□ 管理	□ 无　　□ 有，原因： □ 患者　□ 并发症　□ 医疗 □ 病情　□ 辅诊　□ 管理

护士签名	白班	小夜班	大夜班	白班	小夜班	大夜班

医师签名	

时间		住院第 5～7 天（术后 3 天）	住院第 8～11 天（恢复出院）
主要诊疗工作	制度落实	□ 手术医师查房 □ 主诊医师查房 □ 上级医师查房（主管医师查房每天 1 次） □ 经治医师每天早、晚查房 □ 专科医师会诊（必要时）	□ 上级医师查房（主管医师查房每天 1 次） □ 经治医师每天早、晚查房 □ 上级医师查房进行手术及切口评估，确定有无手术并发症和切口愈合不良情况，明确是否出院 □ 专科医师会诊（必要时）
	病情评估		□ 上级医师进行治疗效果、预后和出院评估 □ 出院宣教
	病历书写	□ 术后连续 3 天病程记录	□ 病情稳定患者每 3 天 1 个病程记录 □ 出院前 1 天有上级医师指示出院的病程记录 □ 出院后 24 小时内完成出院记录 □ 出院后 24 小时内完成病案首页 □ 完成出院介绍信 □ 出具诊断证明书
	知情同意		□ 告知患者及其家属出院后注意事项（指导出院后功能锻炼、复诊的时间及地点、发生紧急情况时处理等）
	手术治疗		

（续　表）

主要诊疗工作	其他	□ 观察引流量及引流液性状 □ 观察切口情况,是否存在渗出、红肿等情况 □ 观察体温、血压等生命体征 □ 复查血常规、生化 □ 指导患者下床	□ 观察切口情况,是否存在渗出、红肿等情况 □ 观察体温、血压等 □ 复查血常规、血生化(必要时) □ 追问病理结果 □ 通知出院 □ 出院带药 □ 嘱患者拆线换药(根据出院时间决定) □ 门诊复查 □ 如有不适,随时复诊
重点医嘱	长期医嘱		
	护理类医嘱	□ 泌尿外科术后护理常规 □ 一级或二级护理	□ 泌尿外科术后护理常规 □ 二级或三级护理
	处置类医嘱	□ 停心电监护 □ 测血压	□ 测血压
	膳食类医嘱	□ 流食 □ 半流食 □ 普食 □ 糖尿病饮食 □ 低盐、低脂饮食 □ 低盐、低脂、糖尿病饮食	□ 普食 □ 糖尿病饮食 □ 低盐、低脂饮食 □ 低盐、低脂、糖尿病饮食
	药物类医嘱	□ 抗生素:第一代头孢、第二代头孢或喹诺酮类 □ 术后止血:巴曲酶 □ 雾化吸入 □ 抑制胃酸、镇吐:奥美拉唑、托烷司琼等 □ 胃肠外营养:脂肪乳、氨基酸、葡萄糖、电解质、维生素等 □ 镇痛药物(必要时)	□ 抗生素(必要时)
	临时医嘱		
	检查检验	□ 复查血常规、血生化	□ 复查血常规、血生化(必要时)
	药物类医嘱	□ 镇痛药物(必要时) □ 控制血糖药物(必要时) □ 补液(必要时)	□ 镇痛药物(必要时) □ 控制血糖药物(必要时) □ 补液(必要时)
	手术医嘱		
	处置医嘱	□ 大换药 □ 拔除切口引流 □ 拔除导尿管	□ 大换药 □ 出院

主要护理工作	健康宣教	□ 压疮预防知识宣教 □ 跌倒预防知识宣教 □ 告知患者护理风险	□ 压疮预防知识宣教 □ 跌倒预防知识宣教 □ 出院宣教（康复训练方法、用药指导、换药时间及注意事项、复查时间等）
	护理处置	□ 按护理等级完成基础护理项目 □ 监测生命体征 □ 观察切口疼痛情况、检测镇痛泵运转情况 □ 观察静脉输液情况 □ 妥善固定各类管道 □ 观察切口敷料,有渗出时报告医师处理 □ 留取标本 □ 观察切口引流情况,记录引流量及性状 □ 术后心理与生活护理 □ 整理床单位	□ 按护理等级完成基础护理项目 □ 监测生命体征 □ 观察切口敷料,有渗出时报告医师处理 □ 术后心理与生活护理 □ 协助患者办理出院手续 □ 整理床单
	护理评估	□ 评估跌倒风险 □ 评估压疮风险	
	专科护理	□ 指导患者掌握床上翻身方法 □ 指导患者掌握床上排尿、排便（使用便器）方法 □ 指导患者进行自主排尿训练	□ 术后心理与生活护理
	饮食指导	□ 根据医嘱通知配餐员准备膳食 □ 协助进餐	□ 根据医嘱通知配餐员准备膳食
	活动体位	□ 指导患者掌握床上翻身方法 □ 根据护理等级指导活动	□ 根据护理等级指导活动
	洗浴要求	□ 协助患者晨、晚间护理 □ 告知患者切口保护方法	□ 协助患者晨、晚间护理 □ 告知患者切口保护方法
病情变异记录		□ 无　　□ 有,原因： □ 患者　□ 并发症　□ 医疗 □ 病情　□ 辅诊　□ 管理	□ 无　　□ 有,原因： □ 患者　□ 并发症　□ 医疗 □ 病情　□ 辅诊　□ 管理

护士签名	白班	小夜班	大夜班	白班	小夜班	大夜班

医师签名	

肾良性肿瘤行机器人辅助腹腔镜肾部分切除术临床路径

一、肾良性肿瘤行机器人辅助腹腔镜肾部分切除术路径标准住院流程

(一)适用对象

1. 第一诊断为肾良性肿瘤(ICD-10:D30.001)。

2. 拟行机器人辅助腹腔镜肾部分切除术(ICD-9-CM-3:55.4 02/55.4 08伴00.3504)的患者。

(二)诊断依据

根据《坎贝尔——沃尔什泌尿外科学》(郭应禄,周立群,主译.北京:北京大学医学出版社)。

1. 病史　体检发现肾占位或伴有腰部肿痛。

2. 体格检查　无明显阳性体征,或可触及肾区包块。

3. 辅助检查　超声、CT或MRI提示肾区实性占位,良性可能性大。

(三)选择治疗方案的依据

根据《坎贝尔——沃尔什泌尿外科学》(郭应禄,周立群,主译.北京:北京大学医学出版社)。

1. 无全身或局部的近期感染。

2. 无严重的合并症。

3. 术前生活质量及活动水平评估。

4. 适合机器人辅助腹腔镜肾部分切除术,尤其是位于肾偏腹侧及肾门附近的肿瘤。

(四)标准住院天数

8~11天。

(五)纳入路径标准

1. 第一诊断必须符合肾良性肿瘤(ICD-10:D30.001),拟行机器人辅助腹腔镜肾部分切除术(ICD-9-CM-3:55.4 02/55.4 08伴00.3504)。

2. 专科指征:超声、CT或MRI提示肾占位性病变,考虑良性。

3. 手术禁忌证:同时伴有高血压、糖尿病、心律失常等慢性病内科评估为手术禁忌证不适宜入径。

(六)术前准备(术前评估)1~3天

1. 术前评估

(1)检查检验评估:①完成必需的检查检验项目,血常规、尿常规、粪常规、血生化、凝血功

能、血型、术前血清八项、肝胆胰脾及泌尿系超声、胸部正位 X 线片、心电图、肾增强 CT 或 MRI 等。②根据患者情况可选择的检查检验项目：超声心动图、血气分析、肺功能、静脉肾盂造影、肾 CTA 等。③疾病发展预计的并发症评估。

（2）营养评估：根据《解放军总医院新住院患者营养风险筛查表（NRS－2002）》为新住院患者进行营养评估，评分≥3 分患者给予处置，必要时申请营养科医师会诊。

（3）心理评估：根据新住院患者情况申请心理科医师会诊评估。

（4）疼痛评估：根据《VAS 评分》实施疼痛评估，评分＞7 分患者给予处置，必要时请疼痛科医师会诊。

（5）康复评估：根据《住院患者康复筛查和评估表》在新住院患者住院后 24 小时内进行康复筛查和评估。任何一项结果为"是"，则申请康复科医师会诊。

2. 术前准备

（1）术前评估：术前 24 小时内完成病情评估、必要的检查，做出术前小结、术前讨论。

（2）术前谈话：术者应在术前 1 天与患者及其家属谈话，告知手术方案、相关风险、用血计划、术后转归、置入材料、手术费用和患者及其家属权益，并履行书面知情同意手续。告知高值耗材的使用及费用。

（3）通知手术室：准备手术间、手术药品、手术物品及特殊耗材。

（4）护士做心理护理、交代注意事项：防压疮、防跌倒、指导患者戒烟等，进行术前宣教。

（5）手术部位标识：术者、一助或经治医师在术前 1 天应对手术部位做体表标识，急诊手术由接诊医师或会诊外科医师标记，标记过程应有责任护士、患者及其家属共同参与，记入手术安排表。

（6）术前 1 天麻醉医师访视：制订麻醉计划、完成评估、确定麻醉方式，记入《麻醉术前访视记录》，告知患者及其家属麻醉适应证、麻醉目的、风险、可能出现的情况及其处理原则、替代方案等，签署《麻醉知情同意书》并归入病历。

（七）药品选择及使用时机

1. 抗生素　按照《抗菌药物临床应用指导原则》（卫医发〔2015〕）和卫生部办公厅《关于抗菌药物临床应用管理有关问题的通知》（卫办医政发〔2015〕）执行，围术期使用第一代头孢、第二代头孢菌素或喹诺酮类。

2. 止血药物　术后存在出血风险者。

3. 抑酸、镇吐药物　术后禁食期间应用。

4. 营养支持及调节水、电解质平衡药物　术后禁食期间使用。

5. 镇痛药物　术后疼痛时应用。

6. 增强免疫药物　免疫力低下患者应用。

7. 其他药物　伴随疾病的治疗药物等。

（八）手术日为住院第 4 天

1. 手术安全核对　患者入手术间后由手术医师、麻醉医师、巡回护士和患者本人共同核对患者身份、手术部位与标识、手术方式。手术医师、麻醉医师、巡回护士三方按《手术安全核对表》逐项核对，共同签名。

（1）手术方式：机器人辅助腹腔镜肾部分切除术。

（2）麻醉方式：全身麻醉。

（3）手术置入物：无。

（4）术中用药：麻醉用药。

（5）输血及血液制品：视术中出血情况补充红细胞或血浆。

（6）术中病理：常规，一般无须冷冻快速病理。

2. 经治医师或手术医师　应即刻完成术后首次病程记录，观察术后患者病情变化。

（九）术后住院恢复 4～7 天

1. 必需的复查项目：血常规、血生化。

2. 必要时查血气分析、腹部超声。

3. 术后处理

（1）抗生素：抗生素选择第一代头孢、第二代头孢或喹诺酮类。

（2）术后康复：术后 2～3 天拔除引流管及尿管，术后 3 天鼓励患者下床活动。

（3）术后镇痛：镇痛泵镇痛。

4. 术者在术后 24 小时内完成手术记录，特殊情况可由一助完成，术者签名确认并归入病历。

5. 上级医师在术后 3 天内至少查房 1 次，根据术中和术后情况修订术后治疗计划。

6. 麻醉医师术后 3 天内访视患者，如有特殊情况应详细记录，及时与手术医师或重症监护室医师沟通并迅速处理。

7. 术后护理

（1）按照护理等级进行日常护理，监测患者生命体征，观察引流管引流情况、切口敷料有无渗出。

（2）指导患者术后体位摆放及功能锻炼：半卧位休息，早日下床活动。

（3）指导患者正确使用腹带，掌握床上排便排尿（使用便器）的方法，进行自主排尿训练，防跌倒、防压疮护理等。

（十）出院标准

1. 生命体征平稳，无明显心肺、腹部不适。

2. 恢复正常饮食。

3. 切口愈合良好，引流管及尿管拔除，切口无感染征象（或可在门诊处理的切口情况）。

4. 常规化验指标无明显异常。

5. 无与本病相关的其他并发症或合并症。

（十一）变异及原因分析

1. 医疗原因导致的变异　如改变诊疗方案、转科治疗、操作失误、误诊等。

2. 患者原因导致的变异　如不同意治疗方案、个人原因要求出（转）院、院外服用手术禁忌药、月经期、对诊疗计划不满要求出路径、相关检查检验院外（门诊）已做等。

3. 并发症原因导致的变异　如感染、瘘、出血、血肿、愈合不良、梗阻等。

4. 病情原因导致的变异　如基础疾病复杂、病情恶化、病情平稳好转、抢救、会诊等。

5. 辅诊科室原因导致的变异　如检查、检验、手术、病理等检查（不及时、结果错报、操作部位/方式错误、标本不合格）、报告（不及时、结果错报、标本不合格）等原因延长住院天数、增加费用等。

6. 管理原因导致的变异　如系统暂不支持，系统瘫痪，需要修订流程、制度等。

二、肾良性肿瘤行机器人辅助腹腔镜肾部分切除术临床路径表单

适用对象	第一诊断为肾良性肿瘤(ICD-10:D30.001) 拟行机器人辅助腹腔镜肾部分切除术(ICD-9-CM-3:55.4 02/55.4 08 伴 00.3504)的患者	
患者基本信息	姓名:_____ 性别:____ 年龄:____ 门诊号:_____ 住院号:_____ 过敏史:_____ 住院日期:____年__月__日 出院日期:____年__月__日	住院天数:8～11 天

	时间	住院第 1—3 天(术前评估及准备)	住院第 4 天(手术日)
主要诊疗工作	制度落实	☐ 住院 2 小时内经治或值班医师完成接诊 ☐ 住院后 24 小时内主管医师完成检诊 ☐ 专科医师会诊(必要时) ☐ 经治医师查房(早、晚) ☐ 主诊医师查房 ☐ 完成术前准备 ☐ 组织术前讨论 ☐ 麻醉医师术前访视 ☐ 手术部位标识	☐ 三级医师查房 ☐ 手术安全核查 ☐ 麻醉医师术后访视
	病情评估	☐ 经治医师询问病史及体格检查 ☐ 完善术前常规检查及会诊 ☐ 心理评估 ☐ 营养评估 ☐ 疼痛评估 ☐ 康复评估	
	病历书写	☐ 住院 8 小时内完成首次病程记录 ☐ 住院 24 小时内完成住院记录 ☐ 住院 48 小时内完成主管医师查房记录 ☐ 完成主诊医师查房记录 ☐ 完成术前讨论、术前小结	☐ 术者或一助术后 24 小时内完成手术记录(术者签名) ☐ 术后即刻完成术后首次病程记录
	知情同意	☐ 病情告知 ☐ 患者或其家属入院记录签名 ☐ 术前谈话,告知患者及其家属病情和围术期注意事项并签署麻醉知情同意书、输血知情同意书、手术知情同意书、授权委托书、自费用品协议书(必要时)、军人目录外耗材审批单(必要时)等	☐ 告知患者及其家属手术过程概况及术后注意事项
	手术治疗	☐ 预约手术	☐ 告知患者及其家属手术过程概况及术后注意事项
	其他	☐ 及时通知上级医师检诊 ☐ 经治医师检查整理病历资料 ☐ 检查住院押金使用情况	☐ 麻醉诱导 ☐ 观察术中出血量、输液量、输血量等 ☐ 术后病情交接

重点医嘱	长期医嘱	护理类医嘱	□ 按泌尿外科护理常规 □ 二级或三级护理	□ 泌尿外科术后护理常规 □ 一级护理
		处置类医嘱		□ 持续心电、血压、呼吸、血氧饱和度监测 □ 留置导尿并计量 □ 留置切口引流并计量 □ 持续胃肠减压
		膳食类医嘱	□ 普食 □ 糖尿病饮食 □ 低盐、低脂饮食 □ 低盐、低脂、糖尿病饮食 □ 术前 1 天禁食、禁水（22：00 后）	□ 禁食、禁水
		药物类医嘱	□ 自带药（必要时）	□ 抗生素：第一代头孢、第二代头孢或喹诺酮类 □ 术后止血：巴曲酶 □ 雾化吸入 □ 抑制胃酸、镇吐：奥美拉唑、托烷司琼等 □ 胃肠外营养：脂肪乳、氨基酸、葡萄糖、电解质、维生素等 □ 镇痛药物（必要时）
	临时医嘱	检查检验	□ 血常规 □ 尿常规 □ 粪常规 □ 凝血四项 □ 血清术前八项 □ 血型 □ 血生化 □ 胸部正位 X 线片 □ 心电图 □ 泌尿系超声 □ 肝胆胰脾超声 □ CT 或 MRI □ 静脉肾盂造影（必要时） □ 肺功能（必要时） □ 血气分析（必要时） □ 超声心动图（必要时） □ 肾 CTA（必要时）	□ 血常规 □ 血生化
		药物类医嘱	□ 抗生素皮试 □ 肠道准备药物	□ 镇痛药物（必要时） □ 解热药物（>38℃时）
		手术医嘱	□ 常规准备明日在全身麻醉下行机器人辅助腹腔镜肾部分切除术	
		处置医嘱	□ 备皮（>30cm²） □ 备血 □ 静脉抽血 □ 术前留置胃管	□ 吸氧 □ 输血（视病情） □ 补液（视病情） □ 拔除导尿管（必要时） □ 拔除胃管（必要时）

（续　表）

主要护理工作	健康宣教	□ 住院宣教(住院环境、规章制度) □ 进行护理安全指导 □ 按护理等级进行护理、活动范围指导 □ 进行饮食指导 □ 进行关于疾病知识的宣教 □ 检查、检验项目的目的和意义 □ 术前宣教	□ 术后心理疏导 □ 告知患者护理风险 □ 进行压疮预防知识宣教 □ 指导术后康复训练 □ 指导术后注意事项
	护理处置	□ 患者身份核对 □ 佩戴腕带 □ 建立住院病历,通知医师 □ 住院介绍:介绍责任护士,病区环境、设施、规章制度、基础护理服务项目 □ 询问病史,填写护理记录单首页 □ 观察病情 □ 测量基本生命体征 □ 抽血、留取标本 □ 心理与生活护理 □ 根据评估结果采取相应护理措施 □ 通知检查项目及检查注意事项 □ 术前患者准备(术前沐浴、更衣、备皮) □ 检查术前物品准备 □ 指导患者准备术后所需用品、贵重物品交由其家属保管 □ 指导患者进行肠道准备并检查准备效果 □ 告知入手术室前取下活动义齿 □ 备血、皮试	□ 晨起测量生命体征并记录 □ 确认无上呼吸道感染症状,女患者确认无月经来潮 □ 与手术室护士交接病历、影像资料、术中带药等 □ 术前补液(必要时) □ 嘱患者入手术室前膀胱排空 □ 与手术室护士交接 □ 术后按一级护理要求完成基础护理项目 □ 术后心电监护、监测生命体征 □ 留取标本 □ 观察切口疼痛情况、检测镇痛泵运转情况 □ 观察静脉输液情况 □ 观察留置尿管引流情况 □ 妥善固定各类管道 □ 观察切口引流情况,记录引流量及性状 □ 观察切口敷料,有渗出时报告医师处理 □ 术后心理与生活护理
	护理评估	□ 一般评估:生命体征、神志、皮肤、药物过敏史等 □ 专科评估:生活自理能力 □ 风险评估:评估有无跌倒、坠床、压疮风险 □ 心理评估 □ 营养评估 □ 疼痛评估 □ 康复评估	□ 评估意识情况 □ 评估切口疼痛情况 □ 观察切口敷料有无渗出并报告医师 □ 风险评估:评估有无跌倒、坠床、压疮、导管滑脱、液体外渗的风险
	专科护理	□ 指导患者掌握床上翻身方法 □ 指导患者掌握床上排尿、排便(使用便器)方法	□ 与手术室护士共同评估皮肤、切口敷料、输液及引流情况 □ 指导患者掌握床上翻身方法 □ 指导患者掌握床上排尿、排便(使用便器)方法
	饮食指导	□ 根据医嘱通知配餐员准备膳食 □ 协助进餐 □ 术前1天通知患者22:00后禁食、禁水	□ 禁食、禁水,口干时协助湿润口唇 □ 排气后指导患者间断、少量饮用温开水

主要护理工作	活动体位	☐ 根据护理等级指导活动	☐ 根据手术及麻醉方式安置合适体位 ☐ 指导患者掌握床上翻身方法
	洗浴要求	☐ 协助患者洗澡、更换病号服 ☐ 协助患者晨、晚间护理 ☐ 备皮后协助患者清洁备皮部位，更换病号服	☐ 告知患者切口处切口保护方法
病情变异记录		☐ 无　　☐ 有，原因： ☐ 患者　☐ 并发症　☐ 医疗 ☐ 病情　☐ 辅诊　☐ 管理	☐ 无　　☐ 有，原因： ☐ 患者　☐ 并发症　☐ 医疗 ☐ 病情　☐ 辅诊　☐ 管理

护士签名	白班	小夜班	大夜班	白班	小夜班	大夜班

医师签名		

时间		住院第 5—7 天（术后 3 天）	住院第 8—11 天（恢复出院）
主要诊疗工作	制度落实	☐ 手术医师查房 ☐ 主诊医师查房 ☐ 上级医师查房（主管医师查房每天 1 次） ☐ 经治医师每天早、晚查房 ☐ 专科医师会诊（必要时）	☐ 上级医师查房（主管医师查房每天 1 次） ☐ 经治医师每天早、晚查房 ☐ 上级医师查房进行手术及切口评估，确定有无手术并发症和切口愈合不良情况，明确是否出院 ☐ 专科医师会诊（必要时）
	病情评估		☐ 上级医师进行治疗效果、预后和出院评估 ☐ 出院宣教
	病历书写	☐ 术后连续 3 天病程记录	☐ 病情稳定患者每 3 天 1 个病程记录 ☐ 出院前 1 天有上级医师指示出院的病程记录 ☐ 出院后 24 小时内完成出院记录 ☐ 出院后 24 小时内完成病案首页 ☐ 完成出院介绍信 ☐ 出具诊断证明书
	知情同意		☐ 告知患者及其家属出院后注意事项（指导出院后功能锻炼、复诊的时间及地点、发生紧急情况时处理等）
	手术治疗		
	其他	☐ 观察引流量及引流液性状 ☐ 观察切口情况，是否存在渗出、红肿等情况 ☐ 观察体温、血压等生命体征 ☐ 复查血常规、生化 ☐ 指导患者下床	☐ 观察切口情况，是否存在渗出、红肿等情况 ☐ 观察体温、血压等 ☐ 复查血常规、血生化（必要时） ☐ 追问病理结果 ☐ 通知出院 ☐ 出院带药 ☐ 嘱患者拆线换药（根据出院时间决定） ☐ 门诊复查 ☐ 如有不适，随时复诊

重点医嘱	**长期医嘱**	护理类医嘱	□ 泌尿外科术后护理常规 □ 一级或二级护理	□ 泌尿外科术后护理常规 □ 二级或三级护理
		处置类医嘱	□ 停心电监护 □ 测血压	□ 测血压
		膳食类医嘱	□ 流食 □ 半流食 □ 普食 □ 糖尿病饮食 □ 低盐、低脂饮食 □ 低盐、低脂、糖尿病饮食	□ 普食 □ 糖尿病饮食 □ 低盐、低脂饮食 □ 低盐、低脂、糖尿病饮食
		药物类医嘱	□ 抗生素:第一代头孢、第二代头孢或喹诺酮类 □ 术后止血:巴曲酶 □ 雾化吸入 □ 抑制胃酸、镇吐:奥美拉唑、托烷司琼等 □ 胃肠外营养:脂肪乳、氨基酸、葡萄糖、电解质、维生素等 □ 镇痛药物(必要时)	□ 抗生素(必要时)
	临时医嘱	检查检验	□ 复查血常规、血生化	□ 复查血常规、血生化(必要时)
		药物类医嘱	□ 镇痛药物(必要时) □ 控制血糖药物(必要时) □ 补液(必要时)	□ 镇痛药物(必要时) □ 控制血糖药物(必要时) □ 补液(必要时)
		手术医嘱		
		处置医嘱	□ 大换药 □ 拔除胃管 □ 拔除切口引流 □ 拔除导尿管	□ 大换药 □ 出院
主要护理工作	健康宣教		□ 压疮预防知识宣教 □ 跌倒预防知识宣教 □ 告知患者护理风险	□ 压疮预防知识宣教 □ 跌倒预防知识宣教 □ 出院宣教(康复训练方法、用药指导、换药时间及注意事项、复查时间等)
	护理处置		□ 按护理等级完成基础护理项目 □ 监测生命体征 □ 观察切口疼痛情况、检测镇痛泵运转情况 □ 观察静脉输液情况 □ 妥善固定各类管道 □ 观察切口敷料,有渗出时报告医师处理 □ 留取标本 □ 观察切口引流情况,记录引流量及性状 □ 术后心理与生活护理 □ 整理床单	□ 按护理等级完成基础护理项目 □ 监测生命体征 □ 观察切口敷料,有渗出时报告医师处理 □ 术后心理与生活护理 □ 协助患者办理出院手续 □ 整理床单

（续　表）

主要护理工作	护理评估	□ 评估跌倒风险 □ 评估压疮风险	
	专科护理	□ 指导患者掌握床上翻身方法 □ 指导患者掌握床上排尿、排便（使用便器）方法 □ 指导患者进行自主排尿训练	□ 术后心理与生活护理
	饮食指导	□ 根据医嘱通知配餐员准备膳食 □ 协助进餐	□ 根据医嘱通知配餐员准备膳食
	活动体位	□ 指导患者掌握床上翻身方法 □ 根据护理等级指导活动	□ 根据护理等级指导活动
	洗浴要求	□ 协助患者晨、晚间护理 □ 告知患者切口保护方法	□ 协助患者晨、晚间护理 □ 告知患者切口保护方法

病情变异记录	□ 无　　□ 有,原因： □ 患者　□ 并发症　□ 医疗 □ 病情　□ 辅诊　□ 管理	□ 无　　□ 有,原因： □ 患者　□ 并发症　□ 医疗 □ 病情　□ 辅诊　□ 管理

护士签名	白班	小夜班	大夜班	白班	小夜班	大夜班

医师签名		

肾良性肿瘤行经腹腹腔镜肾部分切除术临床路径

一、肾良性肿瘤行经腹腹腔镜肾部分切除术路径标准住院流程

(一)适用对象

1. 第一诊断为肾良性肿瘤(ICD-10:D30.001)。

2. 拟行经腹腹腔镜肾部分切除术(ICD-9-CM-3:55.4 02/55.4 08)的患者。

(二)诊断依据

根据《坎贝尔——沃尔什泌尿外科学》(郭应禄,周立群,主译.北京:北京大学医学出版社)。

1. 病史　体格检查发现肾占位或伴有腰部肿痛。

2. 体格检查　无明显阳性体征,或可触及肾区包块。

3. 辅助检查　超声、CT 或 MRI 提示肾区实性占位,良性可能性大。

(三)选择治疗方案的依据

根据《坎贝尔——沃尔什泌尿外科学》(郭应禄,周立群,主译.北京:北京大学医学出版社)。

1. 无全身或局部的近期感染。

2. 无严重的合并症。

3. 术前生活质量及活动水平评估。

4. 适合经腹腹腔镜肾部分切除术。

(四)标准住院天数

8~11 天。

(五)纳入路径标准

1. 第一诊断必须符合肾良性肿瘤(ICD-10:D30.001),拟行经腹腹腔镜肾部分切除术(ICD-9-CM-3:55.4 02/55.4 08)。

2. 专科指征:超声、CT 或 MRI 提示肾占位性病变,考虑良性。

3. 手术禁忌证:同时伴有高血压、糖尿病、心律失常等慢性病内科评估为手术禁忌证不适宜入径。

(六)术前准备(术前评估)1~3 天

1. 术前评估

(1)检查检验评估:①完成必需的检查检验项目,血常规、尿常规、粪常规、血生化、凝血功能、血型、术前血清八项、肝胆胰脾及泌尿系超声、胸部正位 X 线片、心电图、肾增强 CT 或 MRI 等。②根据患者情况可选择的检查检验项目,超声心动图、血气分析、肺功能、静脉肾盂

造影、肾CTA等。③疾病发展预计的并发症评估。

(2)营养评估:根据《解放军总医院新住院患者营养风险筛查表(NRS—2002)》为新住院患者进行营养评估,评分≥3分患者给予处置,必要时申请营养科医师会诊。

(3)心理评估:根据新住院患者情况申请心理科医师会诊评估。

(4)疼痛评估:根据《VAS评分》实施疼痛评估,评分>7分患者给予处置,必要时请疼痛科医师会诊。

(5)康复评估:根据《住院患者康复筛查和评估表》在新住院患者住院后24小时内进行康复筛查和评估。任何一项结果为"是",则申请康复科医师会诊。

2. 术前准备

(1)术前评估:术前24小时内完成病情评估、必要的检查,做出术前小结、术前讨论。

(2)术前谈话:术者应在术前1天与患者及其家属谈话,告知手术方案、相关风险、用血计划、术后转归、置入材料、手术费用和患者及其家属权益,履行书面知情同意手续。告知高值耗材的使用及费用。

(3)通知手术室:准备手术间、手术药品、手术物品及特殊耗材。

(4)护士做心理护理、交代注意事项:防压疮、防跌倒、指导患者戒烟等,进行术前宣教。

(5)手术部位标识:术者、一助或经治医师在术前1天应对手术部位做体表标识,急诊手术由接诊医师或会诊外科医师标记,标记过程应有责任护士、患者及其家属共同参与,记入手术安排表。

(6)术前1天麻醉医师访视:制订麻醉计划、完成评估、确定麻醉方式,记入《麻醉术前访视记录》,告知患者及其家属麻醉适应证、麻醉目的、风险、可能出现的情况及其处理原则、替代方案等,签署《麻醉知情同意书》并归入病历。

(七)药品选择及使用时机

1. 抗生素　按照《抗菌药物临床应用指导原则》(卫医发〔2015〕)和卫生部办公厅《关于抗菌药物临床应用管理有关问题的通知》(卫办医政发〔2015〕)执行,围术期使用第一代头孢、第二代头孢菌素或喹诺酮类。

2. 止血药物　术后存在出血风险者。

3. 抑酸、镇吐药物　术后禁食期间应用。

4. 营养支持及调节水、电解质平衡药物　术后禁食期间使用。

5. 镇痛药物　术后疼痛时应用。

6. 增强免疫药物　免疫力低下患者应用。

7. 其他药物　伴随疾病的治疗药物等。

(八)手术日为住院第4天

1. 手术安全核对　患者入手术间后由手术医师、麻醉医师、巡回护士和患者本人共同核对患者身份、手术部位与标识、手术方式。手术医师、麻醉医师、巡回护士三方按《手术安全核对表》逐项核对,共同签名。

(1)手术方式:经腹腹腔镜肾部分切除术。

(2)麻醉方式:全身麻醉。

(3)手术置入物:无。

(4)术中用药:麻醉用药。

(5)输血及血液制品:视术中出血情况补充红细胞或血浆。

(6)术中病理:常规,一般无须冷冻快速病理。

2. 经治医师或手术医师　应即刻完成术后首次病程记录,观察术后患者病情变化。

(九)术后住院恢复4～7天

1. 必需的复查项目:血常规、血生化。

2. 必要时查血气分析、腹部超声。

3. 术后处理

(1)抗生素:抗生素选择第一代头孢、第二代头孢或喹诺酮类。

(2)术后康复:术后2～3天拔除引流管及尿管,术后3天鼓励患者下床活动。

(3)术后镇痛:镇痛泵镇痛。

4. 术者在术后24小时内完成手术记录,特殊情况可由一助完成,术者签名确认并归入病历。

5. 上级医师在术后3天内至少查房1次,根据术中和术后情况修订术后治疗计划。

6. 麻醉医师术后3天内访视患者,如有特殊情况应详细记录,及时与手术医师或重症监护室医师沟通并迅速处理。

7. 术后护理

(1)按照护理等级进行日常护理,监测患者生命体征,观察引流管引流情况、切口敷料有无渗出。

(2)指导患者术后体位摆放及功能锻炼:半卧位休息,早日下床活动。

(3)指导患者正确使用腹带,掌握床上排便排尿(使用便器)的方法,进行自主排尿训练,防跌倒、防压疮护理等。

(十)出院标准

1. 生命体征平稳,无明显心肺、腹部不适。

2. 恢复正常饮食。

3. 切口愈合良好,引流管及尿管拔除,切口无感染征象(或可在门诊处理的切口情况)。

4. 常规检验指标无明显异常。

5. 无与本病相关的其他并发症或合并症。

(十一)变异及原因分析

1. 医疗原因导致的变异　如改变诊疗方案、转科治疗、操作失误、误诊等。

2. 患者原因导致的变异　如不同意治疗方案、个人原因要求出(转)院、院外服用手术禁忌药、月经期、对诊疗计划不满要求出路径、相关检查检验院外(门诊)已做等。

3. 并发症原因导致的变异　如感染、瘘、出血、血肿、愈合不良、梗阻等。

4. 病情原因导致的变异　如基础疾病复杂、病情恶化、病情平稳好转、抢救、会诊等。

5. 辅诊科室原因导致的变异　如检查、检验、手术、病理等检查(不及时、结果错报、操作部位/方式错误、标本不合格)、报告(不及时、结果错报、标本不合格)等原因延长住院天数、增加费用等。

6. 管理原因导致的变异　如系统暂不支持,系统瘫痪,需要修订流程、制度等。

二、肾良性肿瘤行经腹腹腔镜肾部分切除术
临床路径医护表单(医师版)

适用对象	第一诊断为肾良性肿瘤(ICD-10:D30.001) 拟行经腹腹腔镜肾部分切除术(ICD-9-CM-3:55.4 02/55.4 08)的患者	
患者基本信息	姓名:_____ 性别:____ 年龄:____ 门诊号:_____ 住院号:_____ 过敏史:_____ 住院日期:____年__月__日 出院日期:____年__月__日	住院天数:8~11 天

	时间	住院第1—3天(术前评估及准备)	住院第4天(手术日)
主要诊疗工作	制度落实	□ 住院2小时内经治或值班医师完成接诊 □ 住院后24小时内主管医师完成检诊 □ 专科医师会诊(必要时) □ 经治医师查房(早、晚) □ 主诊医师查房 □ 完成术前准备 □ 组织术前讨论 □ 麻醉医师术前访视 □ 手术部位标识	□ 三级医师查房 □ 手术安全核查 □ 麻醉医师术后访视
	病情评估	□ 经治医师询问病史及体格检查 □ 完善术前常规检查及会诊 □ 心理评估 □ 营养评估 □ 疼痛评估 □ 康复评估	
	病历书写	□ 住院8小时内完成首次病程记录 □ 住院24小时内完成住院记录 □ 住院48小时内完成主管医师查房记录 □ 完成主诊医师查房记录 □ 完成术前讨论、术前小结	□ 术者或一助术后24小时内完成手术记录(术者签名) □ 术后即刻完成术后首次病程记录
	知情同意	□ 病情告知 □ 患者或其家属入院记录签名 □ 术前谈话,告知患者及其家属病情和围术期注意事项并签署麻醉知情同意书、输血知情同意书、手术知情同意书、授权委托书、自费用品协议书(必要时)、军人目录外耗材审批单(必要时)等	□ 告知患者及其家属手术过程概况及术后注意事项
	手术治疗	□ 预约手术	□ 告知患者及其家属手术过程概况及术后注意事项
	其他	□ 及时通知上级医师检诊 □ 经治医师检查整理病历资料 □ 检查住院押金使用情况	□ 麻醉诱导 □ 观察术中出血量、输液量、输血量等 □ 术后病情交接

重点医嘱	长期医嘱	护理类医嘱	□ 按泌尿外科护理常规 □ 二级或三级护理	□ 泌尿外科术后护理常规 □ 一级护理
		处置类医嘱		□ 持续心电、血压、呼吸、血氧饱和度监测 □ 留置导尿并计量 □ 留置切口引流并计量 □ 持续胃肠减压
		膳食类医嘱	□ 普食 □ 糖尿病饮食 □ 低盐、低脂饮食 □ 低盐、低脂、糖尿病饮食 □ 术前 1 天禁食、禁水（22:00 后）	□ 禁食、禁水
		药物类医嘱	□ 自带药（必要时）	□ 抗生素:第一代头孢、第二代头孢或喹诺酮类 □ 术后止血:巴曲酶 □ 雾化吸入 □ 抑制胃酸、镇吐:奥美拉唑、托烷司琼等 □ 胃肠外营养:脂肪乳、氨基酸、葡萄糖、电解质、维生素等 □ 镇痛药物（必要时）
	临时医嘱	检查检验	□ 血常规 □ 尿常规 □ 粪常规 □ 凝血四项 □ 血清术前八项 □ 血型 □ 血生化 □ 胸部正位 X 线片 □ 心电图 □ 泌尿系超声 □ 肝胆胰脾超声 □ CT 或 MRI □ 静脉肾盂造影（必要时） □ 肺功能（必要时） □ 血气分析（必要时） □ 超声心动图（必要时） □ 肾 CTA（必要时）	□ 血常规 □ 血生化
		药物类医嘱	□ 抗生素皮试 □ 肠道准备药物	□ 镇痛药物（必要时） □ 解热药物（>38℃时）
		手术医嘱	□ 常规准备明日在全身麻醉下行经腹腹腔镜肾部分切除术	
		处置医嘱	□ 备皮（>30cm²） □ 备血 □ 静脉抽血 □ 术前留置胃管	□ 吸氧 □ 输血（视病情） □ 补液（视病情） □ 拔除导尿管（必要时） □ 拔除胃管（必要时）

（续　表）

主要护理工作	健康宣教	☐ 住院宣教（住院环境、规章制度） ☐ 进行护理安全指导 ☐ 进行等级护理、活动范围指导 ☐ 进行饮食指导 ☐ 进行关于疾病知识的宣教 ☐ 检查、检验项目的目的和意义 ☐ 术前宣教	☐ 术后心理疏导 ☐ 告知患者护理风险 ☐ 进行压疮预防知识宣教 ☐ 指导术后康复训练 ☐ 指导术后注意事项
	护理处置	☐ 患者身份核对 ☐ 佩戴腕带 ☐ 建立住院病历，通知医师 ☐ 住院介绍：介绍责任护士，病区环境、设施、规章制度、基础护理服务项目 ☐ 询问病史，填写护理记录单首页 ☐ 观察病情 ☐ 测量基本生命体征 ☐ 抽血、留取标本 ☐ 心理与生活护理 ☐ 根据评估结果采取相应护理措施 ☐ 通知检查项目及检查注意事项 ☐ 术前患者准备（术前沐浴、更衣、备皮） ☐ 检查术前物品准备 ☐ 指导患者准备术后所需用品、贵重物品交由其家属保管 ☐ 指导患者进行肠道准备并检查准备效果 ☐ 告知入手术室前取下活动义齿 ☐ 备血、皮试	☐ 晨起测量生命体征并记录 ☐ 确认无上呼吸道感染症状，女患者确认无月经来潮 ☐ 与手术室护士交接病历、影像资料、术中带药等 ☐ 术前补液（必要时） ☐ 嘱患者入手术室前膀胱排空 ☐ 与手术室护士交接 ☐ 术后按一级护理要求完成基础护理项目 ☐ 术后心电监护、监测生命体征 ☐ 留取标本 ☐ 观察切口疼痛情况、检测镇痛泵运转情况 ☐ 观察静脉输液情况 ☐ 观察留置尿管引流情况 ☐ 妥善固定各类管道 ☐ 观察切口引流情况，记录引流量及性状 ☐ 观察切口敷料，有渗出时报告医师处理 ☐ 术后心理与生活护理
	护理评估	☐ 一般评估：生命体征、神志、皮肤、药物过敏史等 ☐ 专科评估：生活自理能力 ☐ 风险评估：评估有无跌倒、坠床、压疮风险 ☐ 心理评估 ☐ 营养评估 ☐ 疼痛评估 ☐ 康复评估	☐ 评估意识情况 ☐ 评估切口疼痛情况 ☐ 观察切口敷料有无渗出并报告医师 ☐ 风险评估：评估有无跌倒、坠床、压疮、导管滑脱、液体外渗的风险
	专科护理	☐ 指导患者掌握床上翻身方法 ☐ 指导患者掌握床上排尿、排便（使用便器）方法	☐ 与手术室护士共同评估皮肤、切口敷料、输液及引流情况 ☐ 指导患者掌握床上翻身方法 ☐ 指导患者掌握床上排尿、排便（使用便器）方法
	饮食指导	☐ 根据医嘱通知配餐员准备膳食 ☐ 协助进餐 ☐ 术前1天通知患者22:00后禁食、禁水	☐ 禁食、禁水，口干时协助湿润口唇 ☐ 排气后指导患者间断、少量饮用温开水

（续　表）

主要护理工作	活动体位	□ 根据护理等级指导活动	□ 根据手术及麻醉方式安置合适体位 □ 指导患者掌握床上翻身方法
	洗浴要求	□ 协助患者洗澡、更换病号服 □ 协助患者晨、晚间护理 □ 备皮后协助患者清洁备皮部位,更换病号服	□ 告知患者切口处切口保护方法
病情变异记录		□ 无　　□ 有,原因: □ 患者　□ 并发症　□ 医疗 □ 病情　□ 辅诊　　□ 管理	□ 无　　□ 有,原因: □ 患者　□ 并发症　□ 医疗 □ 病情　□ 辅诊　　□ 管理

护士签名	白班	小夜班	大夜班	白班	小夜班	大夜班

医师签名		

	时间	住院第 5—7 天(术后 3 天)	住院第 8—11 天(恢复出院)
主要诊疗工作	制度落实	□ 手术医师查房 □ 主诊医师查房 □ 上级医师查房(主管医师查房每天 1 次) □ 经治医师每天早、晚查房 □ 专科医师会诊(必要时)	□ 上级医师查房(主管医师查房每天 1 次) □ 经治医师每天早、晚查房 □ 上级医师查房进行手术及切口评估,确定有无手术并发症和切口愈合不良情况,明确是否出院 □ 专科医师会诊(必要时)
	病情评估		□ 上级医师进行治疗效果、预后和出院评估 □ 出院宣教
	病历书写	□ 术后连续 3 天病程记录	□ 病情稳定患者每 3 天 1 个病程记录 □ 出院前 1 天有上级医师指示出院的病程记录 □ 出院后 24 小时内完成出院记录 □ 出院后 24 小时内完成病案首页 □ 完成出院介绍信 □ 出具诊断证明书
	知情同意		□ 告知患者及其家属出院后注意事项(指导出院后功能锻炼、复诊的时间及地点、发生紧急情况时处理等)
	手术治疗		
	其他	□ 观察引流量及引流液性状 □ 观察切口情况,是否存在渗出、红肿等情况 □ 观察体温、血压等生命体征 □ 复查血常规、生化 □ 指导患者下床	□ 观察切口情况,是否存在渗出、红肿等情况 □ 观察体温、血压等 □ 复查血常规、血生化(必要时) □ 追问病理结果 □ 通知出院 □ 出院带药 □ 嘱患者拆线换药(根据出院时间决定) □ 门诊复查 □ 如有不适,随时复诊

（续　表）

重点医嘱	长期医嘱	护理类医嘱	□ 泌尿外科术后护理常规 □ 一级或二级护理	□ 泌尿外科术后护理常规 □ 二级或三级护理
		处置类医嘱	□ 停心电监护 □ 测血压	□ 测血压
		膳食类医嘱	□ 流食 □ 半流食 □ 普食 □ 糖尿病饮食 □ 低盐、低脂饮食 □ 低盐、低脂、糖尿病饮食	□ 普食 □ 糖尿病饮食 □ 低盐、低脂饮食 □ 低盐、低脂、糖尿病饮食
		药物类医嘱	□ 抗生素：第一代头孢、第二代头孢或喹诺酮类 □ 术后止血：巴曲酶 □ 雾化吸入 □ 抑制胃酸、镇吐：奥美拉唑、托烷司琼等 □ 胃肠外营养：脂肪乳、氨基酸、葡萄糖、电解质、维生素等 □ 镇痛药物（必要时）	□ 抗生素（必要时）
	临时医嘱	检查检验	□ 复查血常规、血生化	□ 复查血常规、血生化（必要时）
		药物类医嘱	□ 镇痛药物（必要时） □ 控制血糖药物（必要时） □ 补液（必要时）	□ 镇痛药物（必要时） □ 控制血糖药物（必要时） □ 补液（必要时）
		手术医嘱		
		处置医嘱	□ 大换药 □ 拔除胃管 □ 拔除切口引流 □ 拔除导尿管	□ 大换药 □ 出院
主要护理工作		健康宣教	□ 压疮预防知识宣教 □ 跌倒预防知识宣教 □ 告知患者护理风险	□ 压疮预防知识宣教 □ 跌倒预防知识宣教 □ 出院宣教（康复训练方法、用药指导、换药时间及注意事项、复查时间等）
		护理处置	□ 按护理等级完成基础护理项目 □ 监测生命体征 □ 观察切口疼痛情况、检测镇痛泵运转情况 □ 观察静脉输液情况 □ 妥善固定各类管道 □ 观察切口敷料，有渗出时报告医师处理 □ 留取标本 □ 观察切口引流情况，记录引流量及性状 □ 术后心理护理与生活护理 □ 整理床单位	□ 按护理等级完成基础护理项目 □ 监测生命体征 □ 观察切口敷料，有渗出时报告医师处理 □ 术后心理与生活护理 □ 协助患者办理出院手续 □ 整理床单位

(续　表)

主要护理工作	护理评估	□ 评估跌倒风险 □ 评估压疮风险	
	专科护理	□ 指导患者掌握床上翻身方法 □ 指导患者掌握床上排尿、排便（使用便器）方法 □ 指导患者进行自主排尿训练	□ 术后心理与生活护理
	饮食指导	□ 根据医嘱通知配餐员准备膳食 □ 协助进餐	□ 根据医嘱通知配餐员准备膳食
	活动体位	□ 指导患者掌握床上翻身方法 □ 根据护理等级指导活动	□ 根据护理等级指导活动
	洗浴要求	□ 协助患者晨、晚间护理 □ 告知患者切口保护方法	□ 协助患者晨、晚间护理 □ 告知患者切口保护方法
病情变异记录		□ 无　　□ 有,原因: □ 患者　□ 并发症　□ 医疗 □ 病情　□ 辅诊　□ 管理	□ 无　　□ 有,原因: □ 患者　□ 并发症　□ 医疗 □ 病情　□ 辅诊　□ 管理

护士签名	白班	小夜班	大夜班	白班	小夜班	大夜班

医师签名		

肾结核行后腹腔镜结核肾切除术临床路径

一、肾结核行后腹腔镜结核肾切除术路径标准住院流程

(一)适用对象

1. 第一诊断为肾结核(ICD-10:A18.104†N29.101*)。

2. 拟行后腹腔镜结核肾切除术(ICD-9-CM-3:55.3401/55.5104)的患者。

3. 适应证:①广泛破坏、功能丧失的肾结核;②肾结核伴肾盂输尿管梗阻继发感染。③肾结核合并大出血;④肾结核合并难以控制的高血压;⑤钙化的无功能肾结核。⑥双侧肾结核一侧广泛破坏,对侧病变较轻时,可将病重侧肾切除。

(二)诊断依据

根据《中国泌尿外科疾病诊断治疗指南》(中华医学会泌尿外科学分会编著,人民卫生出版社,2014年)。

1. 病史　了解早期结核感染史、了解原发感染与泌尿生殖系统继发感染之间的潜伏期。

2. 体格检查　腰部叩痛。

3. 辅助检查　超声、KUB+IVP、肾图、CT检查。

(三)选择治疗方案的依据

根据《中国泌尿外科疾病诊断治疗指南》(中华医学会泌尿外科学分会编著,人民卫生出版社,2014年)。

1. 无全身或局部的近期感染。

2. 无严重的合并症。

3. 术前生活质量及活动水平评估。

4. 适合后腹腔镜结核肾切除术。

(四)标准住院天数

8～9天。

(五)纳入路径标准

1. 第一诊断必须符合肾结核(ICD-10:A18.104†N29.101*),拟行后腹腔镜结核肾切除术(ICD-9-CM-3:55.3401/55.5104)。

2. 专科指征:超声、CT或MRI提示肾结核。

3. 手术禁忌证:同时伴有高血压、糖尿病、心律失常等慢性病内科评估为手术禁忌证不适宜入径。

(六)术前准备(术前评估)1～3天

1. 术前评估

（1）检查检验评估：①完成必需的检查检验项目,血常规、尿常规、粪常规、血生化、凝血功能、血型、术前血清八项、尿涂片查抗酸杆菌、PPD 试验、肝胆胰脾及泌尿系超声、胸部正位 X 线片、心电图、肾增强 CT 或 MRI、肾图等。②根据患者情况可选择的检查检验项目,超声心动图、血气分析、肺功能、静脉肾盂造影等。③疾病发展预计的并发症评估。

（2）营养评估：根据《解放军总医院新住院患者营养风险筛查表（NRS－2002）》为新住院患者进行营养评估,评分≥3 分患者给予处置,必要时申请营养科医师会诊。

（3）心理评估：根据新住院患者情况申请心理科医师会诊评估。

（4）疼痛评估：根据《VAS 评分》实施疼痛评估,评分＞7 分患者给予处置,必要时请疼痛科医师会诊。

（5）康复评估：根据《住院患者康复筛查和评估表》在新住院患者住院后 24 小时内进行康复筛查和评估。任何一项结果为"是",则申请康复科医师会诊。

2. 术前准备

（1）术前评估：术前 24 小时内完成病情评估、必要的检查,做出术前小结、术前讨论。

（2）术前谈话：术者应在术前 1 天与患者及其家属谈话,告知手术方案、相关风险、用血计划、术后转归、置入材料、手术费用和患者及其家属权益,履行书面知情同意手续。告知高值耗材的使用及费用。

（3）通知手术室：准备手术间、手术药品、手术物品及特殊耗材。

（4）护士做心理护理、交代注意事项：防压疮、防跌倒、指导患者戒烟等,进行术前宣教。

（5）手术部位标识：术者、一助或经治医师在术前 1 天应对手术部位做体表标识,急诊手术由接诊医师或会诊外科医师标记,标记过程应有责任护士、患者及其家属共同参与,记入手术安排表。

（6）术前 1 天麻醉医师访视：制订麻醉计划、完成评估、确定麻醉方式,记入《麻醉术前访视记录》,告知患者及其家属麻醉适应证、麻醉目的、风险、可能出现的情况及其处理原则、替代方案等,签署《麻醉知情同意书》并归入病历。

（七）药品选择及使用时机

1. 抗生素　按照《抗菌药物临床应用指导原则》（卫医发〔2015〕）和卫生部办公厅《关于抗菌药物临床应用管理有关问题的通知》（卫办医政发〔2015〕）执行,围术期使用抗结核药物、喹诺酮类。

2. 止血药物　术后存在出血风险者。

3. 抑酸、镇吐药物　术后禁食期间应用。

4. 营养支持及调节水、电解质平衡药物　术后禁食期间使用。

5. 镇痛药物　术后疼痛时应用。

6. 增强免疫药物　免疫力低下患者应用。

7. 其他药物　伴随疾病的治疗药物等。

（八）手术日为住院第 4 天

1. 手术安全核对　患者入手术间后由手术医师、麻醉医师、巡回护士和患者本人共同核对患者身份、手术部位与标识、手术方式。手术医师、麻醉医师、巡回护士三方按《手术安全核对表》逐项核对,共同签名。

（1）手术方式：后腹腔镜结核肾切除术。

（2）麻醉方式：全身麻醉。

（3）手术置入物：无。

（4）术中用药：麻醉用药。

（5）输血及血液制品：视术中出血情况补充红细胞或血浆。

（6）术中病理：常规，一般无须冷冻快速病理。

2. 经治医师或手术医师　应即刻完成术后首次病程记录，观察术后患者病情变化。

（九）术后住院恢复 2～5 天

1. 必需的复查项目：血常规、血生化。

2. 必要时查血气分析、腹部超声。

3. 术后处理

（1）抗生素：抗生素选择抗结核药物或喹诺酮类。

（2）术后康复：术后 2～3 天拔除引流管及尿管，术后 2 天鼓励患者下床活动。

（3）术后镇痛：镇痛泵镇痛。

4. 术者在术后 24 小时内完成手术记录，特殊情况可由一助完成，术者签名确认并归入病历。

5. 上级医师在术后 3 天内至少查房 1 次，根据术中和术后情况修订术后治疗计划。

6. 麻醉医师术后 3 天内访视患者，如有特殊情况应详细记录，及时与手术医师或重症监护室医师沟通并迅速处理。

7. 术后护理

（1）按照护理等级进行日常护理，监测患者生命体征，观察引流管引流情况、切口敷料有无渗出。

（2）指导患者术后体位摆放及功能锻炼：半卧位休息，早日下床活动。

（3）指导患者正确使用腹带，掌握床上排便排尿（使用便器）的方法，进行自主排尿训练，防跌倒、防压疮护理等。

（十）出院标准

1. 生命体征平稳，无明显心肺、腹部不适。

2. 恢复正常饮食。

3. 切口愈合良好，引流管及尿管拔除，切口无感染征象（或可在门诊处理的切口情况）。

4. 常规化验指标无明显异常。

5. 无与本病相关的其他并发症或合并症。

（十一）变异及原因分析

1. 医疗原因导致的变异　如改变诊疗方案、转科治疗、操作失误、误诊等。

2. 患者原因导致的变异　如不同意治疗方案、个人原因要求出（转）院、院外服用手术禁忌药、月经期、对诊疗计划不满要求出路径、相关检查检验院外（门诊）已做等。

3. 并发症原因导致的变异　如感染、瘘、出血、血肿、愈合不良、梗阻等。

4. 病情原因导致的变异　如基础疾病复杂、病情恶化、病情平稳好转、抢救、会诊等。

5. 辅诊科室原因导致的变异　如检查、检验、手术、病理等检查（不及时、结果错报、操作部位/方式错误、标本不合格）、报告（不及时、结果错报、标本不合格）等原因延长住院天数、增加费用等。

6. 管理原因导致的变异　如系统暂不支持,系统瘫痪,需要修订流程、制度等。

二、肾结核行后腹腔镜结核肾切除术临床路径表单

适用对象	第一诊断为肾结核(ICD-10:A18.104†N29.101＊) 拟行后腹腔镜结核肾切除术(ICD-9-CM-3:55.3401/55.5104)的患者	
患者基本信息	姓名:_____　性别:____　年龄:____ 门诊号:_____　住院号:_____　过敏史:_____ 住院日期:____年__月__日　出院日期:____年__月__日	住院天数:8～9 天

	时间	住院第 1—3 天(术前评估及准备)	住院第 4 天(手术日)
主要诊疗工作	制度落实	□ 住院 2 小时内经治或值班医师完成接诊 □ 住院后 24 小时内主管医师完成检诊 □ 专科医师会诊(必要时) □ 经治医师查房(早、晚) □ 主诊医师查房 □ 完成术前准备 □ 组织术前讨论 □ 麻醉医师术前访视 □ 手术部位标识	□ 三级医师查房 □ 手术安全核查 □ 麻醉医师术后访视
	病情评估	□ 经治医师询问病史及体格检查 □ 完善术前常规检查及会诊 □ 心理评估 □ 营养评估 □ 疼痛评估 □ 康复评估	
	病历书写	□ 住院 8 小时内完成首次病程记录 □ 住院 24 小时内完成住院记录 □ 住院 48 小时内完成主管医师查房记录 □ 完成主诊医师查房记录 □ 完成术前讨论、术前小结	□ 术者或一助术后 24 小时内完成手术记录(术者签名) □ 术后即刻完成术后首次病程记录
	知情同意	□ 病情告知 □ 患者或其家属入院记录签名 □ 术前谈话,告知患者及其家属病情和围术期注意事项并签署麻醉知情同意书、输血知情同意书、手术知情同意书、授权委托书、自费用品协议书(必要时)、军人目录外耗材审批单(必要时)等	□ 告知患者及其家属手术过程概况及术后注意事项
	手术治疗	□ 预约手术	□ 告知患者及其家属手术过程概况及术后注意事项
	其他	□ 及时通知上级医师检诊 □ 经治医师检查整理病历资料 □ 检查住院押金使用情况	□ 麻醉诱导 □ 观察术中出血量、输液量、输血量等 □ 术后病情交接

重点医嘱	长期医嘱	护理类医嘱	□ 按泌尿外科护理常规 □ 二级或三级护理	□ 泌尿外科术后护理常规 □ 一级护理
		处置类医嘱		□ 持续心电、血压、呼吸、血氧饱和度监测 □ 留置导尿并计量 □ 留置切口引流并计量
		膳食类医嘱	□ 普食 □ 糖尿病饮食 □ 低盐、低脂饮食 □ 低盐、低脂、糖尿病饮食 □ 术前 1 天禁食、禁水（22：00 后）	□ 禁食、禁水
		药物类医嘱	□ 自带药（必要时）	□ 抗生素：抗结核药物或喹诺酮类抗生素 □ 术后止血：巴曲酶 □ 雾化吸入 □ 抑制胃酸、镇吐：奥美拉唑、托烷司琼等 □ 胃肠外营养：脂肪乳、氨基酸、葡萄糖、电解质、维生素等 □ 镇痛药物（必要时）
	临时医嘱	检查检验	□ 血常规 □ 尿常规 □ 粪常规 □ 凝血四项 □ 血清术前八项 □ 血型 □ 血生化 □ 尿涂片查抗酸杆菌 □ PPD 试验 □ 胸部正位 X 线片 □ 心电图 □ 泌尿系超声 □ 肝胆胰脾超声 □ CT 或 MRI □ 肾图 □ 静脉肾盂造影（必要时） □ 肺功能（必要时） □ 血气分析（必要时） □ 超声心动图（必要时）	□ 血常规 □ 血生化
		药物类医嘱	□ 抗生素皮试 □ 肠道准备药物	□ 镇痛药物（必要时） □ 解热药物（>38℃时）
		手术医嘱	□ 常规准备明日在全身麻醉下行后腹腔镜结核肾切除术	
		处置医嘱	□ 备皮（>30cm^2） □ 备血 □ 静脉抽血	□ 吸氧 □ 输血（视病情） □ 补液（视病情） □ 拔除导尿管（必要时）

（续　表）

主要护理工作	健康宣教	□ 住院宣教(住院环境、规章制度) □ 进行护理安全指导 □ 按护理等级进行护理、活动范围指导 □ 进行饮食指导 □ 进行关于疾病知识的宣教 □ 检查、检验项目的目的和意义 □ 术前宣教	□ 术后心理疏导 □ 告知患者护理风险 □ 进行压疮预防知识宣教 □ 指导术后康复训练 □ 指导术后注意事项
	护理处置	□ 患者身份核对 □ 佩戴腕带 □ 建立住院病历,通知医师 □ 入院介绍:介绍责任护士,病区环境、设施、规章制度、基础护理服务项目 □ 询问病史,填写护理记录单首页 □ 观察病情 □ 测量基本生命体征 □ 抽血、留取标本 □ 心理与生活护理 □ 根据评估结果采取相应护理措施 □ 通知检查项目及检查注意事项 □ 术前患者准备(术前沐浴、更衣、备皮) □ 检查术前物品准备 □ 指导患者准备术后所需用品、贵重物品交由其家属保管 □ 指导患者进行肠道准备并检查准备效果 □ 告知入手术室前取下活动义齿 □ 备血、皮试	□ 晨起测量生命体征并记录 □ 确认无上呼吸道感染症状,女患者确认无月经来潮 □ 与手术室护士交接病历、影像资料、术中带药等 □ 术前补液(必要时) □ 嘱患者入手术室前膀胱排空 □ 与手术室护士交接 □ 术后按一级护理要求完成基础护理项目 □ 术后心电监护、监测生命体征 □ 留取标本 □ 观察切口疼痛情况、检测镇痛泵运转情况 □ 观察静脉输液情况 □ 观察留置尿管引流情况 □ 妥善固定各类管道 □ 观察切口引流情况,记录引流量及性状 □ 观察切口敷料,有渗出时报告医师处理 □ 术后心理护理与生活护理
	护理评估	□ 一般评估:生命体征、神志、皮肤、药物过敏史等 □ 专科评估:生活自理能力 □ 风险评估:评估有无跌倒、坠床、压疮风险 □ 心理评估 □ 营养评估 □ 疼痛评估 □ 康复评估	□ 评估意识情况 □ 评估切口疼痛情况 □ 观察切口敷料有无渗出并报告医师 □ 风险评估:评估有无跌倒、坠床、压疮、导管滑脱、液体外渗的风险
	专科护理	□ 指导患者掌握床上翻身方法 □ 指导患者掌握床上排尿、排便(使用便器)方法	□ 与手术室护士共同评估皮肤、切口敷料、输液及引流情况 □ 指导患者掌握床上翻身方法 □ 指导患者掌握床上排尿、排便(使用便器)方法

主要护理工作	饮食指导	□ 根据医嘱通知配餐员准备膳食 □ 协助进餐 □ 术前1天通知患者22:00后禁食、禁水	□ 禁食、禁水，口干时协助湿润口唇 □ 排气后指导患者间断、少量饮用温开水
	活动体位	□ 根据护理等级指导活动	□ 根据手术及麻醉方式安置合适体位 □ 指导患者掌握床上翻身方法
	洗浴要求	□ 协助患者洗澡、更换病号服 □ 协助患者晨、晚间护理 □ 备皮后协助患者清洁备皮部位，更换病号服	□ 告知患者切口处切口保护方法
病情变异记录		□ 无　　□ 有，原因： □ 患者　□ 并发症　□ 医疗 □ 病情　□ 辅诊　　□ 管理	□ 无　　□ 有，原因： □ 患者　□ 并发症　□ 医疗 □ 病情　□ 辅诊　　□ 管理
护士签名		白班　　小夜班　　大夜班	白班　　小夜班　　大夜班
医师签名			

时间		住院第5—7天（术后3天）	住院第8—9天（恢复出院）
主要诊疗工作	制度落实	□ 手术医师查房 □ 主诊医师查房 □ 上级医师查房（主管医师查房每天1次） □ 经治医师每天早、晚查房 □ 专科医师会诊（必要时）	□ 上级医师查房（主管医师查房每天1次） □ 经治医师每天早、晚查房 □ 上级医师查房进行手术及切口评估，确定有无手术并发症和切口愈合不良情况，明确是否出院 □ 专科医师会诊（必要时）
	病情评估		□ 上级医师进行治疗效果、预后和出院评估 □ 出院宣教
	病历书写	□ 术后连续3天病程记录	□ 病情稳定患者每3天1个病程记录 □ 出院前1天有上级医师指示出院的病程记录 □ 出院后24小时内完成出院记录 □ 出院后24小时内完成病案首页 □ 完成出院介绍信 □ 出具诊断证明书
	知情同意		□ 告知患者及其家属出院后注意事项（指导出院后功能锻炼、复诊的时间及地点、发生紧急情况时处理等）
	手术治疗		

主要诊疗工作	其他	□ 观察引流量及引流液性状 □ 观察切口情况,是否存在渗出、红肿等情况 □ 观察体温、血压等生命体征 □ 复查血常规、生化 □ 指导患者下床	□ 观察切口情况,是否存在渗出、红肿等情况 □ 观察体温、血压等 □ 复查血常规、血生化(必要时) □ 追问病理结果 □ 通知出院 □ 出院带药 □ 嘱患者拆线换药(根据出院时间决定) □ 门诊复查 □ 如有不适,随时复诊
重点医嘱	长期医嘱		
	护理类医嘱	□ 泌尿外科术后护理常规 □ 一级或二级护理	□ 泌尿外科术后护理常规 □ 二级或三级护理
	处置类医嘱	□ 停心电监护 □ 测血压	□ 测血压
	膳食类医嘱	□ 流食 □ 半流食 □ 普食 □ 糖尿病饮食 □ 低盐、低脂饮食 □ 低盐、低脂、糖尿病饮食	□ 普食 □ 糖尿病饮食 □ 低盐、低脂饮食 □ 低盐、低脂、糖尿病饮食
	药物类医嘱	□ 抗生素:抗结核药物或喹诺酮类抗生素 □ 术后止血:巴曲酶 □ 雾化吸入 □ 抑制胃酸、镇吐:奥美拉唑、托烷司琼等 □ 胃肠外营养:脂肪乳、氨基酸、葡萄糖、电解质、维生素等 □ 镇痛药物(必要时)	□ 抗生素(必要时)
	临时医嘱		
	检查检验	□ 复查血常规、血生化	□ 复查血常规、血生化(必要时)
	药物类医嘱	□ 镇痛药物(必要时) □ 控制血糖药物(必要时) □ 补液(必要时)	□ 镇痛药物(必要时) □ 控制血糖药物(必要时) □ 补液(必要时)
	手术医嘱		
	处置医嘱	□ 大换药 □ 拔除切口引流 □ 拔除导尿管	□ 大换药 □ 出院

主要护理工作	健康宣教	□ 压疮预防知识宣教 □ 跌倒预防知识宣教 □ 告知患者护理风险	□ 压疮预防知识宣教 □ 跌倒预防知识宣教 □ 出院宣教(康复训练方法、用药指导、换药时间及注意事项、复查时间等)
	护理处置	□ 按护理等级完成基础护理项目 □ 监测生命体征 □ 观察切口疼痛情况、检测镇痛泵运转情况 □ 观察静脉输液情况 □ 妥善固定各类管道 □ 观察切口敷料,有渗出时报告医师处理 □ 留取标本 □ 观察切口引流情况,记录引流量及性状 □ 术后心理与生活护理 □ 整理床单	□ 按护理等级完成基础护理项目 □ 监测生命体征 □ 观察切口敷料,有渗出时报告医师处理 □ 术后心理与生活护理 □ 协助患者办理出院手续 □ 整理床单
	护理评估	□ 评估跌倒风险 □ 评估压疮风险	
	专科护理	□ 指导患者掌握床上翻身方法 □ 指导患者掌握床上排尿、排便(使用便器)方法 □ 指导患者进行自主排尿训练	□ 术后心理护理与生活护理
	饮食指导	□ 根据医嘱通知配餐员准备膳食 □ 协助进餐	□ 根据医嘱通知配餐员准备膳食
	活动体位	□ 指导患者掌握床上翻身方法 □ 根据护理等级指导活动	□ 根据护理等级指导活动
	洗浴要求	□ 协助患者晨、晚间护理 □ 告知患者切口保护方法	□ 协助患者晨、晚间护理 □ 告知患者切口保护方法
病情变异记录		□ 无　　□ 有,原因: □ 患者　□ 并发症　□ 医疗 □ 病情　□ 辅诊　□ 管理	□ 无　　□ 有,原因: □ 患者　□ 并发症　□ 医疗 □ 病情　□ 辅诊　□ 管理
护士签名		白班　　小夜班　　大夜班	白班　　小夜班　　大夜班
医师签名			

肾单纯性囊肿行后腹腔镜肾囊肿去顶减压术临床路径

一、肾单纯性囊肿行后腹腔镜肾囊肿去顶减压术路径标准住院流程

(一)适用对象

1. 第一诊断为肾单纯性囊肿(ICD-10:N28.101)。

2. 拟行后腹腔镜肾囊肿去顶术(ICD-9-CM-3:55.0107)的患者。

(二)诊断依据

根据《中国泌尿外科疾病诊断治疗指南》(中华医学会泌尿外科学分会编著,人民卫生出版社,2014年)。

1. 病史　体格检查发现肾囊性占位或伴有腰部不适、血尿。

2. 体格检查　多无明显阳性体征。

3. 辅助检查　超声、CT或MRI提示肾区囊性占位,静脉肾盂造影显示与肾脏集合系统不相通。

(三)选择治疗方案的依据

根据《中国泌尿外科疾病诊断治疗指南》(中华医学会泌尿外科学分会编著,人民卫生出版社,2014年)。

1. 无全身或局部的近期感染。

2. 无严重的合并症。

3. 术前生活质量及活动水平评估。

4. 适合后腹腔镜肾囊肿去顶减压术。

(四)标准住院天数

8～9天。

(五)纳入路径标准

1. 第一诊断必须符合肾单纯性囊肿(ICD-10:N28.101),拟行后腹腔镜肾囊肿去顶术(ICD-9-CM-3:55.0107)。

2. 专科指征:超声、CT或MRI提示肾囊性占位性病变,考虑单纯囊肿。

3. 手术禁忌证:复杂性肾囊肿不适宜行肾囊肿去顶减压术或同时伴有高血压、糖尿病、心律失常等慢性病内科评估为手术禁忌证不适宜入径。

(六)术前准备(术前评估)1～3天

1. 术前评估

(1)检查检验评估:①完成必需的检查检验项目,血常规、尿常规、粪常规、血生化、凝血功能、血型、术前血清八项、肝胆胰脾及泌尿系超声、胸部正位X线片、心电图、肾增强CT或

MRI、静脉肾盂造影等。②根据患者情况可选择的检查检验项目，超声心动图、血气分析、肺功能等。③疾病发展预计的并发症评估。

（2）营养评估：根据《解放军总医院新住院患者营养风险筛查表（NRS－2002）》为新住院患者进行营养评估，评分≥3分患者给予处置，必要时申请营养科医师会诊。

（3）心理评估：根据新住院患者情况申请心理科医师会诊评估。

（4）疼痛评估：根据《VAS评分》实施疼痛评估，评分＞7分患者给予处置，必要时请疼痛科医师会诊。

（5）康复评估：根据《住院患者康复筛查和评估表》在新住院患者住院后24小时内进行康复筛查和评估。任何一项结果为"是"，则申请康复科医师会诊。

2. 术前准备

（1）术前评估：术前24小时内完成病情评估、必要的检查，做出术前小结、术前讨论。

（2）术前谈话：术者应在术前1天与患者及其家属谈话，告知手术方案、相关风险、用血计划、术后转归、置入材料、手术费用和患者及其家属权益，履行书面知情同意手续。告知高值耗材的使用及费用。

（3）通知手术室：准备手术间、手术药品、手术物品及特殊耗材。

（4）护士做心理护理、交代注意事项：防压疮、防跌倒等，进行术前宣教。

（5）手术部位标识：术者、一助或经治医师在术前1天应对手术部位做体表标识，急诊手术由接诊医师或会诊外科医师标记，标记过程应有责任护士、患者及其家属共同参与，记入手术安排表。

（6）术前1天麻醉医师访视：制订麻醉计划、完成评估、确定麻醉方式，记入《麻醉术前访视记录》，告知患者及其家属麻醉适应证、麻醉目的、风险、可能出现的情况及其处理原则、替代方案等，签署《麻醉知情同意书》并归入病历。

（七）药品选择及使用时机

1. 抗生素　按照《抗菌药物临床应用指导原则》（卫医发〔2015〕）和卫生部办公厅《关于抗菌药物临床应用管理有关问题的通知》（卫办医政发〔2015〕）执行，围术期使用第一代头孢、第二代头孢菌素或喹诺酮类。

2. 止血药物　术后存在出血风险者。

3. 抑酸、镇吐药物　术后禁食期间应用。

4. 营养支持及调节水、电解质平衡药物　术后禁食期间使用。

5. 镇痛药物　术后疼痛时应用。

6. 增强免疫药物　免疫力低下患者应用。

7. 其他药物　伴随疾病的治疗药物等。

（八）手术日为住院第4天

1. 手术安全核对　患者入手术间后由手术医师、麻醉医师、巡回护士和患者本人共同核对患者身份、手术部位与标识、手术方式。手术医师、麻醉医师、巡回护士三方按《手术安全核对表》逐项核对，共同签名。

（1）手术方式：后腹腔镜肾脏囊肿去顶减压术。

（2）麻醉方式：全身麻醉。

（3）手术置入物：无。

(4)术中用药:麻醉用药。

(5)输血及血液制品:视术中出血情况补充红细胞或血浆。

(6)术中病理:常规,一般无须冷冻快速病理。

2. 经治医师或手术医师 应即刻完成术后首次病程记录,观察术后患者病情变化。

(九)术后住院恢复 2～5 天

1. 必需的复查项目:血常规、血生化。

2. 必要时查血气分析、腹部超声。

3. 术后处理

(1)抗生素:抗生素选择第一代头孢、第二代头孢或喹诺酮类。

(2)术后康复:术后 2～3 天拔除引流管及尿管,术后 2 天鼓励患者下床活动。

(3)术后镇痛:镇痛泵镇痛。

4. 术者在术后 24 小时内完成手术记录,特殊情况可由一助完成,术者签名确认并归入病历。

5. 上级医师在术后 3 天内至少查房 1 次,根据术中和术后情况修订术后治疗计划。

6. 麻醉医师术后 3 天内访视患者,如有特殊情况应详细记录,及时与手术医师或重症监护室医师沟通并迅速处理。

7. 术后护理

(1)按照护理等级进行日常护理,监测患者生命体征,观察引流管引流情况、切口敷料有无渗出。

(2)指导患者术后体位摆放及功能锻炼:半卧位休息,早日下床活动。

(3)指导患者正确使用腹带,掌握床上排便排尿(使用便器)的方法,进行自主排尿训练,防跌倒、防压疮护理等。

(十)出院标准

1. 生命体征平稳,无明显心肺、腹部不适。

2. 恢复正常饮食。

3. 切口愈合良好,引流管及尿管拔除,切口无感染征象(或可在门诊处理的切口情况)。

4. 常规检验指标无明显异常。

5. 无与本病相关的其他并发症或合并症。

(十一)变异及原因分析

1. **医疗原因导致的变异** 如改变诊疗方案、转科治疗、操作失误、误诊等。

2. **患者原因导致的变异** 如不同意治疗方案、个人原因要求出(转)院、院外服用手术禁忌药、月经期、对诊疗计划不满要求出路径、相关检查检验院外(门诊)已做等。

3. **并发症原因导致的变异** 如感染、瘘、出血、血肿、愈合不良、梗阻等。

4. **病情原因导致的变异** 如基础疾病复杂、病情恶化、病情平稳好转、抢救、会诊等。

5. **辅诊科室原因导致的变异** 如检查、检验、手术、病理等检查(不及时、结果错报、操作部位或方式错误、标本不合格)、报告(不及时、结果错报、标本不合格)等原因延长住院天数、增加费用等。

6. **管理原因导致的变异** 如系统暂不支持,系统瘫痪,需要修订流程、制度等。

二、肾单纯性囊肿行后腹镜肾囊肿去顶减压术临床路径表单

适用对象	第一诊断为肾单纯性囊肿(ICD-10:N28.101) 拟行后腹腔镜肾囊肿去顶减压术(ICD-9-CM-3:55.0107)的患者	
患者基本信息	姓名:_____ 性别:____ 年龄:____ 门诊号:_____ 住院号:_____ 过敏史:_____ 住院日期:____年__月__日 出院日期:____年__月__日	住院天数:8~9天

时间		住院第1-3天(术前评估及准备)	住院第4天(手术日)
主要诊疗工作	制度落实	□ 住院2小时内经治或值班医师完成接诊 □ 住院后24小时内主管医师完成检诊 □ 专科医师会诊(必要时) □ 经治医师查房(早、晚) □ 主诊医师查房 □ 完成术前准备 □ 组织术前讨论 □ 麻醉医师术前访视 □ 手术部位标识	□ 三级医师查房 □ 手术安全核查 □ 麻醉医师术后访视
	病情评估	□ 经治医师询问病史及体格检查 □ 完善术前常规检查及会诊 □ 心理评估 □ 营养评估 □ 疼痛评估 □ 康复评估	
	病历书写	□ 住院8小时内完成首次病程记录 □ 住院24小时内完成住院记录 □ 住院48小时内完成主管医师查房记录 □ 完成主诊医师查房记录 □ 完成术前讨论、术前小结	□ 术者或一助术后24小时内完成手术记录(术者签名) □ 术后即刻完成术后首次病程记录
	知情同意	□ 病情告知 □ 患者或其家属入院记录签名 □ 术前谈话,告知患者及其家属病情和围术期注意事项并签署麻醉知情同意书、输血知情同意书、手术知情同意书、授权委托书、自费用品协议书(必要时)、军人目录外耗材审批单(必要时)等	□ 告知患者及其家属手术过程概况及术后注意事项
	手术治疗	□ 预约手术	□ 告知患者及其家属手术过程概况及术后注意事项
	其他	□ 及时通知上级医师检诊 □ 经治医师检查整理病历资料 □ 检查住院押金使用情况	□ 麻醉诱导 □ 观察术中出血量、输液量、输血量等 □ 术后病情交接

重点医嘱	长期医嘱	护理类医嘱	□ 按泌尿外科护理常规 □ 二级或三级护理	□ 泌尿外科术后护理常规 □ 一级护理
		处置类医嘱		□ 持续心电、血压、呼吸、血氧饱和度监测 □ 留置导尿并计量 □ 留置切口引流并计量
		膳食类医嘱	□ 普食 □ 糖尿病饮食 □ 低盐、低脂饮食 □ 低盐、低脂、糖尿病饮食 □ 术前 1 天禁食、禁水（22：00 后）	□ 禁食、禁水
		药物类医嘱	□ 自带药（必要时）	□ 抗生素：第一代头孢、第二代头孢或喹诺酮类 □ 术后止血：巴曲酶 □ 雾化吸入 □ 抑制胃酸、镇吐：奥美拉唑、托烷司琼等 □ 胃肠外营养：脂肪乳、氨基酸、葡萄糖、电解质、维生素等 □ 镇痛药物（必要时）
	临时医嘱	检查检验	□ 血常规 □ 尿常规 □ 粪常规 □ 凝血四项 □ 血清术前八项 □ 血型 □ 血生化 □ 胸部正位 X 线片 □ 心电图 □ 泌尿系超声 □ 肝胆胰脾超声 □ CT 或 MRI □ 静脉肾盂造影 □ 肺功能（必要时） □ 血气分析（必要时） □ 超声心动图（必要时）	□ 血常规 □ 血生化
		药物类医嘱	□ 抗生素皮试 □ 肠道准备药物	□ 镇痛药物（必要时） □ 解热药物（>38℃时）
		手术医嘱	□ 常规准备明日在全身麻醉下行后腹腔镜肾囊肿去顶减压术	
		处置医嘱	□ 备皮（>30cm²） □ 备血 □ 静脉抽血	□ 吸氧 □ 输血（视病情） □ 补液（视病情） □ 拔除导尿管（必要时）

主要护理工作	健康宣教	□ 住院宣教（住院环境、规章制度） □ 进行护理安全指导 □ 进行等级护理、活动范围指导 □ 进行饮食指导 □ 进行关于疾病知识的宣教 □ 检查、检验项目的目的和意义 □ 术前宣教	□ 术后心理疏导 □ 告知患者护理风险 □ 进行压疮预防知识宣教 □ 指导术后康复训练 □ 指导术后注意事项
	护理处置	□ 患者身份核对 □ 佩戴腕带 □ 建立住院病历，通知医师 □ 住院介绍：介绍责任护士，病区环境、设施、规章制度、基础护理服务项目 □ 询问病史，填写护理记录单首页 □ 观察病情 □ 测量基本生命体征 □ 抽血、留取标本 □ 心理与生活护理 □ 根据评估结果采取相应护理措施 □ 通知检查项目及检查注意事项 □ 术前患者准备（术前沐浴、更衣、备皮） □ 检查术前物品准备 □ 指导患者准备术后所需用品、贵重物品交由其家属保管 □ 指导患者进行肠道准备并检查准备效果 □ 告知入手术室前取下活动义齿 □ 备血、皮试	□ 晨起测量生命体征并记录 □ 确认无上呼吸道感染症状，女患者确认无月经来潮 □ 与手术室护士交接病历、影像资料、术中带药等 □ 术前补液（必要时） □ 嘱患者入手术室前膀胱排空 □ 与手术室护士交接 □ 术后按一级护理要求完成基础护理项目 □ 术后心电监护、监测生命体征 □ 留取标本 □ 观察切口疼痛情况、检测镇痛泵运转情况 □ 观察静脉输液情况 □ 观察留置尿管引流情况 □ 妥善固定各类管道 □ 观察切口引流情况，记录引流量及性状 □ 观察切口敷料，有渗出时报告医师处理 □ 术后心理与生活护理
	护理评估	□ 一般评估：生命体征、神志、皮肤、药物过敏史等 □ 专科评估：生活自理能力 □ 风险评估：评估有无跌倒、坠床、压疮风险 □ 心理评估 □ 营养评估 □ 疼痛评估 □ 康复评估	□ 评估意识情况 □ 评估切口疼痛情况 □ 观察切口敷料有无渗出并报告医师 □ 风险评估：评估有无跌倒、坠床、压疮、导管滑脱、液体外渗的风险
	专科护理	□ 指导患者掌握床上翻身方法 □ 指导患者掌握床上排尿、排便（使用便器）方法	□ 与手术室护士共同评估皮肤、切口敷料、输液及引流情况 □ 指导患者掌握床上翻身方法 □ 指导患者掌握床上排尿、排便（使用便器）方法
	饮食指导	□ 根据医嘱通知配餐员准备膳食 □ 协助进餐 □ 术前 1 天通知患者 22:00 后禁食、禁水	□ 禁食、禁水，口干时协助湿润口唇 □ 排气后指导患者间断、少量饮用温开水

主要护理工作	活动体位	□ 根据护理等级指导活动	□ 根据手术及麻醉方式安置合适体位 □ 指导患者掌握床上翻身方法
	洗浴要求	□ 协助患者洗澡、更换病号服 □ 协助患者晨、晚间护理 □ 备皮后协助患者清洁备皮部位，更换病号服	□ 告知患者切口保护方法
病情变异记录		□ 无　　□ 有，原因： □ 患者　□ 并发症　□ 医疗 □ 病情　□ 辅诊　□ 管理	□ 无　　□ 有，原因： □ 患者　□ 并发症　□ 医疗 □ 病情　□ 辅诊　□ 管理

护士签名	白班	小夜班	大夜班	白班	小夜班	大夜班

医师签名		

时间		住院第 5－7 天（术后 3 天）	住院第 8－9 天（恢复出院）
主要诊疗工作	制度落实	□ 手术医师查房 □ 主诊医师查房 □ 上级医师查房（主管医师查房每天 1 次） □ 经治医师每天早、晚查房 □ 专科医师会诊（必要时）	□ 上级医师查房（主管医师查房每天 1 次） □ 经治医师每天早、晚查房 □ 上级医师查房进行手术及切口评估，确定有无手术并发症和切口愈合不良情况，明确是否出院 □ 专科医师会诊（必要时）
	病情评估		□ 上级医师进行治疗效果、预后和出院评估 □ 出院宣教
	病历书写	□ 术后连续 3 天病程记录	□ 病情稳定患者每 3 天 1 个病程记录 □ 出院前 1 天有上级医师指示出院的病程记录 □ 出院后 24 小时内完成出院记录 □ 出院后 24 小时内完成病案首页 □ 完成出院介绍信 □ 出具诊断证明书
	知情同意		□ 告知患者及其家属出院后注意事项（指导出院后功能锻炼、复诊的时间及地点、发生紧急情况时处理等）
	手术治疗		
	其他	□ 观察引流量及引流液性状 □ 观察切口情况，是否存在渗出、红肿等情况 □ 观察体温、血压等生命体征 □ 复查血常规、生化 □ 指导患者下床	□ 观察切口情况，是否存在渗出、红肿等情况 □ 观察体温、血压等 □ 复查血常规、血生化（必要时） □ 追问病理结果 □ 通知出院 □ 出院带药 □ 嘱患者拆线换药（根据出院时间决定） □ 门诊复查 □ 如有不适，随时复诊

（续　表）

重点医嘱	长期医嘱	护理类医嘱	□ 泌尿外科术后护理常规 □ 一级或二级护理	□ 泌尿外科术后护理常规 □ 二级或三级护理
		处置类医嘱	□ 停心电监护 □ 测血压	□ 测血压
		膳食类医嘱	□ 流食 □ 半流食 □ 普食 □ 糖尿病饮食 □ 低盐、低脂饮食 □ 低盐、低脂、糖尿病饮食	□ 普食 □ 糖尿病饮食 □ 低盐、低脂饮食 □ 低盐、低脂、糖尿病饮食
		药物类医嘱	□ 抗生素：第一代头孢、第二代头孢或喹诺酮类 □ 术后止血：巴曲酶 □ 雾化吸入 □ 抑制胃酸、镇吐：奥美拉唑、托烷司琼等 □ 胃肠外营养：脂肪乳、氨基酸、葡萄糖、电解质、维生素等 □ 镇痛药物（必要时）	□ 抗生素（必要时）
	临时医嘱	检查检验	□ 复查血常规、血生化	□ 复查血常规、血生化（必要时）
		药物类医嘱	□ 镇痛药物（必要时） □ 控制血糖药物（必要时） □ 补液（必要时）	□ 镇痛药物（必要时） □ 控制血糖药物（必要时） □ 补液（必要时）
		手术医嘱		
		处置医嘱	□ 大换药 □ 拔除切口引流 □ 拔除导尿管	□ 大换药 □ 出院
主要护理工作		健康宣教	□ 压疮预防知识宣教 □ 跌倒预防知识宣教 □ 告知患者护理风险	□ 压疮预防知识宣教 □ 跌倒预防知识宣教 □ 出院宣教（康复训练方法，用药指导，换药时间及注意事项，复查时间等）
		护理处置	□ 按护理等级完成基础护理项目 □ 监测生命体征 □ 观察切口疼痛情况、检测镇痛泵运转情况 □ 观察静脉输液情况 □ 妥善固定各类管道 □ 观察切口敷料，有渗出时报告医师处理 □ 留取标本 □ 观察切口引流情况，记录引流量及性状 □ 术后心理与生活护理 □ 整理床单位	□ 按护理等级完成基础护理项目 □ 监测生命体征 □ 观察切口敷料，有渗出时报告医师处理 □ 术后心理与生活护理 □ 协助患者办理出院手续 □ 整理床单位

（续　表）

主要护理工作	护理评估	☐ 评估跌倒风险 ☐ 评估压疮风险	
	专科护理	☐ 指导患者掌握床上翻身方法 ☐ 指导患者掌握床上排尿、排便（使用便器）方法 ☐ 指导患者进行自主排尿训练	☐ 术后心理与生活护理
	饮食指导	☐ 根据医嘱通知配餐员准备膳食 ☐ 协助进餐	☐ 根据医嘱通知配餐员准备膳食
	活动体位	☐ 指导患者掌握床上翻身方法 ☐ 根据护理等级指导活动	☐ 根据护理等级指导活动
	洗浴要求	☐ 协助患者晨、晚间护理 ☐ 告知患者切口保护方法	☐ 协助患者晨、晚间护理 ☐ 告知患者切口保护方法
病情变异记录		☐ 无　　☐ 有,原因： ☐ 患者　☐ 并发症　☐ 医疗 ☐ 病情　☐ 辅诊　☐ 管理	☐ 无　　☐ 有,原因： ☐ 患者　☐ 并发症　☐ 医疗 ☐ 病情　☐ 辅诊　☐ 管理

护士签名	白班	小夜班	大夜班	白班	小夜班	大夜班
医师签名						

肾盂恶性肿瘤行后腹腔镜肾输尿管全长切除术临床路径

一、肾盂恶性肿瘤行后腹腔镜肾输尿管全长切除术临床路径标准住院流程

(一)适用对象

1. 第一诊断为肾盂恶性肿瘤(ICD-10:C65 01)。

2. 拟行后腹腔镜肾输尿管全长＋输尿管开口袖套样切除术(ICD-9-CM-3:55.5107 伴 57.6 01/56.1 02)的患者。

(二)诊断依据

根据《吴阶平泌尿外科学》(山东科学技术出版社)和《临床诊疗指南——泌尿外科分册》(中华医学会编著,人民卫生出版社)。

1. 病史　肉眼或镜下血尿,腰部钝痛,体格检查发现。

2. 体格检查　患侧肾可有(无)叩击痛。

3. 辅助检查　超声、CT 或 MRI 提示肾积水或肾盂内实性占位,血供丰富;尿细胞学检查(脱落细胞检查或荧光染色体杂交实验)有(无)肿瘤细胞;静脉肾盂造影显示肾盂内充盈缺损;膀胱镜检查有(无)膀胱肿瘤(必要时可行逆行造影);输尿管镜检查发现肾盂内肿物,活检病理为恶性肿瘤。

(三)选择治疗方案的依据

根据《吴阶平泌尿外科学》(山东科学技术出版社)和《临床诊疗指南——泌尿外科分册》(中华医学会编著,人民卫生出版社)。

1. 无全身或局部的近期感染。

2. 无严重的合并疾病。

3. 术前生活质量及活动水平评估。

4. 适合后腹腔镜肾输尿管全长＋输尿管开口袖套样切除术。

(四)标准住院天数

9~12 天。

(五)纳入路径标准

1. 第一诊断必须符合肾盂恶性肿瘤(ICD-10:C65 01),拟行后腹腔镜肾输尿管全长＋输尿管开口袖套样切除术(ICD-9-CM-3:55.5107 伴 57.6 01/56.1 02)。

2. 专科指征:影像学检查考虑肾盂占位性病变,考虑恶性或输尿管镜检查发现肾盂肿瘤,活检病理证实恶性。

3. 手术禁忌证:当患者合并伴有高血压、糖尿病、心律失常等其他慢性疾病,内科评估为

手术禁忌证,需特殊处理,对临床路径流程实施产生影响,不适宜进入路径。

(六)术前准备(术前评估)1～3天

1. 术前评估

(1)检查检验评估:①完成必需的检查检验项目,血常规、尿常规、粪常规、生化、凝血功能、血型、血清八项、肝胆胰脾及泌尿系超声、胸部正位X线片、心电图、肾/输尿管增强CT或MRI、静脉肾盂造影。②根据患者情况可选择的检查检验项目,超声心动图、血气分析、肺功能、尿细胞学检查(脱落细胞检查或荧光染色体杂交实验)、输尿管镜检查及病理活检、膀胱镜检查或逆行造影等。③疾病发展预计的并发症评估。

(2)营养评估:根据《解放军总医院新住院患者营养风险筛查表(NRS—2002)》为新住院患者进行营养评估,评分≥3分患者给予处置,必要时申请营养科医师会诊。

(3)心理评估:根据新住院患者情况申请心理科医师会诊评估。

(4)疼痛评估:根据《VAS评分》实施疼痛评估,评分＞7分患者给予处置,必要时请疼痛科医师会诊。

(5)康复评估:根据《住院患者康复筛查和评估表》在新住院患者住院后24小时内进行康复筛查和评估。任何一项结果为"是",则申请康复科医师会诊。

2. 术前准备

(1)术前评估:术前24小时内完成病情评估、必要的检查,做出术前小结、术前讨论。

(2)术前谈话:术者应在术前1天与患者及其家属谈话,告知手术方案、相关风险、用血计划、术后转归、置入材料、手术费用和患者及其家属权益,履行书面知情同意手续。告知高值耗材的使用及费用。

(3)通知手术室:准备手术间、手术药品、手术物品及特殊耗材。

(4)护士做心理护理、交代注意事项:防压疮、防跌倒等,并进行术前宣教。

(5)手术部位标识:术者、一助或经治医师在术前1天应对手术部位做体表标识,急诊手术由接诊医师或会诊外科医师标记,标记过程应有责任护士、患者及其家属共同参与,记入手术安排表。

(6)术前1天麻醉医师访视:制订麻醉计划、完成评估、确定麻醉方式,记入《麻醉术前访视记录》,告知患者及其家属麻醉适应证、麻醉目的、风险、可能出现的情况及其处理原则、替代方案等,签署《麻醉知情同意书》并归入病历。

(七)药品选择及使用时机

1. 抗生素　按照《抗菌药物临床应用指导原则》(卫医发〔2015〕)和卫生部办公厅《关于抗菌药物临床应用管理有关问题的通知》(卫办医政发〔2015〕)执行,围术期使用第一代头孢、第二代头孢菌素或喹诺酮类。

2. 止血药物　术后存在出血风险者。

3. 抑酸、镇吐药物　术后禁食期间应用。

4. 营养支持及调节水、电解质平衡药物　术后禁食期间使用。

5. 镇痛药物　术后疼痛时应用。

6. 增强免疫药物　免疫力低下患者应用。

7. 其他药物　伴随疾病的治疗药物等。

(八)手术日为住院第 4 天

1. **手术安全核对** 患者入手术间后由手术医师、麻醉医师、巡回护士和患者本人共同核对患者身份、手术部位与标识、手术方式。手术医师、麻醉医师、巡回护士三方按《手术安全核对表》逐项核对,共同签名。

(1)手术方式:后腹腔镜肾输尿管全长＋膀胱袖套样切除术。

(2)麻醉方式:全身麻醉。

(3)手术置入物:无。

(4)术中用药:麻醉用药。

(5)输血及血液制品:视术中出血情况补充红细胞或血浆。

(6)术中病理:常规,一般无须冷冻快速病理。

2. **经治医师或手术医师** 应即刻完成术后首次病程记录,观察术后患者病情变化。

(九)术后住院恢复 5～8 天

1. 必需的复查项目:血常规、血生化。

2. 必要时查血气分析、腹部超声。

3. 术后处理

(1)抗生素:抗生素选择第一代头孢、第二代头孢类或喹诺酮类。

(2)术后康复:术后 2～3 天拔除引流管,术后 2 天鼓励患者下床活动,术后 7 天拔除尿管。

(3)术后镇痛:镇痛泵镇痛。

(4)膀胱灌注化疗:术后 7 天拔除尿管前预防性灌注化疗药物(丝裂霉素、吡柔比星或表柔比星)。

4. 术者在术后 24 小时内完成手术记录,特殊情况可由一助完成,术者签名确认并归入病历。

5. 上级医师在术后 3 天内至少查房 1 次,根据术中和术后情况修订术后治疗计划。

6. 麻醉医师术后 3 天内访视患者,如有特殊情况应详细记录,及时与手术医师或重症监护室医师沟通并迅速处理。

7. 术后护理

(1)按照护理等级进行日常护理,监测患者生命体征,观察引流管引流情况、切口敷料有无渗出。

(2)指导患者术后体位摆放及功能锻炼:半卧位休息,早日下床活动。

(3)指导患者正确使用腹带,掌握床上排便(使用便器)的方法,防跌倒、防压疮护理等。

(十)出院标准

1. 生命体征平稳,无明显心肺、腹部不适。

2. 恢复正常饮食。

3. 切口愈合良好,引流管已拔除,尿管已拔除(或可在门诊拔除并灌注化疗),切口无感染征象(或可在门诊处理的切口情况)。

4. 常规检验指标无明显异常。

5. 无与本病相关的其他并发症或合并症。

(十一)变异及原因分析

1. **医疗原因导致的变异** 如改变诊疗方案、转科治疗、操作失误、误诊等。

2. **患者原因导致的变异** 如不同意治疗方案、个人原因要求出(转)院、院外服用手术禁忌药、月经期、对诊疗计划不满要求出路径、相关检查检验院外(门诊)已做等。

3. 并发症原因导致的变异　如肠瘘、胰瘘、肠粘连、肝损伤、脾损伤、大出血、神经血管损伤、深静脉血栓形成、血栓脱落、肺栓塞、感染、猝死、中转开放手术等;术后需要延长下床和康复时间,可能造成住院日延长和费用增加。

4. 病情原因导致的变异　如患者既往手术史及内科疾病史(糖尿病等);肿瘤的大小、位置、是否存在周围组织侵犯、是否伴有瘤栓或淋巴结转移等;基础疾病复杂、病情恶化、病情平稳好转、抢救、会诊等。

5. 合并膀胱肿瘤患者或输尿管镜检查病理活检患者　不进入本路径。

6. 辅诊科室原因导致的变异　如检查、检验、手术、病理等检查(不及时、结果错报、操作部位/方式错误、标本不合格)、报告(不及时、结果错报、标本不合格)等原因延长住院天数、增加费用等。

7. 管理原因导致的变异　如系统暂不支持,系统瘫痪,需要修订流程、制度等。

二、肾盂恶性肿瘤行后腹腔镜肾输尿管全长切除术临床路径表单

适用对象	第一诊断为肾盂恶性肿瘤(ICD-10:C65 01) 拟行后腹腔镜肾输尿管全长+输尿管开口袖套样切除术(ICD-9-CM-3:55.5107 伴 57.6 01/56.1 02)的患者	
患者基本信息	姓名:_____　性别:____　年龄:___ 门诊号:_____　住院号:_____　过敏史:_____ 住院日期:___年__月__日　出院日期:___年__月__日	住院天数:9～12 天

	时间	住院第1—3天(术前评估及准备)	住院第4天(手术日)
主要诊疗工作	制度落实	□ 住院2小时内经治或值班医师完成接诊 □ 住院后24小时内主管医师完成检诊 □ 专科医师会诊(必要时) □ 经治医师查房(早、晚) □ 主诊医师查房 □ 完成术前准备 □ 组织术前讨论 □ 麻醉医师术前访视 □ 手术部位标识	□ 三级医师查房 □ 手术安全核查 □ 麻醉医师术后访视
	病情评估	□ 经治医师询问病史及体格检查 □ 完善术前常规检查及会诊 □ 心理评估 □ 营养评估 □ 疼痛评估 □ 康复评估	
	病历书写	□ 住院8小时内完成首次病程记录 □ 住院24小时内完成住院记录 □ 住院48小时内完成主管医师查房记录 □ 完成主诊医师查房记录 □ 完成术前讨论、术前小结	□ 术者或一助术后24小时内完成手术记录(术者签名) □ 术后即刻完成术后首次病程记录

（续　表）

主要诊疗工作	知情同意	□ 病情告知 □ 患者或其家属入院记录签名 □ 术前谈话,告知患者及其家属病情和围术期注意事项并签署麻醉知情同意书、输血知情同意书、手术知情同意书、授权委托书、自费用品协议书(必要时)、军人目录外耗材审批单(必要时)等	□ 告知患者及其家属手术过程概况及术后注意事项
	手术治疗	□ 预约手术	□ 告知患者及其家属手术过程概况及术后注意事项
	其他	□ 及时通知上级医师检诊 □ 经治医师检查整理病历资料 □ 检查住院押金使用情况	□ 麻醉诱导 □ 观察术中出血量、输液量、输血量等 □ 术后病情交接
重点医嘱	长期医嘱 护理类医嘱	□ 按泌尿外科护理常规 □ 二级或三级护理	□ 泌尿外科术后护理常规 □ 一级护理
	处置类医嘱		□ 持续心电、血压、呼吸、血氧饱和度监测 □ 留置导尿并计量 □ 留置切口引流并计量
	膳食类医嘱	□ 普食 □ 糖尿病饮食 □ 低盐、低脂饮食 □ 低盐、低脂、糖尿病饮食 □ 术前 1 天禁食、禁水(22:00 后)	□ 禁食、禁水
	药物类医嘱	□ 自带药(必要时)	□ 抗生素:第一代头孢、第二代头孢或喹诺酮类 □ 术后止血:巴曲酶 □ 雾化吸入 □ 抑制胃酸、镇吐:奥美拉唑、托烷司琼等 □ 胃肠外营养:脂肪乳、氨基酸、葡萄糖、电解质、维生素等 □ 镇痛药物(必要时)
	临时医嘱 检查检验	□ 血常规 □ 尿常规 □ 粪常规 □ 凝血四项 □ 血清术前八项 □ 血型 □ 血生化 □ 胸部正位 X 线片 □ 心电图 □ 泌尿系超声	□ 血常规 □ 血生化

（续　表）

重点医嘱	临时医嘱	检查检验	□ 肝胆胰脾超声 □ CT 或 MRI □ 静脉肾盂造影 □ 肺功能（必要时） □ 血气分析（必要时） □ 超声心动图（必要时） □ 尿细胞学检查（必要时） □ 输尿管镜检查（必要时） □ 膀胱镜检查或逆行造影（必要时）	
		药物类医嘱	□ 抗生素皮试 □ 肠道准备药物	□ 镇痛药物（必要时） □ 解热药物（>38℃时）
		手术医嘱	□ 常规准备明日在全身麻醉下行后腹腔镜肾输尿管全长＋输尿管开口袖套样切除术	
		处置医嘱	□ 备皮（>30cm²） □ 备血 □ 静脉抽血	□ 吸氧 □ 输血（视病情） □ 补液（视病情）
主要护理工作		健康宣教	□ 住院宣教（住院环境、规章制度） □ 进行护理安全指导 □ 进行等级护理、活动范围指导 □ 进行饮食指导 □ 进行关于疾病知识的宣教 □ 检查、检验项目的目的和意义 □ 术前宣教	□ 术后心理疏导 □ 告知患者护理风险 □ 进行压疮预防知识宣教 □ 指导术后康复训练 □ 指导术后注意事项
		护理处置	□ 患者身份核对 □ 佩戴腕带 □ 建立住院病历，通知医师 □ 住院介绍：介绍责任护士，病区环境、设施、规章制度、基础护理服务项目 □ 询问病史，填写护理记录单首页 □ 观察病情 □ 测量基本生命体征 □ 抽血、留取标本 □ 心理与生活护理 □ 根据评估结果采取相应护理措施 □ 通知检查项目及检查注意事项 □ 术前患者准备（术前沐浴、更衣、备皮） □ 检查术前物品准备 □ 指导患者准备术后所需用品、贵重物品交由其家属保管 □ 指导患者进行肠道准备并检查准备效果 □ 告知入手术室前取下活动义齿 □ 备血、皮试	□ 晨起测量生命体征并记录 □ 确认无上呼吸道感染症状，女患者确认无月经来潮 □ 与手术室护士交接病历、影像资料、术中带药等 □ 术前补液（必要时） □ 嘱患者入手术室前膀胱排空 □ 与手术室护士交接 □ 术后按一级护理要求完成基础护理项目 □ 术后心电监护、监测生命体征 □ 留取标本 □ 观察切口疼痛情况、检测镇痛泵运转情况 □ 观察静脉输液情况 □ 观察留置尿管引流情况 □ 妥善固定各类管道 □ 观察切口引流情况，记录引流量及性状 □ 观察切口敷料，有渗出时报告医师处理 □ 术后心理与生活护理

（续　表）

主要护理工作	护理评估	□ 一般评估:生命体征、神志、皮肤、药物过敏史等 □ 专科评估:生活自理能力 □ 风险评估:评估有无跌倒、坠床、压疮风险 □ 心理评估 □ 营养评估 □ 疼痛评估 □ 康复评估	□ 评估意识情况 □ 评估切口疼痛情况 □ 观察切口敷料有无渗出并报告医师 □ 风险评估:评估有无跌倒、坠床、压疮、导管滑脱、液体外渗的风险
	专科护理	□ 指导患者掌握床上翻身方法 □ 指导患者掌握床上排便(使用便器)方法	□ 与手术室护士共同评估皮肤、切口敷料、输液及引流情况 □ 指导患者掌握床上翻身方法 □ 指导患者掌握床上排便(使用便器)方法
	饮食指导	□ 根据医嘱通知配餐员准备膳食 □ 协助进餐 □ 术前1天通知患者22:00后禁食、禁水	□ 禁食、禁水,口干时协助湿润口唇 □ 排气后指导患者间断、少量饮用温开水
	活动体位	□ 根据护理等级指导活动	□ 根据手术及麻醉方式安置合适体位 □ 指导患者掌握床上翻身方法
	洗浴要求	□ 协助患者洗澡、更换病号服 □ 协助患者晨、晚间护理 □ 备皮后协助患者清洁备皮部位,更换病号服	□ 告知患者切口保护方法
病情变异记录		□ 无　　□ 有,原因: □ 患者　□ 并发症　□ 医疗 □ 病情　□ 辅诊　□ 管理	□ 无　　□ 有,原因: □ 患者　□ 并发症　□ 医疗 □ 病情　□ 辅诊　□ 管理
护士签名		白班	小夜班	大夜班	白班	小夜班	大夜班
医师签名			

	时间	住院第5—7天(术后3天)	住院第8—12天(恢复出院)
主要诊疗工作	制度落实	□ 手术医师查房 □ 主诊医师查房 □ 上级医师查房(主管医师查房每天1次) □ 经治医师每天早、晚查房 □ 专科医师会诊(必要时)	□ 上级医师查房(主管医师查房每天1次) □ 经治医师每天早、晚查房 □ 上级医师查房进行手术及切口评估,确定有无手术并发症和切口愈合不良情况,明确是否出院 □ 专科医师会诊(必要时)

（续　表）

主要诊疗工作	病情评估		□ 上级医师进行治疗效果、预后和出院评估 □ 出院宣教
	病历书写	□ 术后连续 3 天病程记录	□ 病情稳定患者每 3 天 1 个病程记录 □ 出院前 1 天有上级医师指示出院的病程记录 □ 出院后 24 小时内完成出院记录 □ 出院后 24 小时内完成病案首页 □ 完成出院介绍信 □ 出具诊断证明书
	知情同意		□ 告知患者及其家属出院后注意事项（指导出院后复诊的时间及地点、发生紧急情况时处理等）
	手术治疗		
	其他	□ 观察引流量及引流液性状 □ 观察切口情况，是否存在渗出、红肿等情况 □ 观察尿量及尿色 □ 观察体温、血压等生命体征 □ 复查血常规、生化 □ 指导患者下床	□ 观察切口情况，是否存在渗出、红肿等情况 □ 观察体温、血压等 □ 复查血常规、血生化（必要时） □ 追问病理结果 □ 膀胱灌注化疗药 □ 通知出院 □ 出院带药 □ 嘱患者拆线换药（根据出院时间决定） □ 门诊复查 □ 如有不适，随时复诊
重点医嘱	长期医嘱	护理类医嘱	□ 泌尿外科术后护理常规 □ 一级或二级护理
			□ 泌尿外科术后护理常规 □ 二级或三级护理
		处置类医嘱	□ 停心电监护 □ 测血压 □ 留置尿管
			□ 测血压 □ 留置尿管
		膳食类医嘱	□ 流食 □ 半流食 □ 普食 □ 糖尿病饮食 □ 低盐、低脂饮食 □ 低盐、低脂、糖尿病饮食
			□ 普食 □ 糖尿病饮食 □ 低盐、低脂饮食 □ 低盐、低脂、糖尿病饮食
		药物类医嘱	□ 抗生素：第一代头孢、第二代头孢或喹诺酮类 □ 术后止血：巴曲酶 □ 雾化吸入 □ 抑制胃酸、镇吐：奥美拉唑、托烷司琼等 □ 胃肠外营养：脂肪乳、氨基酸、葡萄糖、电解质、维生素等 □ 镇痛药物（必要时）	□ 抗生素（必要时） □ 膀胱灌注类化疗药物

重点医嘱	临时医嘱	检查检验	□ 复查血常规、血生化	□ 复查血常规、血生化（必要时）
		药物类医嘱	□ 镇痛药物（必要时） □ 控制血糖药物（必要时） □ 补液（必要时）	□ 镇痛药物（必要时） □ 控制血糖药物（必要时） □ 补液（必要时）
		手术医嘱		
		处置医嘱	□ 大换药 □ 拔除切口引流	□ 大换药 □ 膀胱灌注 □ 拔除尿管 □ 出院
主要护理工作		健康宣教	□ 压疮预防知识宣教 □ 跌倒预防知识宣教 □ 告知患者护理风险	□ 压疮预防知识宣教 □ 跌倒预防知识宣教 □ 出院宣教（康复训练方法、用药指导、换药时间及注意事项、复查时间等）
		护理处置	□ 按护理等级完成基础护理项目 □ 监测生命体征 □ 观察切口疼痛情况、检测镇痛泵运转情况 □ 观察静脉输液情况 □ 妥善固定各类管道 □ 观察切口敷料,有渗出时报告医师处理 □ 留取标本 □ 观察切口引流情况,记录引流量及性状 □ 术后心理与生活护理 □ 整理床单位	□ 按护理等级完成基础护理项目 □ 监测生命体征 □ 观察切口敷料,有渗出时报告医师处理 □ 观察留置尿管及引流情况 □ 术后心理与生活护理 □ 协助患者办理出院手续 □ 整理床单位
		护理评估	□ 评估跌倒风险 □ 评估压疮风险	
		专科护理	□ 指导患者掌握床上翻身方法 □ 指导患者掌握床上排便（使用便器）方法	□ 术后心理与生活护理
		饮食指导	□ 根据医嘱通知配餐员准备膳食 □ 协助进餐	□ 根据医嘱通知配餐员准备膳食
		活动体位	□ 指导患者掌握床上翻身方法 □ 根据护理等级指导活动	□ 根据护理等级指导活动
		洗浴要求	□ 协助患者晨、晚间护理 □ 告知患者切口保护方法	□ 协助患者晨、晚间护理 □ 告知患者切口保护方法
病情变异记录			□ 无　　□ 有,原因: □ 患者　□ 并发症　□ 医疗 □ 病情　□ 辅诊　□ 管理	□ 无　　□ 有,原因: □ 患者　□ 并发症　□ 医疗 □ 病情　□ 辅诊　□ 管理
护士签名		白班	小夜班	大夜班	白班	小夜班	大夜班
医师签名						

135

输尿管恶性肿瘤行后腹腔镜肾
输尿管全长切除术临床路径

一、输尿管恶性肿瘤行后腹腔镜肾输尿管全长切除术
临床路径标准住院流程

(一)适用对象

1. 第一诊断为输尿管恶性肿瘤(ICD-10:C66 01)。

2. 拟行后腹腔镜肾输尿管全长＋输尿管开口袖套样切除术(ICD-9-CM-3:55.5107 伴 57.6 01/56.1 02)的患者。

(二)诊断依据

根据《吴阶平泌尿外科学》(山东科学技术出版社)和《临床诊疗指南——泌尿外科分册》(中华医学会编著,人民卫生出版社)。

1. **病史** 肉眼或镜下血尿,腰部钝痛,体格检查发现。

2. **体格检查** 患侧肾可有(无)叩击痛。

3. **辅助检查** 超声、CT 或 MRI 提示肾积水或输尿管内实性占位,血供丰富;尿细胞学检查(脱落细胞检查或荧光染色体杂交实验)有(无)肿瘤细胞;静脉肾盂造影显示输尿管内充盈缺损;膀胱镜检查有(无)膀胱肿瘤(必要时可行逆行造影);输尿管镜检查发现输尿管内肿物,活检病理为恶性肿瘤。

(三)选择治疗方案的依据

根据《吴阶平泌尿外科学》(山东科学技术出版社)和《临床诊疗指南——泌尿外科分册》(中华医学会编著,人民卫生出版社)。

1. 无全身或局部的近期感染。

2. 无严重的合并疾病。

3. 术前生活质量及活动水平评估。

4. 适合后腹腔镜肾输尿管全长＋输尿管开口袖套样切除术。

(四)标准住院天数

9～12 天。

(五)纳入路径标准

1. 第一诊断必须符合输尿管恶性肿瘤(ICD-10:C66 01),拟行后腹腔镜肾输尿管全长＋输尿管开口袖套样切除术(ICD-9-CM-3:55.5107 伴 57.6 01/56.1 02)。

2. 专科指征:影像学检查考虑输尿管占位性病变,考虑恶性或输尿管镜检查发现输尿管肿瘤,活检病理证实恶性。

3. 手术禁忌证:当患者合并伴有高血压、糖尿病、心律失常等其他慢性疾病,内科评估为

手术禁忌证,须特殊处理,对临床路径流程实施产生影响,不适宜进入路径。

(六)术前准备(术前评估)1~3 天

1. 术前评估

(1)检查检验评估:①完成必需的检查检验项目,血常规、尿常规、粪常规、生化、凝血功能、血型、血清八项、肝胆胰脾及泌尿系超声、胸部正位 X 线片、心电图、肾/输尿管增强 CT 或MRI、静脉肾盂造影。②根据患者情况可选择的检查检验项目,超声心动图、血气分析、肺功能、尿细胞学检查(脱落细胞检查或荧光染色体杂交实验)、输尿管镜检查及病理活检、膀胱镜检查或逆行造影等。③疾病发展预计的并发症评估。

(2)营养评估:根据《解放军总医院新住院患者营养风险筛查表(NRS-2002)》为新住院患者进行营养评估,评分≥3 分患者给予处置,必要时申请营养科医师会诊。

(3)心理评估:根据新住院患者情况申请心理科医师会诊评估。

(4)疼痛评估:根据《VAS 评分》实施疼痛评估,评分>7 分患者给予处置,必要时请疼痛科医师会诊。

(5)康复评估:根据《住院患者康复筛查和评估表》在新住院患者住院后 24 小时内进行康复筛查和评估。任何一项结果为"是",则申请康复科医师会诊。

2. 术前准备

(1)术前评估:术前 24 小时内完成病情评估、必要的检查,做出术前小结、术前讨论。

(2)术前谈话:术者应在术前 1 天与患者及其家属谈话,告知手术方案、相关风险、用血计划、术后转归、置入材料、手术费用和患者及其家属权益,履行书面知情同意手续。告知高值耗材的使用及费用。

(3)通知手术室:准备手术间、手术药品、手术物品及特殊耗材。

(4)护士做心理护理、交代注意事项:防压疮、防跌倒等,进行术前宣教。

(5)手术部位标识:术者、一助或经治医师在术前 1 天应对手术部位做体表标识,急诊手术由接诊医师或会诊外科医师标记,标记过程应有责任护士、患者及其家属共同参与,记入手术安排表。

(6)术前 1 天麻醉医师访视:制订麻醉计划、完成评估、确定麻醉方式,记入《麻醉术前访视记录》,告知患者及其家属麻醉适应证、麻醉目的、风险、可能出现的情况及其处理原则、替代方案等,签署《麻醉知情同意书》并归入病历。

(七)药品选择及使用时机

1. 抗生素　按照《抗菌药物临床应用指导原则》(卫医发〔2015〕)和卫生部办公厅《关于抗菌药物临床应用管理有关问题的通知》(卫办医政发〔2015〕)执行,围术期使用第一代头孢、第二代头孢菌素或喹诺酮类。

2. 止血药物　术后存在出血风险者。

3. 抑酸、镇吐药物　术后禁食期间应用。

4. 营养支持及调节水、电解质平衡药物　术后禁食期间使用。

5. 镇痛药物　术后疼痛时应用。

6. 增强免疫药物　免疫力低下患者应用。

7. 其他药物　伴随疾病的治疗药物等。

（八）手术日为住院第 4 天

1. **手术安全核对** 患者入手术间后由手术医师、麻醉医师、巡回护士和患者本人共同核对患者身份、手术部位与标识、手术方式。手术医师、麻醉医师、巡回护士三方按《手术安全核对表》逐项核对,共同签名。

（1）手术方式:后腹腔镜肾输尿管全长＋输尿管开口袖套样切除术。

（2）麻醉方式:全身麻醉。

（3）手术置入物:无。

（4）术中用药:麻醉用药。

（5）输血及血液制品:视术中出血情况补充红细胞或血浆。

（6）术中病理:常规,一般无须冷冻快速病理。

2. **经治医师或手术医师** 应即刻完成术后首次病程记录,观察术后患者病情变化。

（九）术后住院恢复 5～8 天

1. 必需的复查项目:血常规、血生化。

2. 必要时查血气分析、腹部超声。

3. 术后处理

（1）抗生素:抗生素选择第一代头孢、第二代头孢类或喹诺酮类。

（2）术后康复:术后 2～3 天拔除引流管,术后 2 天鼓励患者下床活动,术后 7 天拔除尿管。

（3）术后镇痛:镇痛泵镇痛。

（4）膀胱灌注化疗:术后 7 天拔除尿管前预防性灌注化疗药物(丝裂霉素、吡柔比星或表柔比星)。

4. 术者在术后 24 小时内完成手术记录,特殊情况可由一助完成,术者签名确认并归入病历。

5. 上级医师在术后 3 天内至少查房 1 次,根据术中和术后情况修订术后治疗计划。

6. 麻醉医师术后 3 天内访视患者,如有特殊情况应详细记录,及时与手术医师或重症监护室医师沟通并迅速处理。

7. 术后护理

（1）按照护理等级进行日常护理,监测患者生命体征,观察引流管引流情况、切口敷料有无渗出。

（2）指导患者术后体位摆放及功能锻炼:半卧位休息,早日下床活动。

（3）指导患者正确使用腹带,掌握床上排便(使用便器)的方法,防跌倒、防压疮护理等。

（十）出院标准

1. 生命体征平稳,无明显心肺、腹部不适。

2. 恢复正常饮食。

3. 切口愈合良好,引流管已拔除,尿管可在门诊拔除并灌注化疗,切口无感染征象(或可在门诊处理的切口情况)。

4. 常规检验指标无明显异常。

5. 无与本病相关的其他并发症或合并症。

（十一）变异及原因分析

1. 医疗原因导致的变异 如改变诊疗方案、转科治疗、操作失误、误诊等。

2. 患者原因导致的变异　如不同意治疗方案、个人原因要求出（转）院、院外服用手术禁忌药、月经期、对诊疗计划不满要求出路径、相关检查检验院外（门诊）已做等。

3. 并发症原因导致的变异　如肠瘘、胰瘘、肠粘连、肝损伤、脾损伤、大出血、神经血管损伤、深静脉血栓形成、血栓脱落、肺栓塞、感染、猝死、中转开放手术等；术后需要延长下床和康复时间，可能造成住院天数延长和费用增加。

4. 病情原因导致的变异　如患者既往手术史及内科疾病史（糖尿病等）；肿瘤的大小、位置、是否存在周围组织侵犯、是否伴有瘤栓或淋巴结转移等；基础疾病复杂、病情恶化、病情平稳好转、抢救、会诊等。

5. 合并膀胱肿瘤患者或输尿管镜检查病理活检患者　不进入本路径。

6. 辅诊科室原因导致的变异　如检查、检验、手术、病理等检查（不及时、结果错报、操作部位/方式错误、标本不合格）、报告（不及时、结果错报、标本不合格）等原因延长住院天数、增加费用等。

7. 管理原因导致的变异　如系统暂不支持，系统瘫痪，需要修订流程、制度等。

二、输尿管恶性肿瘤行后腹腔镜肾输尿管全长切除术临床路径表单

适用对象	第一诊断为输尿管恶性肿瘤（ICD-10：C66 01） 拟行后腹腔镜肾输尿管全长＋输尿管开口袖套样切除术（ICD-9-CM-3：55.5107 伴 57.6 01/56.1 02）的患者	
患者基本信息	姓名：_____　性别：_____　年龄：_____ 门诊号：_____　住院号：_____　过敏史：_____ 住院日期：____年__月__日　出院日期：____年__月__日	住院天数：9～12 天

	时间	住院第1—3天（术前评估及准备）	住院第4天（手术日）
主要诊疗工作	制度落实	□ 住院 2 小时内经治或值班医师完成接诊 □ 住院后 24 小时内主管医师完成检诊 □ 专科医师会诊（必要时） □ 经治医师查房（早、晚） □ 主诊医师查房 □ 完成术前准备 □ 组织术前讨论 □ 麻醉医师术前访视 □ 手术部位标识	□ 三级医师查房 □ 手术安全核查 □ 麻醉医师术后访视
	病情评估	□ 经治医师询问病史及体格检查 □ 完善术前常规检查及会诊 □ 心理评估 □ 营养评估 □ 疼痛评估 □ 康复评估	

（续　表）

主要诊疗工作	病历书写	□ 住院 8 小时内完成首次病程记录 □ 住院 24 小时内完成住院记录 □ 住院 48 小时内完成主管医师查房记录 □ 完成主诊医师查房记录 □ 完成术前讨论、术前小结	□ 术者或一助术后 24 小时内完成手术记录（术者签名） □ 术后即刻完成术后首次病程记录	
	知情同意	□ 病情告知 □ 患者或其家属入院记录签名 □ 术前谈话，告知患者及其家属病情和围术期注意事项并签署麻醉知情同意书、输血知情同意书、手术知情同意书、授权委托书、自费用品协议书（必要时）、军人目录外耗材审批单（必要时）等	□ 告知患者及其家属手术过程概况及术后注意事项	
	手术治疗	□ 预约手术	□ 告知患者及其家属手术过程概况及术后注意事项	
	其他	□ 及时通知上级医师检诊 □ 经治医师检查整理病历资料 □ 检查住院押金使用情况	□ 麻醉诱导 □ 观察术中出血量、输液量、输血量等 □ 术后病情交接	
重点医嘱	长期医嘱	护理类医嘱	□ 按泌尿外科护理常规 □ 二级或三级护理	□ 泌尿外科术后护理常规 □ 一级护理
		处置类医嘱		□ 持续心电、血压、呼吸、血氧饱和度监测 □ 留置导尿并计量 □ 留置切口引流并计量
		膳食类医嘱	□ 普食 □ 糖尿病饮食 □ 低盐、低脂饮食 □ 低盐、低脂、糖尿病饮食 □ 术前 1 天禁食、禁水（22:00 后）	□ 禁食、禁水
		药物类医嘱	□ 自带药（必要时）	□ 抗生素:第一代头孢、第二代头孢或喹诺酮类 □ 术后止血:巴曲酶 □ 雾化吸入 □ 抑制胃酸、镇吐:奥美拉唑、托烷司琼等 □ 胃肠外营养:脂肪乳、氨基酸、葡萄糖、电解质、维生素等 □ 镇痛药物（必要时）

重点医嘱	临时医嘱	检查检验	□ 血常规 □ 尿常规 □ 粪常规 □ 凝血四项 □ 血清术前八项 □ 血型 □ 血生化 □ 胸部正位 X 线片 □ 心电图 □ 泌尿系超声 □ 肝胆胰脾超声 □ CT 或 MRI □ 静脉肾盂造影 □ 肺功能（必要时） □ 血气分析（必要时） □ 超声心动图（必要时） □ 尿细胞学检查（必要时） □ 输尿管镜检查（必要时） □ 膀胱镜检查或逆行造影（必要时）	□ 血常规 □ 血生化
		药物类医嘱	□ 抗生素皮试 □ 肠道准备药物	□ 镇痛药物（必要时） □ 解热药物（＞38℃时）
		手术医嘱	□ 常规准备明日在全身麻醉下行后腹腔镜肾输尿管全长＋输尿管开口袖套样切除术	
		处置医嘱	□ 备皮（＞30cm²） □ 备血 □ 静脉抽血	□ 吸氧 □ 输血（视病情） □ 补液（视病情）
主要护理工作		健康宣教	□ 住院宣教（住院环境、规章制度） □ 进行护理安全指导 □ 进行等级护理、活动范围指导 □ 进行饮食指导 □ 进行关于疾病知识的宣教 □ 检查、检验项目的目的和意义 □ 术前宣教	□ 术后心理疏导 □ 告知患者护理风险 □ 进行压疮预防知识宣教 □ 指导术后康复训练 □ 指导术后注意事项

<table>
<tr><td rowspan="6">主要护理工作</td><td rowspan="1">护理处置</td><td>□ 患者身份核对
□ 佩戴腕带
□ 建立住院病历,通知医师
□ 住院介绍:介绍责任护士、病区环境、设施、规章制度、基础护理服务项目
□ 询问病史,填写护理记录单首页
□ 观察病情
□ 测量基本生命体征
□ 抽血、留取标本
□ 心理与生活护理
□ 根据评估结果采取相应护理措施
□ 通知检查项目及检查注意事项
□ 术前患者准备(术前沐浴、更衣、备皮)
□ 检查术前物品准备
□ 指导患者准备术后所需用品、贵重物品交由其家属保管
□ 指导患者进行肠道准备并检查准备效果
□ 告知入手术室前取下活动义齿
□ 备血、皮试</td><td>□ 晨起测量生命体征并记录
□ 确认无上呼吸道感染症状,女患者确认无月经来潮
□ 与手术室护士交接病历、影像资料、术中带药等
□ 术前补液(必要时)
□ 嘱患者入手术室前膀胱排空
□ 与手术室护士交接
□ 术后按一级护理要求完成基础护理项目
□ 术后心电监护、监测生命体征
□ 留取标本
□ 观察切口疼痛情况、检测镇痛泵运转情况
□ 观察静脉输液情况
□ 观察留置尿管引流情况
□ 妥善固定各类管道
□ 观察切口引流情况,记录引流量及性状
□ 观察切口敷料,有渗出时报告医师处理
□ 术后心理与生活护理</td></tr>
<tr><td>护理评估</td><td>□ 一般评估:生命体征、神志、皮肤、药物过敏史等
□ 专科评估:生活自理能力
□ 风险评估:评估有无跌倒、坠床、压疮风险
□ 心理评估
□ 营养评估
□ 疼痛评估
□ 康复评估</td><td>□ 评估意识情况
□ 评估切口疼痛情况
□ 观察切口敷料有无渗出并报告医师
□ 风险评估:评估有无跌倒、坠床、压疮、导管滑脱、液体外渗的风险</td></tr>
<tr><td>专科护理</td><td>□ 指导患者掌握床上翻身方法
□ 指导患者掌握床上排便(使用便器)方法</td><td>□ 与手术室护士共同评估皮肤、切口敷料、输液及引流情况
□ 指导患者掌握床上翻身方法
□ 指导患者掌握床上排便(使用便器)方法</td></tr>
<tr><td>饮食指导</td><td>□ 根据医嘱通知配餐员准备膳食
□ 协助进餐
□ 术前 1 天通知患者 22:00 后禁食、禁水</td><td>□ 禁食、禁水,口干时协助湿润口唇
□ 排气后指导患者间断、少量饮用温开水</td></tr>
<tr><td>活动体位</td><td>□ 根据护理等级指导活动</td><td>□ 根据手术及麻醉方式安置合适体位
□ 指导患者掌握床上翻身方法</td></tr>
<tr><td>洗浴要求</td><td>□ 协助患者洗澡、更换病号服
□ 协助患者晨、晚间护理
□ 备皮后协助患者清洁备皮部位,更换病号服</td><td>□ 告知患者切口保护方法</td></tr>
</table>

病情变异记录	□ 无　　□ 有,原因: □ 患者　□ 并发症　□ 医疗 □ 病情　□ 辅诊　　□ 管理			□ 无　　□ 有,原因: □ 患者　□ 并发症　□ 医疗 □ 病情　□ 辅诊　　□ 管理		
护士签名	白班	小夜班	大夜班	白班	小夜班	大夜班
医师签名						

	时间	住院第 5－7 天(术后 3 天)	住院第 8－12 天(恢复出院)
主要诊疗工作	制度落实	□ 手术医师查房 □ 主诊医师查房 □ 上级医师查房(主管医师查房每天 1 次) □ 经治医师每天早、晚查房 □ 专科医师会诊(必要时)	□ 上级医师查房(主管医师查房每天 1 次) □ 经治医师每天早、晚查房 □ 上级医师查房进行手术及切口评估,确定有无手术并发症和切口愈合不良情况,明确是否出院 □ 专科医师会诊(必要时)
	病情评估		□ 上级医师进行治疗效果、预后和出院评估 □ 出院宣教
	病历书写	□ 术后连续 3 天病程记录	□ 病情稳定患者每 3 天 1 个病程记录 □ 出院前 1 天有上级医师指示出院的病程记录 □ 出院后 24 小时内完成出院记录 □ 出院后 24 小时内完成病案首页 □ 完成出院介绍信 □ 出具诊断证明书
	知情同意		□ 告知患者及其家属出院后注意事项(指导出院后复诊的时间及地点、发生紧急情况时处理等)
	手术治疗		
	其他	□ 观察引流量及引流液性状 □ 观察切口情况,是否存在渗出、红肿等情况 □ 观察尿量及尿色 □ 观察体温、血压等生命体征 □ 复查血常规、生化 □ 指导患者下床	□ 观察切口情况,是否存在渗出、红肿等情况 □ 观察体温、血压等 □ 复查血常规、血生化(必要时) □ 追问病理结果 □ 膀胱灌注化疗药 □ 通知出院 □ 出院带药 □ 嘱患者拆线换药(根据出院时间决定) □ 门诊复查 □ 如有不适,随时复诊

(续　表)

重点医嘱	长期医嘱	护理类医嘱	□ 泌尿外科术后护理常规 □ 一级或二级护理	□ 泌尿外科术后护理常规 □ 二级或三级护理
		处置类医嘱	□ 停心电监护 □ 测血压 □ 留置尿管	□ 测血压 □ 留置尿管
		膳食类医嘱	□ 流食 □ 半流食 □ 普食 □ 糖尿病饮食 □ 低盐、低脂饮食 □ 低盐、低脂、糖尿病饮食	□ 普食 □ 糖尿病饮食 □ 低盐、低脂饮食 □ 低盐、低脂、糖尿病饮食
		药物类医嘱	□ 抗生素:第一代头孢、第二代头孢或喹诺酮类 □ 术后止血:巴曲酶 □ 雾化吸入 □ 抑制胃酸、镇吐:奥美拉唑、托烷司琼等 □ 胃肠外营养:脂肪乳、氨基酸、葡萄糖、电解质、维生素等 □ 镇痛药物(必要时)	□ 抗生素(必要时) □ 膀胱灌注类化疗药物
	临时医嘱	检查检验	□ 复查血常规、血生化	□ 复查血常规、血生化(必要时)
		药物类医嘱	□ 镇痛药物(必要时) □ 控制血糖药物(必要时) □ 补液(必要时)	□ 镇痛药物(必要时) □ 控制血糖药物(必要时) □ 补液(必要时)
		手术医嘱		
		处置医嘱	□ 大换药 □ 拔除切口引流	□ 大换药 □ 膀胱灌注 □ 拔除尿管 □ 出院
主要护理工作		健康宣教	□ 压疮预防知识宣教 □ 跌倒预防知识宣教 □ 告知患者护理风险	□ 压疮预防知识宣教 □ 跌倒预防知识宣教 □ 出院宣教(康复训练方法、用药指导、换药时间及注意事项、复查时间等)
		护理处置	□ 按护理等级完成基础护理项目 □ 监测生命体征 □ 观察切口疼痛情况、检测镇痛泵运转情况 □ 观察静脉输液情况 □ 妥善固定各类管道 □ 观察切口敷料,有渗出时报告医师处理 □ 留取标本 □ 观察切口引流情况,记录引流量及性状 □ 术后心理与生活护理 □ 整理床单位	□ 按护理等级完成基础护理项目 □ 监测生命体征 □ 观察切口敷料,有渗出时报告医师处理 □ 观察留置尿管及引流情况 □ 术后心理与生活护理 □ 协助患者办理出院手续 □ 整理床单位

主要护理工作	护理评估	□ 评估跌倒风险 □ 评估压疮风险	
	专科护理	□ 指导患者掌握床上翻身方法 □ 指导患者掌握床上排便（使用便器）方法	□ 术后心理与生活护理
	饮食指导	□ 根据医嘱通知配餐员准备膳食 □ 协助进餐	□ 根据医嘱通知配餐员准备膳食
	活动体位	□ 指导患者掌握床上翻身方法 □ 根据护理等级指导活动	□ 根据护理等级指导活动
	洗浴要求	□ 协助患者晨、晚间护理 □ 告知患者切口保护方法	□ 协助患者晨、晚间护理 □ 告知患者切口保护方法
病情变异记录		□ 无　　□ 有,原因: □ 患者　□ 并发症　□ 医疗 □ 病情　□ 辅诊　□ 管理	□ 无　　□ 有,原因: □ 患者　□ 并发症　□ 医疗 □ 病情　□ 辅诊　□ 管理

护士签名	白班	小夜班	大夜班	白班	小夜班	大夜班

医师签名		

肾上腺无功能腺瘤行后腹腔镜肾上腺腺瘤切除术临床路径

一、肾上腺无功能腺瘤行后腹腔镜肾上腺腺瘤切除术路径标准住院流程

(一)适用对象

1. 第一诊断为肾上腺无功能腺瘤(ICD-10:D35.001)。

2. 拟行后腹腔镜肾上腺腺瘤切除术(ICD-9-CM-3:07.2103/07.2106)的患者。

3. 除外醛固酮瘤、皮质醇瘤、嗜铬细胞瘤等功能性瘤。

(二)诊断依据

根据《中国泌尿外科疾病诊断治疗指南》(中华医学会泌尿外科学分会编著,人民卫生出版社,2014 年)。

1. 病史　体检发现肾上腺占位。

2. 体格检查　无明显阳性体征。

3. 辅助检查　超声、CT 或 MRI 影像学检查,肾上腺功能相关的内分泌检查等。

(三)选择治疗方案的依据

根据《中国泌尿外科疾病诊断治疗指南》(中华医学会泌尿外科学分会编著,人民卫生出版社,2014 年)。

1. 无全身或局部的近期感染。

2. 无严重的合并症。

3. 术前生活质量及活动水平评估。

4. 适合后腹腔镜肾上腺腺瘤切除术。

(四)标准住院天数

8～9 天。

(五)纳入路径标准

1. 第一诊断必须符合肾上腺无功能腺瘤(ICD-10:D35.001),拟行后腹腔镜肾上腺腺瘤切除术(ICD-9-CM-3:07.2103/07.2106)。

2. 专科指征:超声、CT 或 MRI 提示肾上腺占位性病变,内分泌相关检查提示无功能。

3. 手术禁忌证:同时伴有高血压、糖尿病、心律失常等慢性病内科评估为手术禁忌证不适宜入径。

(六)术前准备(术前评估)1～3 天

1. 术前评估

(1)检查检验评估:①完成必需的检查检验项目,血常规、尿常规、粪常规、血生化、凝血功

能、血型、术前血清八项、肝胆胰脾及泌尿系超声、胸部正位 X 线片、心电图、肾上腺增强 CT 或 MRI、肾上腺功能相关的内分泌检查等。②根据患者情况可选择的检查检验项目,超声心动图、血气分析、肺功能等。③疾病发展预计的并发症评估。

(2)营养评估:根据《解放军总医院新住院患者营养风险筛查表(NRS—2002)》为新住院患者进行营养评估,评分≥3 分患者给予处置,必要时申请营养科医师会诊。

(3)心理评估:根据新住院患者情况申请心理科医师会诊评估。

(4)疼痛评估:根据《VAS 评分》实施疼痛评估,评分＞7 分患者给予处置,必要时请疼痛科医师会诊。

(5)康复评估:根据《住院患者康复筛查和评估表》在新住院患者入院后 24 小时内进行康复筛查和评估。任何一项结果为"是",则申请康复科医师会诊。

2. 术前准备

(1)术前评估:术前 24 小时内完成病情评估、必要的检查,做出术前小结、术前讨论。

(2)术前谈话:术者应在术前 1 天与患者及其家属谈话,告知手术方案、相关风险、用血计划、术后转归、置入材料、手术费用和患者及其家属权益,履行书面知情同意手续。告知高值耗材的使用及费用。

(3)通知手术室:准备手术间、手术药品、手术物品及特殊耗材。

(4)护士做心理护理、交代注意事项:防压疮、防跌倒等,并进行术前宣教。

(5)手术部位标识:术者、一助或经治医师在术前 1 天应对手术部位做体表标识,急诊手术由接诊医师或会诊外科医师标记,标记过程应有责任护士、患者及其家属共同参与,记入手术安排表。

(6)术前 1 天麻醉医师访视:制订麻醉计划、完成评估、确定麻醉方式,记入《麻醉术前访视记录》,告知患者及其家属麻醉适应证、麻醉目的、风险、可能出现的情况及其处理原则、替代方案等,签署《麻醉知情同意书》并归入病历。

(七)药品选择及使用时机

1. 抗生素　按照《抗菌药物临床应用指导原则》(卫医发〔2015〕)和卫生部办公厅《关于抗菌药物临床应用管理有关问题的通知》(卫办医政发〔2015〕)执行,围术期使用第一代头孢、第二代头孢菌素或其他(头孢过敏)。

2. 止血药物　术后存在出血风险者。

3. 抑酸、镇吐药物　术后禁食期间应用。

4. 营养支持及调节水、电解质平衡药物　术后禁食期间使用。

5. 镇痛药物　术后疼痛时应用。

6. 增强免疫药物　免疫力低下患者应用。

7. 其他药物　伴随疾病的治疗药物等。

(八)手术日为住院第 4 天

1. 手术安全核对　患者入手术间后由手术医师、麻醉医师、巡回护士和患者本人共同核对患者身份、手术部位与标识、手术方式。手术医师、麻醉医师、巡回护士三方按《手术安全核对表》逐项核对,共同签名。

(1)手术方式:后腹腔镜肾上腺腺瘤切除术。

(2)麻醉方式:全身麻醉。

（3）手术置入物：无。

（4）术中用药：麻醉用药。

（5）输血及血液制品：视术中出血情况补充红细胞或血浆。

（6）术中病理：常规，一般无须冷冻快速病理。

2. 经治医师或手术医师　应即刻完成术后首次病程记录，观察术后患者病情变化。

（九）术后住院恢复2～5天

1. 必需的复查项目：血常规、血生化。

2. 必要时查血气分析、腹部超声、腹腔CT。

3. 术后处理

（1）抗生素：抗生素选择第一代头孢、第二代头孢或其他药物（头孢过敏）。

（2）术后康复：术后2～3天拔除引流管及尿管，术后2天鼓励患者下床活动。

（3）术后镇痛：镇痛泵镇痛。

4. 术者在术后24小时内完成手术记录，特殊情况可由一助完成，术者签名确认并归入病历。

5. 上级医师在术后3天内至少查房1次，根据术中和术后情况修订术后治疗计划。

6. 麻醉医师术后3天内访视患者，如有特殊情况应详细记录，及时与手术医师或重症监护室医师沟通并迅速处理。

7. 术后护理

（1）按照护理等级进行日常护理，监测患者生命体征，观察引流管引流情况、切口敷料有无渗出。

（2）指导患者术后体位摆放及功能锻炼：半卧位休息，早日下床活动。

（3）指导患者正确使用腹带，掌握床上排便排尿（使用便器）的方法，进行自主排尿训练，防跌倒、防压疮护理等。

（十）出院标准

1. 生命体征平稳，无明显心肺、腹部不适。

2. 恢复正常饮食。

3. 切口愈合良好，引流管及尿管拔除，切口无感染征象（或可在门诊处理的切口情况）。

4. 常规检验指标无明显异常。

5. 无与本病相关的其他并发症或合并症。

（十一）变异及原因分析

1. 医疗原因导致的变异　如改变诊疗方案、转科治疗、操作失误、误诊等。

2. 患者原因导致的变异　如不同意治疗方案、个人原因要求出（转）院、院外服用手术禁忌药、月经期、对诊疗计划不满要求出路径、相关检查检验院外（门诊）已做等。

3. 并发症原因导致的变异　如感染、瘘、出血、血肿、愈合不良、梗阻等。

4. 病情原因导致的变异　如基础疾病复杂、病情恶化、病情平稳好转、抢救、会诊等。

5. 辅诊科室原因导致的变异　如检查、检验、手术、病理等检查（不及时、结果错报、操作部位或方式错误、标本不合格）、报告（不及时、结果错报、标本不合格）等原因延长住院天数、增加费用等。

6. 管理原因导致的变异　如系统暂不支持，系统瘫痪，需要修订流程、制度等。

二、肾上腺无功能腺瘤行后腹腔镜肾上腺
腺瘤切除术临床路径表单

适用对象	第一诊断为肾上腺无功能腺瘤（ICD-10：D35.001） 拟行后腹腔镜肾上腺腺瘤切除术（ICD-9-CM-3：07.2103/07.2106）的患者	
患者基本信息	姓名：_____ 性别：____ 年龄：____ 门诊号：_____ 住院号：_____ 过敏史：_____ 住院日期：___年__月__日 出院日期：___年__月__日	住院天数：8～9 天

时间		住院第 1－3 天（术前评估及准备）	住院第 4 天（手术日）
主要诊疗工作	制度落实	□ 住院 2 小时内经治或值班医师完成接诊 □ 住院后 24 小时内主管医师完成检诊 □ 专科医师会诊（必要时） □ 经治医师查房（早、晚） □ 主诊医师查房 □ 完成术前准备 □ 组织术前讨论 □ 麻醉医师术前访视 □ 手术部位标识	□ 三级医师查房 □ 手术安全核查 □ 麻醉医师术后访视
	病情评估	□ 经治医师询问病史及体格检查 □ 完善术前常规检查及会诊 □ 心理评估 □ 营养评估 □ 疼痛评估 □ 康复评估	
	病历书写	□ 住院 8 小时内完成首次病程记录 □ 住院 24 小时内完成住院记录 □ 住院 48 小时内完成主管医师查房记录 □ 完成主诊医师查房记录 □ 完成术前讨论、术前小结	□ 术者或一助术后 24 小时内完成手术记录（术者签名） □ 术后即刻完成术后首次病程记录
	知情同意	□ 病情告知 □ 患者或其家属入院记录签名 □ 术前谈话，告知患者及其家属病情和围术期注意事项并签署麻醉知情同意书、输血知情同意书、手术知情同意书、授权委托书、自费用品协议书（必要时）、军人目录外耗材审批单（必要时）等	□ 告知患者及其家属手术过程概况及术后注意事项
	手术治疗	□ 预约手术	□ 告知患者及其家属手术过程概况及术后注意事项
	其他	□ 及时通知上级医师检诊 □ 经治医师检查整理病历资料 □ 检查住院押金使用情况	□ 麻醉诱导 □ 观察术中出血量、输液量、输血量等 □ 术后病情交接

（续　表）

		护理类医嘱	□ 按泌尿外科护理常规 □ 二级或三级护理	□ 泌尿外科术后护理常规 □ 一级护理
重点医嘱	长期医嘱	处置类医嘱		□ 持续心电、血压、呼吸、血氧饱和度监测 □ 留置导尿并计量 □ 留置切口引流并计量
		膳食类医嘱	□ 普食 □ 糖尿病饮食 □ 低盐、低脂饮食 □ 低盐、低脂、糖尿病饮食 □ 术前 1 天禁食、禁水（22:00 后）	□ 禁食、禁水
		药物类医嘱	□ 自带药（必要时）	□ 抗生素：第一代头孢、第二代头孢或其他药物（头孢过敏） □ 术后止血：巴曲酶 □ 雾化吸入 □ 抑制胃酸、镇吐：奥美拉唑、托烷司琼等 □ 胃肠外营养：脂肪乳、氨基酸、葡萄糖、电解质、维生素等 □ 镇痛药物（必要时）
	临时医嘱	检查检验	□ 血常规 □ 尿常规 □ 粪常规 □ 凝血四项 □ 血清术前八项 □ 血型 □ 血生化 □ 胸部正位 X 线片 □ 心电图 □ 泌尿系超声 □ 肝胆胰脾超声 □ CT 或 MRI □ 肾上腺功能相关的内分泌检查 □ 肺功能（必要时） □ 血气分析（必要时） □ 超声心动图（必要时）	□ 血常规 □ 血生化
		药物类医嘱	□ 抗生素皮试 □ 肠道准备药物	□ 镇痛药物（必要时） □ 解热药物（>38℃时）
		手术医嘱	□ 常规准备明日在全身麻醉下行后腹腔镜肾上腺腺瘤切除术	
		处置医嘱	□ 备皮（>30cm²） □ 备血 □ 静脉抽血	□ 吸氧 □ 输血（视病情） □ 补液（视病情） □ 拔除导尿管（必要时）

(续　表)

主要护理工作	健康宣教	□ 住院宣教(住院环境、规章制度) □ 进行护理安全指导 □ 进行等级护理、活动范围指导 □ 进行饮食指导 □ 进行关于疾病知识的宣教 □ 检查、检验项目的目的和意义 □ 术前宣教	□ 术后心理疏导 □ 告知患者护理风险 □ 进行压疮预防知识宣教 □ 指导术后康复训练 □ 指导术后注意事项
	护理处置	□ 患者身份核对 □ 佩戴腕带 □ 建立住院病历,通知医师 □ 住院介绍:介绍责任护士,病区环境、设施、规章制度、基础护理服务项目 □ 询问病史,填写护理记录单首页 □ 观察病情 □ 测量基本生命体征 □ 抽血、留取标本 □ 心理与生活护理 □ 根据评估结果采取相应护理措施 □ 通知检查项目及检查注意事项 □ 术前患者准备(术前沐浴、更衣、备皮) □ 检查术前物品准备 □ 指导患者准备术后所需用品、贵重物品交由其家属保管 □ 指导患者进行肠道准备并检查准备效果 □ 告知入手术室前取下活动义齿 □ 备血、皮试	□ 晨起测量生命体征并记录 □ 确认无上呼吸道感染症状,女患者确认无月经来潮 □ 与手术室护士交接病历、影像资料、术中带药等 □ 术前补液(必要时) □ 嘱患者入手术室前膀胱排空 □ 与手术室护士交接 □ 术后按一级护理要求完成基础护理项目 □ 术后心电监护、监测生命体征 □ 留取标本 □ 观察切口疼痛情况、检测镇痛泵运转情况 □ 观察静脉输液情况 □ 观察留置尿管引流情况 □ 妥善固定各类管道 □ 观察切口引流情况,记录引流量及性状 □ 观察切口敷料,有渗出时报告医师处理 □ 术后心理与生活护理
	护理评估	□ 一般评估:生命体征、神志、皮肤、药物过敏史等 □ 专科评估:生活自理能力 □ 风险评估:评估有无跌倒、坠床、压疮风险 □ 心理评估 □ 营养评估 □ 疼痛评估 □ 康复评估	□ 评估意识情况 □ 评估切口疼痛情况 □ 观察切口敷料有无渗出并报告医师 □ 风险评估:评估有无跌倒、坠床、压疮、导管滑脱、液体外渗的风险
	专科护理	□ 指导患者掌握床上翻身方法 □ 指导患者掌握床上排尿、排便(使用便器)方法	□ 与手术室护士共同评估皮肤、切口敷料、输液及引流情况 □ 指导患者掌握床上翻身方法 □ 指导患者掌握床上排尿、排便(使用便器)方法
	饮食指导	□ 根据医嘱通知配餐员准备膳食 □ 协助进餐 □ 术前1天通知患者22:00后禁食、禁水	□ 禁食、禁水,口干时协助湿润口唇 □ 排气后指导患者间断、少量饮用温开水

（续　表）

主要护理工作	活动体位	□ 根据护理等级指导活动	□ 根据手术及麻醉方式安置合适体位 □ 指导患者掌握床上翻身方法
	洗浴要求	□ 协助患者洗澡、更换病号服 □ 协助患者晨、晚间护理 □ 备皮后协助患者清洁备皮部位,更换病号服	□ 告知患者切口保护方法
病情变异记录		□ 无　　□ 有,原因: □ 患者　□ 并发症　□ 医疗 □ 病情　□ 辅诊　□ 管理	□ 无　　□ 有,原因: □ 患者　□ 并发症　□ 医疗 □ 病情　□ 辅诊　□ 管理

护士签名	白班	小夜班	大夜班	白班	小夜班	大夜班

医师签名		

时间		住院第5—7天(术后3天)	住院第8—9天(恢复出院)
主要诊疗工作	制度落实	□ 手术医师查房 □ 主诊医师查房 □ 上级医师查房(主管医师查房每天1次) □ 经治医师每天早、晚查房 □ 专科医师会诊(必要时)	□ 上级医师查房(主管医师查房每天1次) □ 经治医师每天早、晚查房 □ 上级医师查房进行手术及切口评估,确定有无手术并发症和切口愈合不良情况,明确是否出院 □ 专科医师会诊(必要时)
	病情评估		□ 上级医师进行治疗效果、预后和出院评估 □ 出院宣教
	病历书写	□ 术后连续3天病程记录	□ 病情稳定患者每3天1个病程记录 □ 出院前1天有上级医师指示出院的病程记录 □ 出院后24小时内完成出院记录 □ 出院后24小时内完成病案首页 □ 完成出院介绍信 □ 出具诊断证明书
	知情同意		□ 告知患者及其家属出院后注意事项(指导出院后功能锻炼、复诊的时间及地点、发生紧急情况时处理等)
	手术治疗		
	其他	□ 观察引流量及引流液性状 □ 观察切口情况,是否存在渗出、红肿等情况 □ 观察体温、血压等生命体征 □ 复查血常规、生化 □ 指导患者下床	□ 观察切口情况,是否存在渗出、红肿等情况 □ 观察体温、血压等 □ 复查血常规、血生化(必要时) □ 追问病理结果 □ 通知出院 □ 出院带药 □ 嘱患者拆线换药(根据出院时间决定) □ 门诊复查 □ 如有不适,随时复诊

（续　表）

重点医嘱	长期医嘱	护理类医嘱	□ 泌尿外科术后护理常规 □ 一级或二级护理	□ 泌尿外科术后护理常规 □ 二级或三级护理
		处置类医嘱	□ 停心电监护 □ 测血压	□ 测血压
		膳食类医嘱	□ 流食 □ 半流食 □ 普食 □ 糖尿病饮食 □ 低盐、低脂饮食 □ 低盐、低脂、糖尿病饮食	□ 普食 □ 糖尿病饮食 □ 低盐、低脂饮食 □ 低盐、低脂、糖尿病饮食
		药物类医嘱	□ 抗生素：第一代头孢、第二代头孢或其他药物（头孢过敏） □ 术后止血：巴曲酶 □ 雾化吸入 □ 抑制胃酸、镇吐：奥美拉唑、托烷司琼等 □ 胃肠外营养：脂肪乳、氨基酸、葡萄糖、电解质、维生素等 □ 镇痛药物（必要时）	□ 抗生素（必要时）
	临时医嘱	检查检验	□ 复查血常规、血生化	□ 复查血常规、血生化（必要时）
		药物类医嘱	□ 镇痛药物（必要时） □ 控制血糖药物（必要时） □ 补液（必要时）	□ 镇痛药物（必要时） □ 控制血糖药物（必要时） □ 补液（必要时）
		手术医嘱		
		处置医嘱	□ 大换药 □ 拔除切口引流 □ 拔除导尿管	□ 大换药 □ 出院
主要护理工作		健康宣教	□ 压疮预防知识宣教 □ 跌倒预防知识宣教 □ 告知患者护理风险	□ 压疮预防知识宣教 □ 跌倒预防知识宣教 □ 出院宣教（康复训练方法、用药指导、换药时间及注意事项、复查时间等）
		护理处置	□ 按护理等级完成基础护理项目 □ 监测生命体征 □ 观察切口疼痛情况、检测镇痛泵运转情况 □ 观察静脉输液情况 □ 妥善固定各类管道 □ 观察切口敷料，有渗出时报告医师处理 □ 留取标本 □ 观察切口引流情况，记录引流量及性状 □ 术后心理与生活护理 □ 整理床单位	□ 按护理等级完成基础护理项目 □ 监测生命体征 □ 观察切口敷料，有渗出时报告医师处理 □ 术后心理与生活护理 □ 协助患者办理出院手续 □ 整理床单位

（续　表）

主要护理工作	护理评估	□ 评估跌倒风险 □ 评估压疮风险	
	专科护理	□ 指导患者掌握床上翻身方法 □ 指导患者掌握床上排尿、排便（使用便器）方法 □ 指导患者进行自主排尿训练	□ 术后心理与生活护理
	饮食指导	□ 根据医嘱通知配餐员准备膳食 □ 协助进餐	□ 根据医嘱通知配餐员准备膳食
	活动体位	□ 指导患者掌握床上翻身方法 □ 根据护理等级指导活动	□ 根据护理等级指导活动
	洗浴要求	□ 协助患者晨、晚间护理 □ 告知患者切口保护方法	□ 协助患者晨、晚间护理 □ 告知患者切口保护方法
病情变异记录		□ 无　　□ 有,原因： □ 患者　□ 并发症　□ 医疗 □ 病情　□ 辅诊　□ 管理	□ 无　　□ 有,原因： □ 患者　□ 并发症　□ 医疗 □ 病情　□ 辅诊　□ 管理
护士签名		白班　　小夜班　　大夜班	白班　　小夜班　　大夜班
医师签名			

肾上腺嗜铬细胞瘤行后腹腔镜肾上腺嗜铬细胞瘤切除术临床路径

一、肾上腺嗜铬细胞瘤行后腹腔镜肾上腺嗜铬细胞瘤切除术路径标准住院流程

(一)适用对象

1. 第一诊断为肾上腺嗜铬细胞瘤(ICD-10:D35.001,M87000/0 或 C74.901,M87000/3)。

2. 拟行后腹腔镜肾上腺嗜铬细胞瘤切除术 (ICD-9-CM-3:07.2103/07.2106)的患者。

(二)诊断依据

根据《中国泌尿外科疾病诊断治疗指南》(中华医学会泌尿外科学分会编著,人民卫生出版社,2014 年)。

1. 病史　顽固性高血压、心血管疾病。

2. 体格检查　无明显阳性体征或可触及腰腹部肿块。

3. 辅助检查　超声、CT 或 MRI 影像学检查,肾上腺功能相关的内分泌检查等。

(三)选择治疗方案的依据

根据《中国泌尿外科疾病诊断治疗指南》(中华医学会泌尿外科学分会编著,人民卫生出版社,2014 年)。

1. 无全身或局部的近期感染。

2. 无严重的并发症。

3. 术前生活质量及活动水平评估。

4. 适合后腹腔镜肾上腺嗜铬细胞瘤切除术。

(四)标准住院天数

8～10 天。

(五)纳入路径标准

1. 第一诊断必须符合肾上腺嗜铬细胞瘤(ICD-10:D35.001,M87000/0 或 C74.901,M87000/3),拟行后腹腔镜肾上腺嗜铬细胞瘤切除术 (ICD-9-CM-3:07.2103/07.2106)。

2. 专科指征:顽固性高血压、超声、CT 或 MRI 提示肾上腺占位性病变,内分泌相关检查提示嗜铬细胞瘤。

3. 手术禁忌证:同时伴有未控制的高血压、糖尿病、心律失常等慢性病内科评估为手术禁忌证不适宜入径。

(六)术前准备(术前评估)1～3 天

1. 术前评估

(1)检查检验评估:①完成必需的检查检验项目,血常规、尿常规、粪常规、血生化、凝血功

能、血型、术前血清八项、肝胆胰脾及泌尿系超声、胸部正位 X 线片、心电图、肾上腺增强 CT 或 MRI、肾上腺功能相关的内分泌检查等。②根据患者情况可选择的检查检验项目,间碘苄胍试验、超声心动图、血气分析、肺功能等。③疾病发展预计的并发症评估。④术前药物准备是否充分。

(2)营养评估:根据《解放军总医院新住院患者营养风险筛查表(NRS−2002)》为新住院患者进行营养评估,评分≥3 分患者给予处置,必要时申请营养科医师会诊。

(3)心理评估:根据新住院患者情况申请心理科医师会诊评估。

(4)疼痛评估:根据《VAS 评分》实施疼痛评估,评分>7 分患者给予处置,必要时请疼痛科医师会诊。

(5)康复评估:根据《住院患者康复筛查和评估表》在新住院患者住院后 24 小时内进行康复筛查和评估。任何一项结果为"是",则申请康复科医师会诊。

2. 术前准备

(1)术前评估:术前 24 小时内完成病情评估、必要的检查,做出术前小结、术前讨论。

(2)术前谈话:术者应在术前 1 天与患者及其家属谈话,告知手术方案、相关风险、用血计划、术后转归、置入材料、手术费用和患者及其家属权益,履行书面知情同意手续。告知高值耗材的使用及费用。

(3)通知手术室:准备手术间、手术药品、手术物品及特殊耗材。

(4)护士做心理护理、交代注意事项:防压疮、防跌倒等,进行术前宣教。

(5)手术部位标识:术者、一助或经治医师在术前 1 天应对手术部位做体表标识,急诊手术由接诊医师或会诊外科医师标记,标记过程应有责任护士、患者及其家属共同参与,记入手术安排表。

(6)术前 1 天麻醉医师访视:制订麻醉计划、完成评估、确定麻醉方式,记入《麻醉术前访视记录》,告知患者及其家属麻醉适应证、麻醉目的、风险、可能出现的情况及其处理原则、替代方案等,签署《麻醉知情同意书》并归入病历。

(七)药品选择及使用时机

1. 控制血压及扩容药物　术前应用酚苄明及静脉补液。

2. 升血压及降血压药物　术中及术后根据血压变化调整。

3. 抗生素　按照《抗菌药物临床应用指导原则》(卫医发〔2015〕)和卫生部办公厅《关于抗菌药物临床应用管理有关问题的通知》(卫办医政发〔2015〕)执行,围术期使用第一代头孢、第二代头孢菌素或其他药物(头孢过敏)。

4. 止血药物　术后存在出血风险者。

5. 抑酸镇吐药物　术后禁食期间应用。

6. 营养支持及调节水、电解质平衡药物　术后禁食期间使用。

7. 镇痛药物　术后疼痛时应用。

8. 增强免疫药物　免疫力低下患者应用。

9. 其他药物　伴随疾病的治疗药物等。

(八)手术日为住院第 4 天

1. 手术安全核对　患者入手术间后由手术医师、麻醉医师、巡回护士和患者本人共同核对患者身份、手术部位与标识、手术方式。手术医师、麻醉医师、巡回护士三方按《手术安全核对表》逐项核对,共同签名。

(1)手术方式:后腹腔镜肾上腺嗜铬细胞瘤切除术。

(2)麻醉方式:全身麻醉。

(3)手术置入物:无。

(4)术中用药:麻醉用药、升血压药、降血压药。

(5)输血及血液制品:视术中出血情况补充红细胞或血浆。

(6)术中病理:常规,一般无须冷冻快速病理。

2. 经治医师或手术医师 应即刻完成术后首次病程记录,观察术后患者病情变化。

(九)术后住院恢复 4～6 天

1. 必需的复查项目:血常规、血生化。

2. 必要时查血气分析、腹部超声、腹腔CT。

3. 术后处理

(1)抗生素:抗生素选择第一代头孢、第二代头孢或其他药物(头孢过敏)。

(2)术后康复:术后 2～3 天拔除引流管及尿管,术后 2 天鼓励患者下床活动。

(3)术后镇痛:镇痛泵镇痛。

4. 术者在术后 24 小时内完成手术记录,特殊情况可由一助完成,术者签名确认并归入病历。

5. 上级医师在术后 3 天内至少查房 1 次,根据术中和术后情况修订术后治疗计划。

6. 麻醉医师术后 3 天内访视患者,如有特殊情况应详细记录,及时与手术医师或重症监护室医师沟通并迅速处理。

7. 术后护理

(1)按照护理等级进行日常护理,监测患者生命体征,观察引流管引流情况、切口敷料有无渗出。

(2)指导患者术后体位摆放及功能锻炼:半卧位休息,早日下床活动。

(3)指导患者正确使用腹带,掌握床上排便排尿(使用便器)的方法,进行自主排尿训练,防跌倒、防压疮护理等。

(十)出院标准

1. 生命体征平稳,无明显心肺、腹部不适。

2. 恢复正常饮食。

3. 切口愈合良好,引流管及尿管拔除,切口无感染征象(或可在门诊处理的切口情况)。

4. 常规检验指标无明显异常。

5. 无与本病相关的其他并发症或合并症。

(十一)变异及原因分析

1. 医疗原因导致的变异 如改变诊疗方案、转科治疗、操作失误、误诊等。

2. 患者原因导致的变异 如不同意治疗方案、个人原因要求出(转)院、院外服用手术禁忌药、月经期、对诊疗计划不满要求出路径、相关检查检验院外(门诊)已做等。

3. 并发症原因导致的变异 如感染、瘘、出血、血肿、愈合不良、梗阻等。

4. 病情原因导致的变异 如基础疾病复杂、病情恶化、病情平稳好转、抢救、会诊等。

5. 辅诊科室原因导致的变异 如检查、检验、手术、病理等检查(不及时、结果错报、操作部位或方式错误、标本不合格)、报告(不及时、结果错报、标本不合格)等原因延长住院天数、增加费用等。

6. 管理原因导致的变异　如系统暂不支持,系统瘫痪,需要修订流程、制度等。

二、肾上腺嗜铬细胞瘤行后腹腔镜肾上腺嗜铬细胞瘤切除术临床路径表单

适用对象	第一诊断为肾上腺嗜铬细胞瘤(ICD-10:D35.001,M87000/0 或 C74.901,M87000/3) 拟行后腹腔镜肾上腺嗜铬细胞瘤切除术(ICD-9-CM-3:07.2103/07.2106)的患者	
患者基本信息	姓名:_____　性别:____　年龄:____ 门诊号:_____　住院号:_____　过敏史:_____ 住院日期:____年__月__日　出院日期:____年__月__日	住院天数:8~10 天

	时间	住院第1—3天(术前评估及准备)	住院第4天(手术日)
主要诊疗工作	制度落实	□ 住院2小时内经治或值班医师完成接诊 □ 住院后24小时内主管医师完成检诊 □ 专科医师会诊(必要时) □ 经治医师查房(早、晚) □ 主诊医师查房 □ 完成术前准备 □ 组织术前讨论 □ 麻醉医师术前访视 □ 手术部位标识	□ 三级医师查房 □ 手术安全核查 □ 麻醉医师术后访视
	病情评估	□ 经治医师询问病史及体格检查 □ 完善术前常规检查及会诊 □ 心理评估 □ 营养评估 □ 疼痛评估 □ 康复评估	
	病历书写	□ 住院8小时内完成首次病程记录 □ 住院24小时内完成住院记录 □ 住院48小时内完成主管医师查房记录 □ 完成主诊医师查房记录 □ 完成术前讨论、术前小结	□ 术者或一助术后24小时内完成手术记录(术者签名) □ 术后即刻完成术后首次病程记录
	知情同意	□ 病情告知 □ 患者或其家属入院记录签名 □ 术前谈话,告知患者及其家属病情和围术期注意事项并签署麻醉知情同意书、输血知情同意书、手术知情同意书、授权委托书、自费用品协议书(必要时)、军人目录外耗材审批单(必要时)等	□ 告知患者及其家属手术过程概况及术后注意事项

（续　表）

主要诊疗工作	手术治疗	□ 预约手术	□ 告知患者及其家属手术过程概况及术后注意事项
	其他	□ 及时通知上级医师检诊 □ 经治医师检查整理病历资料 □ 检查住院押金使用情况	□ 麻醉诱导 □ 观察术中出血量、输液量、输血量等 □ 术后病情交接
重点医嘱	长期医嘱	护理类医嘱	□ 按泌尿外科护理常规 □ 二级或三级护理	□ 泌尿外科术后护理常规 □ 一级护理
		处置类医嘱	□ 测血压	□ 持续心电、血压、呼吸、血氧饱和度监测 □ 留置导尿并计量 □ 留置切口引流并计量
		膳食类医嘱	□ 普食 □ 糖尿病饮食 □ 低盐、低脂饮食 □ 低盐、低脂、糖尿病饮食 □ 术前 1 天禁食、禁水（22:00 后）	□ 禁食、禁水
		药物类医嘱	□ 酚苄明 30～60mg/d,分 3～4 次口服 □ 自带药（必要时）	□ 抗生素:第一代头孢、第二代头孢或其他药物（头孢过敏） □ 术后止血:巴曲酶 □ 雾化吸入 □ 抑制胃酸、镇吐:奥美拉唑、托烷司琼等 □ 胃肠外营养:脂肪乳、氨基酸、葡萄糖、电解质、维生素等 □ 镇痛药物（必要时）
	临时医嘱	检查检验	□ 血常规 □ 尿常规 □ 粪常规 □ 凝血四项 □ 血清术前八项 □ 血型 □ 血生化 □ 胸部正位 X 线片 □ 心电图 □ 泌尿系超声 □ 肝胆胰脾超声 □ CT 或 MRI □ 肾上腺功能相关的内分泌检查 □ 间碘苄胍试验（必要时） □ 肺功能（必要时） □ 血气分析（必要时） □ 超声心动图（必要时）	□ 血常规 □ 血生化

重点医嘱	临时医嘱	药物类医嘱	□ 抗生素皮试 □ 肠道准备药物	□ 镇痛药物（必要时） □ 解热药物（＞38℃时） □ 升血压或降血压药物（必要时）
		手术医嘱	□ 常规准备明日在全身麻醉下行后腹腔镜肾上腺嗜铬细胞瘤切除术	
		处置医嘱	□ 备皮（＞30cm²） □ 备血 □ 静脉抽血	□ 吸氧 □ 输血（视病情） □ 补液（视病情） □ 拔除导尿管（必要时）
主要护理工作	健康宣教		□ 住院宣教（住院环境、规章制度） □ 进行护理安全指导 □ 进行等级护理、活动范围指导 □ 进行饮食指导 □ 进行关于疾病知识的宣教 □ 检查、检验项目的目的和意义 □ 术前宣教	□ 术后心理疏导 □ 告知患者护理风险 □ 进行压疮预防知识宣教 □ 指导术后康复训练 □ 指导术后注意事项
	护理处置		□ 患者身份核对 □ 佩戴腕带 □ 建立住院病历，通知医师 □ 住院介绍：介绍责任护士，病区环境、设施、规章制度、基础护理服务项目 □ 询问病史，填写护理记录单首页 □ 观察病情 □ 测量基本生命体征 □ 抽血、留取标本 □ 心理与生活护理 □ 根据评估结果采取相应护理措施 □ 通知检查项目及检查注意事项 □ 术前患者准备（术前沐浴、更衣、备皮） □ 检查术前物品准备 □ 指导患者准备术后所需用品、贵重物品交由其家属保管 □ 指导患者进行肠道准备并检查准备效果 □ 告知入手术室前取下活动义齿 □ 备血、皮试	□ 晨起测量生命体征并记录 □ 确认无上呼吸道感染症状，女患者确认无月经来潮 □ 与手术室护士交接病历、影像资料、术中带药等 □ 术前补液（必要时） □ 嘱患者入手术室前膀胱排空 □ 与手术室护士交接 □ 术后按一级护理要求完成基础护理项目 □ 术后心电监护、监测生命体征 □ 留取标本 □ 观察切口疼痛情况、检测镇痛泵运转情况 □ 观察静脉输液情况 □ 观察留置尿管引流情况 □ 妥善固定各类管道 □ 观察切口引流情况，记录引流量及性状 □ 观察切口敷料，有渗出时报告医师处理 □ 术后心理与生活护理

（续　表）

主要护理工作	护理评估	□ 一般评估：生命体征、神志、皮肤、药物过敏史等 □ 专科评估：生活自理能力 □ 风险评估：评估有无跌倒、坠床、压疮风险 □ 心理评估 □ 营养评估 □ 疼痛评估 □ 康复评估	□ 评估意识情况 □ 评估切口疼痛情况 □ 观察切口敷料有无渗出并报告医师 □ 风险评估：评估有无跌倒、坠床、压疮、导管滑脱、液体外渗的风险
	专科护理	□ 指导患者掌握床上翻身方法 □ 指导患者掌握床上排尿、排便（使用便器）方法	□ 与手术室护士共同评估皮肤、切口敷料、输液及引流情况 □ 指导患者掌握床上翻身方法 □ 指导患者掌握床上排尿、排便（使用便器）方法
	饮食指导	□ 根据医嘱通知配餐员准备膳食 □ 协助进餐 □ 术前1天通知患者22：00后禁食、禁水	□ 禁食、禁水，口干时协助湿润口唇 □ 排气后指导患者间断、少量饮用温开水
	活动体位	□ 根据护理等级指导活动	□ 根据手术及麻醉方式安置合适体位 □ 指导患者掌握床上翻身方法
	洗浴要求	□ 协助患者洗澡、更换病号服 □ 协助患者晨、晚间护理 □ 备皮后协助患者清洁备皮部位，更换病号服	□ 告知患者切口保护方法
病情变异记录		□ 无　　□ 有，原因： □ 患者　□ 并发症　□ 医疗 □ 病情　□ 辅诊　□ 管理	□ 无　　□ 有，原因： □ 患者　□ 并发症　□ 医疗 □ 病情　□ 辅诊　□ 管理
护士签名		白班	小夜班	大夜班	白班	小夜班	大夜班
医师签名			

	时间	住院第5—7天（术后3天）	住院第8—10天（恢复出院）
主要诊疗工作	制度落实	□ 手术医师查房 □ 主诊医师查房 □ 上级医师查房（主管医师查房每天1次） □ 经治医师每天早、晚查房 □ 专科医师会诊（必要时）	□ 上级医师查房（主管医师查房每天1次） □ 经治医师每天早、晚查房 □ 上级医师查房进行手术及切口评估，确定有无手术并发症和切口愈合不良情况，明确是否出院 □ 专科医师会诊（必要时）

（续　表）

主要诊疗工作	病情评估		□ 上级医师进行治疗效果、预后和出院评估 □ 出院宣教
	病历书写	□ 术后连续 3 天病程记录	□ 病情稳定患者每 3 天 1 个病程记录 □ 出院前 1 天有上级医师指示出院的病程记录 □ 出院后 24 小时内完成出院记录 □ 出院后 24 小时内完成病案首页 □ 完成出院介绍信 □ 出具诊断证明书
	知情同意		□ 告知患者及其家属出院后注意事项（指导出院后功能锻炼、复诊的时间及地点、发生紧急情况时处理等）
	手术治疗		
	其他	□ 观察引流量及引流液性状 □ 观察切口情况，是否存在渗出、红肿等情况 □ 观察体温、血压等生命体征 □ 复查血常规、生化 □ 指导患者下床	□ 观察切口情况，是否存在渗出、红肿等情况 □ 观察体温、血压等 □ 复查血常规、血生化（必要时） □ 追问病理结果 □ 通知出院 □ 出院带药 □ 嘱患者拆线换药（根据出院时间决定） □ 门诊复查 □ 如有不适，随时复诊
重点医嘱	长期医嘱	护理类医嘱	□ 泌尿外科术后护理常规 □ 一级或二级护理	□ 泌尿外科术后护理常规 □ 二级或三级护理
		处置类医嘱	□ 停心电监护 □ 测血压	□ 测血压
		膳食类医嘱	□ 流食 □ 半流食 □ 普食 □ 糖尿病饮食 □ 低盐、低脂饮食 □ 低盐、低脂、糖尿病饮食	□ 普食 □ 糖尿病饮食 □ 低盐、低脂饮食 □ 低盐、低脂、糖尿病饮食
		药物类医嘱	□ 抗生素：第一代头孢、第二代头孢或其他药物（头孢过敏） □ 术后止血：巴曲酶 □ 雾化吸入 □ 抑制胃酸、镇吐：奥美拉唑、托烷司琼等 □ 胃肠外营养：脂肪乳、氨基酸、葡萄糖、电解质、维生素等 □ 镇痛药物（必要时）	□ 抗生素（必要时）

（续　表）

重点医嘱	临时医嘱	检查检验	□ 复查血常规、血生化	□ 复查血常规、血生化（必要时）
		药物类医嘱	□ 镇痛药物（必要时） □ 控制血糖药物（必要时） □ 补液（必要时） □ 升血压或降血压药物（必要时）	□ 镇痛药物（必要时） □ 控制血糖药物（必要时） □ 补液（必要时）
		手术医嘱		
		处置医嘱	□ 大换药 □ 拔除切口引流 □ 拔除导尿管	□ 大换药 □ 出院
主要护理工作		健康宣教	□ 压疮预防知识宣教 □ 跌倒预防知识宣教 □ 告知患者护理风险	□ 压疮预防知识宣教 □ 跌倒预防知识宣教 □ 出院宣教（康复训练方法、用药指导、换药时间及注意事项、复查时间等）
		护理处置	□ 按护理等级完成基础护理项目 □ 监测生命体征 □ 观察切口疼痛情况、检测镇痛泵运转情况 □ 观察静脉输液情况 □ 妥善固定各类管道 □ 观察切口敷料，有渗出时报告医师处理 □ 留取标本 □ 观察切口引流情况，记录引流量及性状 □ 术后心理护理与生活护理 □ 整理床单位	□ 按护理等级完成基础护理项目 □ 监测生命体征 □ 观察切口敷料，有渗出时报告医师处理 □ 术后心理与生活护理 □ 协助患者办理出院手续 □ 整理床单位
		护理评估	□ 评估跌倒风险 □ 评估压疮风险	
		专科护理	□ 指导患者掌握床上翻身方法 □ 指导患者掌握床上排尿、排便（使用便器）方法 □ 指导患者进行自主排尿训练	□ 术后心理护理与生活护理
		饮食指导	□ 根据医嘱通知配餐员准备膳食 □ 协助进餐	□ 根据医嘱通知配餐员准备膳食
		活动体位	□ 指导患者掌握床上翻身方法 □ 根据护理等级指导活动	□ 根据护理等级指导活动
		洗浴要求	□ 协助患者晨、晚间护理 □ 告知患者切口保护方法	□ 协助患者晨、晚间护理 □ 告知患者切口保护方法

病情变异记录	□ 无　　　□ 有,原因： □ 患者　□ 并发症　□ 医疗 □ 病情　□ 辅诊　□ 管理			□ 无　　　□ 有,原因： □ 患者　□ 并发症　□ 医疗 □ 病情　□ 辅诊　□ 管理		
护士签名	白班	小夜班	大夜班	白班	小夜班	大夜班
医师签名						

肾上腺区巨大肿瘤行机器人辅助腹腔镜肾上腺区巨大肿瘤切除术临床路径

一、肾上腺区巨大肿瘤行机器人辅助腹腔镜肾上腺区巨大肿瘤切除术路径标准住院流程

(一)适用对象

1. 第一诊断为肾上腺区巨大肿瘤(ICD-10:C74.901/D35.001)。

2. 拟行机器人辅助腹腔镜肾上腺区巨大肿瘤切除术 (ICD-9-CM-3:07.2103/00.3504)的患者。

3. 包括无分泌功能及功能性肿瘤。

(二)诊断依据

根据《中国泌尿外科疾病诊断治疗指南》(中华医学会泌尿外科学分会编著,人民卫生出版社,2014年)。

1. 病史　体格检查发现肾上腺区巨大占位或有高血压等病史。

2. 体格检查　腹部或可触及肿物。

3. 辅助检查　超声、CT 或 MRI 影像学检查、肾上腺功能相关的内分泌检查等。

(三)选择治疗方案的依据

根据《中国泌尿外科疾病诊断治疗指南》(中华医学会泌尿外科学分会编著,人民卫生出版社,2014年)。

1. 无全身或局部的近期感染。

2. 无严重的合并症。

3. 术前生活质量及活动水平评估。

4. 适合机器人辅助腹腔镜肾上腺区巨大肿瘤切除术。

(四)标准住院天数

8~12 天。

(五)纳入路径标准

1. 第一诊断必须符合肾上腺区巨大肿瘤(ICD-10:C74.901/D35.001),拟行机器人辅助腹腔镜肾上腺区巨大肿瘤切除术 (ICD-9-CM-3:07.2103/00.3504)。

2. 专科指征:超声、CT 或 MRI 提示肾上腺区巨大占位性病变。

3. 手术禁忌证:同时伴有高血压、糖尿病、心律失常等慢性病内科评估为手术禁忌证不适宜入径。

(六)术前准备(术前评估)1~3 天

1. 术前评估

(1)检查检验评估:①完成必需的检查检验项目,血常规、尿常规、粪常规、血生化、凝血功

能、血型、术前血清八项、肝胆胰脾及泌尿系超声、胸部正位 X 线片、心电图、肾上腺增强 CT 或 MRI、肾上腺功能相关的内分泌检查等。②根据患者情况可选择的检查检验项目,间碘苄胍试验、超声心动图、血气分析、肺功能等。③疾病发展预计的并发症评估。

(2)营养评估:根据《解放军总医院新住院患者营养风险筛查表(NRS－2002)》为新住院患者进行营养评估,评分≥3 分患者给予处置,必要时申请营养科医师会诊。

(3)心理评估:根据新住院患者情况申请心理科医师会诊评估。

(4)疼痛评估:根据《VAS 评分》实施疼痛评估,评分>7 分患者给予处置,必要时请疼痛科医师会诊。

(5)康复评估:根据《住院患者康复筛查和评估表》在新住院患者住院后 24 小时内进行康复筛查和评估。任何一项结果为"是",则申请康复科医师会诊。

2. 术前准备

(1)术前评估:术前 24 小时内完成病情评估、必要的检查,做出术前小结、术前讨论。

(2)术前谈话:术者应在术前 1 天与患者及其家属谈话,告知手术方案、相关风险、用血计划、术后转归、置入材料、手术费用和患者及其家属权益,并履行书面知情同意手续。告知高值耗材的使用及费用。

(3)通知手术室:准备手术间、手术药品、手术物品及特殊耗材。

(4)护士做心理护理、交代注意事项:防压疮、防跌倒等,进行术前宣教。

(5)手术部位标识:术者、一助或经治医师在术前 1 天应对手术部位做体表标识,急诊手术由接诊医师或会诊外科医师标记,标记过程应有责任护士、患者及其家属共同参与,记入手术安排表。

(6)术前 1 天麻醉医师访视:制订麻醉计划、完成评估、确定麻醉方式,记入《麻醉术前访视记录》,告知患者及其家属麻醉适应证、麻醉目的、风险、可能出现的情况及其处理原则、替代方案等,签署《麻醉知情同意书》并归入病历。

(七)药品选择及使用时机

1. 控制血压及扩容药物　对功能性肿瘤术前可应用酚苄明及静脉补液。

2. 升血压及降血压药物　术中及术后根据血压变化调整。

3. 抗生素　按照《抗菌药物临床应用指导原则》(卫医发〔2015〕)和卫生部办公厅《关于抗菌药物临床应用管理有关问题的通知》(卫办医政发〔2015〕)执行,围术期使用第一代头孢、第二代头孢菌素或其他药物(头孢过敏)。

4. 止血药物　术后存在出血风险者。

5. 抑酸镇吐药物　术后禁食期间应用。

6. 营养支持及调节水、电解质平衡药物　术后禁食期间使用。

7. 镇痛药物　术后疼痛时应用。

8. 增强免疫药物　免疫力低下患者应用。

9. 其他药物　伴随疾病的治疗药物等。

(八)手术日为住院第 4 天

1. 手术安全核对　患者入手术间后由手术医师、麻醉医师、巡回护士和患者本人共同核对患者身份、手术部位与标识、手术方式。手术医师、麻醉医师、巡回护士三方按《手术安全核对表》逐项核对,共同签名。

（1）手术方式：机器人辅助腹腔镜肾上腺区巨大肿瘤切除术。

（2）麻醉方式：全身麻醉。

（3）手术置入物：无。

（4）术中用药：麻醉用药、升血压药、降血压药。

（5）输血及血液制品：视术中出血情况补充红细胞或血浆。

（6）术中病理：常规，一般无须冷冻快速病理。

2. 经治医师或手术医师　应即刻完成术后首次病程记录，观察术后患者病情变化。

（九）术后住院恢复5～8天

1. 必需的复查项目：血常规、血生化。

2. 必要时查血气分析、腹部超声、腹腔CT。

3. 术后处理

（1）抗生素：抗生素选择第一代头孢、第二代头孢或其他药物（头孢过敏）。

（2）术后康复：术后2～3天拔除引流管及尿管，术后2天鼓励患者下床活动。

（3）术后镇痛：镇痛泵镇痛。

4. 术者在术后24小时内完成手术记录，特殊情况可由一助完成，术者签名确认并归入病历。

5. 上级医师在术后3天内至少查房1次，根据术中和术后情况修订术后治疗计划。

6. 麻醉医师术后3天内访视患者，如有特殊情况应详细记录，及时与手术医师或重症监护室医师沟通并迅速处理。

7. 术后护理

（1）按照护理等级进行日常护理，监测患者生命体征，观察引流管引流情况、切口敷料有无渗出。

（2）指导患者术后体位摆放及功能锻炼：半卧位休息，早日下床活动。

（3）指导患者正确使用腹带，掌握床上排便排尿（使用便器）的方法，进行自主排尿训练，防跌倒、防压疮护理等。

（十）出院标准

1. 生命体征平稳，无明显心肺、腹部不适。

2. 恢复正常饮食。

3. 切口愈合良好，引流管及尿管拔除，切口无感染征象（或可在门诊处理的切口情况）。

4. 常规检验指标无明显异常。

5. 无与本病相关的其他并发症或合并症。

（十一）变异及原因分析

1. 医疗原因导致的变异　如改变诊疗方案、转科治疗、操作失误、误诊等。

2. 患者原因导致的变异　如不同意治疗方案、个人原因要求出（转）院、院外服用手术禁忌药、月经期、对诊疗计划不满要求出路径、相关检查检验院外（门诊）已做等。

3. 并发症原因导致的变异　如感染、瘘、出血、血肿、愈合不良、梗阻等。

4. 病情原因导致的变异　如基础疾病复杂、病情恶化、病情平稳好转、抢救、会诊等。

5. 辅诊科室原因导致的变异　如检查、检验、手术、病理等检查（不及时、结果错报、操作部位或方式错误、标本不合格）、报告（不及时、结果错报、标本不合格）等原因延长住院天数、增加费用等。

6. 管理原因导致的变异 如系统暂不支持,系统瘫痪,需要修订流程、制度等。

二、肾上腺区巨大肿瘤行机器人辅助腹腔镜肾上腺区 巨大肿瘤切除术临床路径表单

适用对象	第一诊断为肾上腺区巨大肿瘤(ICD-10:C74.901/D35.001) 拟行机器人辅助腹腔镜肾上腺区巨大肿瘤切除术(ICD-9-CM-3:07.2103/00.3504)的患者	
患者基本信息	姓名:_____ 性别:____ 年龄:____ 门诊号:_____ 住院号:_____ 过敏史:_____ 住院日期:____年__月__日 出院日期:____年__月__日	住院天数:8～12 天

	时间	住院第 1～3 天(术前评估及准备)	住院第 4 天(手术日)
主要诊疗工作	制度落实	□ 住院 2 小时内经治或值班医师完成接诊 □ 住院后 24 小时内主管医师完成检诊 □ 专科医师会诊(必要时) □ 经治医师查房(早、晚) □ 主诊医师查房 □ 完成术前准备 □ 组织术前讨论 □ 麻醉医师术前访视 □ 手术部位标识	□ 三级医师查房 □ 手术安全核查 □ 麻醉医师术后访视
	病情评估	□ 经治医师询问病史及体格检查 □ 完善术前常规检查及会诊 □ 心理评估 □ 营养评估 □ 疼痛评估 □ 康复评估	
	病历书写	□ 住院 8 小时内完成首次病程记录 □ 住院 24 小时内完成住院记录 □ 住院 48 小时内完成主管医师查房记录 □ 完成主诊医师查房记录 □ 完成术前讨论、术前小结	□ 术者或一助术后 24 小时内完成手术记录(术者签名) □ 术后即刻完成术后首次病程记录
	知情同意	□ 病情告知 □ 患者或其家属入院记录签名 □ 术前谈话,告知患者及其家属病情和围术期注意事项并签署麻醉知情同意书、输血知情同意书、手术知情同意书、授权委托书、自费用品协议书(必要时)、军人目录外耗材审批单(必要时)等	□ 告知患者及其家属手术过程概况及术后注意事项
	手术治疗	□ 预约手术	□ 告知患者及其家属手术过程概况及术后注意事项
	其他	□ 及时通知上级医师检诊 □ 经治医师检查整理病历资料 □ 检查住院押金使用情况	□ 麻醉诱导 □ 观察术中出血量、输液量、输血量等 □ 术后病情交接

（续　表）

重点医嘱	长期医嘱	护理类 医嘱	□ 按泌尿外科护理常规 □ 二级或三级护理	□ 泌尿外科术后护理常规 □ 一级护理
		处置类 医嘱	□ 测血压	□ 持续心电、血压、呼吸、血氧饱和度监测 □ 留置导尿并计量 □ 留置切口引流并计量 □ 持续胃肠减压
		膳食类 医嘱	□ 普食 □ 糖尿病饮食 □ 低盐、低脂饮食 □ 低盐、低脂、糖尿病饮食 □ 术前 1 天禁食、禁水(22:00 后)	□ 禁食、禁水
		药物类 医嘱	□ 自带药(必要时)	□ 抗生素:第一代头孢、第二代头孢或其他 　药物(头孢过敏) □ 术后止血:巴曲酶 □ 雾化吸入 □ 抑制胃酸、镇吐:奥美拉唑、托烷司琼等 □ 胃肠外营养:脂肪乳、氨基酸、葡萄糖、电 　解质、维生素等 □ 镇痛药物(必要时)
	临时医嘱	检查检验	□ 血常规 □ 尿常规 □ 粪常规 □ 凝血四项 □ 血清术前八项 □ 血型 □ 血生化 □ 胸部正位 X 线片 □ 心电图 □ 泌尿系超声 □ 肝胆胰脾超声 □ CT 或 MRI □ 肾上腺功能相关的内分泌检查 □ 间碘苄胍试验(必要时) □ 肺功能(必要时) □ 血气分析(必要时) □ 超声心动图(必要时)	□ 血常规 □ 血生化
		药物类 医嘱	□ 抗生素皮试 □ 肠道准备药物	□ 镇痛药物(必要时) □ 解热药物(>38℃时) □ 升血压或降血压药物(必要时)

重点医嘱	临时医嘱	手术医嘱	□ 常规准备明日在全身麻醉下行机器人辅助腹腔镜肾上腺区巨大肿瘤切除术	
		处置医嘱	□ 备皮（>30cm²） □ 备血 □ 静脉抽血 □ 术前留置胃管	□ 吸氧 □ 输血（视病情） □ 补液（视病情） □ 拔除导尿管（必要时） □ 拔除胃管（必要时）
主要护理工作	健康宣教		□ 住院宣教（住院环境、规章制度） □ 进行护理安全指导 □ 进行等级护理、活动范围指导 □ 进行饮食指导 □ 进行关于疾病知识的宣教 □ 检查、检验项目的目的和意义 □ 术前宣教	□ 术后心理疏导 □ 告知患者护理风险 □ 进行压疮预防知识宣教 □ 指导术后康复训练 □ 指导术后注意事项
	护理处置		□ 患者身份核对 □ 佩戴腕带 □ 建立住院病历，通知医师 □ 住院介绍：介绍责任护士，病区环境、设施、规章制度、基础护理服务项目 □ 询问病史，填写护理记录单首页 □ 观察病情 □ 测量基本生命体征 □ 抽血、留取标本 □ 心理与生活护理 □ 根据评估结果采取相应护理措施 □ 通知检查项目及检查注意事项 □ 术前患者准备（术前沐浴、更衣、备皮） □ 检查术前物品准备 □ 指导患者准备术后所需用品、贵重物品交由其家属保管 □ 指导患者进行肠道准备并检查准备效果 □ 告知入手术室前取下活动义齿 □ 备血、皮试	□ 晨起测量生命体征并记录 □ 确认无上呼吸道感染症状，女患者确认无月经来潮 □ 与手术室护士交接病历、影像资料、术中带药等 □ 术前补液（必要时） □ 嘱患者入手术室前膀胱排空 □ 与手术室护士交接 □ 术后按一级护理要求完成基础护理项目 □ 术后心电监护、监测生命体征 □ 留取标本 □ 观察切口疼痛情况、检测镇痛泵运转情况 □ 观察静脉输液情况 □ 观察留置尿管、胃管引流情况 □ 妥善固定各类管道 □ 观察切口引流情况，记录引流量及性状 □ 观察切口敷料，有渗出时报告医师处理 □ 术后心理与生活护理
	护理评估		□ 一般评估：生命体征、神志、皮肤、药物过敏史等 □ 专科评估：生活自理能力 □ 风险评估：评估有无跌倒、坠床、压疮风险 □ 心理评估 □ 营养评估 □ 疼痛评估 □ 康复评估	□ 评估意识情况 □ 评估切口疼痛情况 □ 观察切口敷料有无渗出并报告医师 □ 风险评估：评估有无跌倒、坠床、压疮、导管滑脱、液体外渗的风险

（续　表）

主要护理工作	专科护理	□ 指导患者掌握床上翻身方法 □ 指导患者掌握床上排尿、排便（使用便器）方法	□ 与手术室护士共同评估皮肤、切口敷料、输液及引流情况 □ 指导患者掌握床上翻身方法 □ 指导患者掌握床上排尿、排便（使用便器）方法
	饮食指导	□ 根据医嘱通知配餐员准备膳食 □ 协助进餐 □ 术前1天通知患者22:00后禁食、禁水	□ 禁食、禁水，口干时协助湿润口唇 □ 排气后指导患者间断、少量饮用温开水
	活动体位	□ 根据护理等级指导活动	□ 根据手术及麻醉方式安置合适体位 □ 指导患者掌握床上翻身方法
	洗浴要求	□ 协助患者洗澡、更换病号服 □ 协助患者晨、晚间护理 □ 备皮后协助患者清洁备皮部位，更换病号服	□ 告知患者切口保护方法
病情变异记录		□ 无　　□ 有，原因： □ 患者　□ 并发症　□ 医疗 □ 病情　□ 辅诊　□ 管理	□ 无　　□ 有，原因： □ 患者　□ 并发症　□ 医疗 □ 病情　□ 辅诊　□ 管理

护士签名	白班	小夜班	大夜班	白班	小夜班	大夜班

医师签名	

	时间	住院第5—7天（术后3天）	住院第8—12天（恢复出院）
主要诊疗工作	制度落实	□ 手术医师查房 □ 主诊医师查房 □ 上级医师查房（主管医师查房每天1次） □ 经治医师每天早、晚查房 □ 专科医师会诊（必要时）	□ 上级医师查房（主管医师查房每天1次） □ 经治医师每天早、晚查房 □ 上级医师查房进行手术及切口评估，确定有无手术并发症和切口愈合不良情况，明确是否出院 □ 专科医师会诊（必要时）
	病情评估		□ 上级医师进行治疗效果、预后和出院评估 □ 出院宣教
	病历书写	□ 术后连续3天病程记录	□ 病情稳定患者每3天1个病程记录 □ 出院前1天有上级医师指示出院的病程记录 □ 出院后24小时内完成出院记录 □ 出院后24小时内完成病案首页 □ 完成出院介绍信 □ 出具诊断证明书
	知情同意		□ 告知患者及其家属出院后注意事项（指导出院后功能锻炼、复诊的时间及地点、发生紧急情况时处理等）

（续　表）

主要诊疗工作	手术治疗			
	其他	□ 观察引流量及引流液性状 □ 观察切口情况,是否存在渗出、红肿等情况 □ 观察体温、血压等生命体征 □ 复查血常规、生化 □ 指导患者下床	□ 观察切口情况,是否存在渗出、红肿等情况 □ 观察体温、血压等 □ 复查血常规、血生化(必要时) □ 追问病理结果 □ 通知出院 □ 出院带药 □ 嘱患者拆线换药(根据出院时间决定) □ 门诊复查 □ 如有不适,随时复诊	
重点医嘱	长期医嘱	护理类医嘱	□ 泌尿外科术后护理常规 □ 一级或二级护理	□ 泌尿外科术后护理常规 □ 二级或三级护理
		处置类医嘱	□ 停心电监护 □ 测血压	□ 测血压
		膳食类医嘱	□ 流食 □ 半流食 □ 普食 □ 糖尿病饮食 □ 低盐、低脂饮食 □ 低盐、低脂、糖尿病饮食	□ 普食 □ 糖尿病饮食 □ 低盐、低脂饮食 □ 低盐、低脂、糖尿病饮食
		药物类医嘱	□ 抗生素:第一代头孢、第二代头孢或其他药物(头孢过敏) □ 术后止血:巴曲酶 □ 雾化吸入 □ 抑制胃酸、镇吐:奥美拉唑、托烷司琼等 □ 胃肠外营养:脂肪乳、氨基酸、葡萄糖、电解质、维生素等 □ 镇痛药物(必要时)	□ 抗生素(必要时)
	临时医嘱	检查检验	□ 复查血常规、血生化	□ 复查血常规、血生化(必要时)
		药物类医嘱	□ 镇痛药物(必要时) □ 控制血糖药物(必要时) □ 补液(必要时) □ 升血压或降血压药物(必要时)	□ 镇痛药物(必要时) □ 控制血糖药物(必要时) □ 补液(必要时)
		手术医嘱		
		处置医嘱	□ 大换药 □ 拔除切口引流 □ 拔除导尿管 □ 拔除胃管	□ 大换药 □ 出院

（续　表）

主要护理工作	健康宣教	□ 压疮预防知识宣教 □ 跌倒预防知识宣教 □ 告知患者护理风险	□ 压疮预防知识宣教 □ 跌倒预防知识宣教 □ 出院宣教（康复训练方法、用药指导、换药时间及注意事项、复查时间等）
	护理处置	□ 按护理等级完成基础护理项目 □ 监测生命体征 □ 观察切口疼痛情况、检测镇痛泵运转情况 □ 观察静脉输液情况 □ 妥善固定各类管道 □ 观察切口敷料，有渗出时报告医师处理 □ 留取标本 □ 观察切口引流情况，记录引流量及性状 □ 术后心理与生活护理 □ 整理床单	□ 按护理等级完成基础护理项目 □ 监测生命体征 □ 观察切口敷料，有渗出时报告医师处理 □ 术后心理与生活护理 □ 协助患者办理出院手续 □ 整理床单
	护理评估	□ 评估跌倒风险 □ 评估压疮风险	
	专科护理	□ 指导患者掌握床上翻身方法 □ 指导患者掌握床上排尿、排便（使用便器）方法 □ 指导患者进行自主排尿训练	□ 术后心理与生活护理
	饮食指导	□ 根据医嘱通知配餐员准备膳食 □ 协助进餐	□ 根据医嘱通知配餐员准备膳食
	活动体位	□ 指导患者掌握床上翻身方法 □ 根据护理等级指导活动	□ 根据护理等级指导活动
	洗浴要求	□ 协助患者晨、晚间护理 □ 告知患者切口保护方法	□ 协助患者晨、晚间护理 □ 告知患者切口保护方法
病情变异记录		□ 无　　□ 有，原因： □ 患者　□ 并发症　□ 医疗 □ 病情　□ 辅诊　□ 管理	□ 无　　□ 有，原因： □ 患者　□ 并发症　□ 医疗 □ 病情　□ 辅诊　□ 管理

护士签名	白班	小夜班	大夜班	白班	小夜班	大夜班
医师签名						

前列腺癌行腹腔镜根治性前列腺切除术临床路径

一、前列腺癌行腹腔镜根治性前列腺切除术路径标准住院流程

(一)适用对象

1. 第一诊断为前列腺癌(ICD-10:C61 01)。

2. 拟行腹腔镜根治性前列腺切除术(ICD-9-CM-3:60.5 02)的患者。

3. 临床分期 T_1-T_2C 及部分 T_3 期的患者。

(二)诊断依据

根据《中国泌尿外科疾病诊断治疗指南》(中华医学会泌尿外科学分会编著,人民卫生出版社,2014 年)。

1. 病史　体格检查发现 PSA(前列腺特异性抗原)升高或下尿路梗阻或刺激症状。

2. 体格检查　直肠指检触及前列腺硬结。

3. 辅助检查　前列腺特异性抗原(PSA)升高。经直肠超声、MRI 提示前列腺占位。前列腺穿刺病理提示前列腺腺癌。

(三)选择治疗方案的依据

根据《中国泌尿外科疾病诊断治疗指南》(中华医学会泌尿外科学分会编著,人民卫生出版社,2014 年)。

1. 无全身或局部的近期感染。

2. 无严重的合并症。

3. 术前生活质量及活动水平评估。

4. 适合腹腔镜根治性前列腺切除术。

(四)标准住院天数

8～11 天。

(五)纳入路径标准

1. 第一诊断必须符合前列腺癌(ICD-10:C61 01),拟行腹腔镜根治性前列腺切除术(ICD-9-CM-3:60.5 02)。

2. 专科指征:前列腺穿刺病理提示前列腺腺癌。

3. 手术禁忌证:同时伴有高血压、糖尿病、心律失常等慢性病内科评估为手术禁忌证不适宜入径。

(六)术前准备(术前评估)1～3 天

1. 术前评估

(1)检查检验评估:①完成必需的检查检验项目,血常规、尿常规、粪常规、血生化、凝血功

能、血型、术前血清八项、PSA、肝胆胰脾及泌尿系超声、胸部正位 X 线片、心电图、前列腺 CT 或 MRI 等。全身核素骨扫描。②根据患者情况可选择的检查检验项目,超声心动图、血气、肺功能等。③疾病发展预计的并发症评估。

(2)营养评估:根据《解放军总医院新住院患者营养风险筛查表(NRS—2002)》为新住院患者进行营养评估,评分≥3 分患者给予处置,必要时申请营养科医师会诊。

(3)心理评估:根据新住院患者情况申请心理科医师会诊评估。

(4)疼痛评估:根据《VAS 评分》实施疼痛评估,评分＞7 分患者给予处置,必要时请疼痛科医师会诊。

(5)康复评估:根据《住院患者康复筛查和评估表》在新住院患者住院后 24 小时内进行康复筛查和评估。任何一项结果为"是",则申请康复科医师会诊。

2. 术前准备

(1)术前评估:术前 24 小时内完成病情评估、必要的检查,做出术前小结、术前讨论。

(2)术前谈话:术者应在术前 1 天与患者及其家属谈话,告知手术方案、相关风险、用血计划、术后转归、置入材料、手术费用和患者及其家属权益,履行书面知情同意手续。告知高值耗材的使用及费用。

(3)通知手术室:准备手术间、手术药品、手术物品及特殊耗材。

(4)护士做心理护理、交代注意事项:防压疮、防跌倒等,进行术前宣教。

(5)手术部位标识:术者、一助或经治医师在术前 1 天应对手术部位做体表标识,急诊手术由接诊医师或会诊外科医师标记,标记过程应有责任护士、患者及其家属共同参与,记入手术安排表。

(6)术前 1 天麻醉医师访视:制订麻醉计划、完成评估、确定麻醉方式,记入《麻醉术前访视记录》,告知患者及其家属麻醉适应证、麻醉目的、风险、可能出现的情况及其处理原则、替代方案等,签署《麻醉知情同意书》并归入病历。

(七)药品选择及使用时机

1. 抗生素　按照《抗菌药物临床应用指导原则》(卫医发〔2015〕)和卫生部办公厅《关于抗菌药物临床应用管理有关问题的通知》(卫办医政发〔2015〕)执行,围术期使用第一代头孢、第二代头孢菌素或喹诺酮类。

2. 止血药物　术后存在出血风险者。

3. 抑酸、镇吐药物　术后禁食期间应用。

4. 营养支持及调节水、电解质平衡药物　术后禁食期间使用。

5. 镇痛药物　术后疼痛时应用。

6. 增强免疫药物　免疫力低下患者应用。

7. 其他药物　伴随疾病的治疗药物等。

(八)手术日为住院第 4 天

1. 手术安全核对　患者入手术间后由手术医师、麻醉医师、巡回护士和患者本人共同核对患者身份、手术部位与标识、手术方式。手术医师、麻醉医师、巡回护士三方按《手术安全核对表》逐项核对,共同签名。

(1)手术方式:腹腔镜根治性前列腺切除术。

(2)麻醉方式:全身麻醉。

（3）手术置入物：无。

（4）术中用药：麻醉用药。

（5）输血及血液制品：视术中出血情况补充红细胞或血浆。

（6）术中病理：常规，一般无须冷冻快速病理。

2. 经治医师或手术医师 应即刻完成术后首次病程记录，观察术后患者病情变化。

（九）术后住院恢复 4～7 天

1. 必需的复查项目：血常规、血生化。

2. 必要时查血气分析、腹部超声。

3. 术后处理

（1）抗生素：抗生素选择第一代头孢、第二代头孢或喹诺酮类。

（2）术后康复：术后 3～4 天拔除引流管，术后 3 周拔除尿管，术后 2 天鼓励患者下床活动。

（3）术后镇痛：镇痛泵镇痛。

4. 术者在术后 24 小时内完成手术记录，特殊情况可由一助完成，术者签名确认并归入病历。

5. 上级医师在术后 3 天内至少查房 1 次，根据术中和术后情况修订术后治疗计划。

6. 麻醉医师术后 3 天内访视患者，如有特殊情况应详细记录，及时与手术医师或重症监护室医师沟通并迅速处理。

7. 术后护理

（1）按照护理等级进行日常护理，监测患者生命体征，观察引流管引流情况、切口敷料有无渗出。

（2）指导患者术后体位摆放及功能锻炼：半卧位休息，早日下床活动。

（3）指导患者正确使用腹带，掌握床上排便（使用便器）的方法，防跌倒、防压疮护理等。

（十）出院标准

1. 生命体征平稳，无明显心肺、腹部不适。

2. 恢复正常饮食。

3. 切口愈合良好，引流管拔除，切口无感染征象（或可在门诊处理的切口情况）。

4. 常规检验指标无明显异常。

5. 无与本病相关的其他并发症或合并症。

（十一）变异及原因分析

1. 医疗原因导致的变异 如改变诊疗方案、转科治疗、操作失误、误诊等。

2. 患者原因导致的变异 如不同意治疗方案、个人原因要求出（转）院、院外服用手术禁忌药、月经期、对诊疗计划不满要求出路径、相关检查检验院外（门诊）已做等。

3. 并发症原因导致的变异 如感染、瘘、出血、血肿、愈合不良、梗阻等。

4. 病情原因导致的变异 如基础疾病复杂、病情恶化、病情平稳好转、抢救、会诊等。

5. 辅诊科室原因导致的变异 如检查、检验、手术、病理等检查（不及时、结果错报、操作部位或方式错误、标本不合格）、报告（不及时、结果错报、标本不合格）等原因延长住院天数、增加费用等。

6. 管理原因导致的变异 如系统暂不支持，系统瘫痪，需要修订流程、制度等。

二、前列腺癌行腹腔镜根治性前列腺切除术临床路径表单

适用对象	第一诊断为前列腺癌(ICD-10:C61 01) 拟行腹腔镜根治性前列腺切除术(ICD-9-CM-3:60.5 02)的患者		
患者基本信息	姓名:_____ 性别:____ 年龄:____ 门诊号:_____ 住院号:_____ 过敏史:_____ 住院日期:____年__月__日 出院日期:____年__月__日		住院天数:8~11 天

时间		住院第1-3天(术前评估及准备)	住院第4天(手术日)
主要诊疗工作	制度落实	□ 住院 2 小时内经治或值班医师完成接诊 □ 住院后 24 小时内主管医师完成检诊 □ 专科医师会诊(必要时) □ 经治医师查房(早、晚) □ 主诊医师查房 □ 完成术前准备 □ 组织术前讨论 □ 麻醉医师术前访视 □ 手术部位标识	□ 三级医师查房 □ 手术安全核查 □ 麻醉医师术后访视
	病情评估	□ 经治医师询问病史及体格检查 □ 完善术前常规检查及会诊 □ 心理评估 □ 营养评估 □ 疼痛评估 □ 康复评估	
	病历书写	□ 住院 8 小时内完成首次病程记录 □ 住院 24 小时内完成住院记录 □ 住院 48 小时内完成主管医师查房记录 □ 完成主诊医师查房记录 □ 完成术前讨论、术前小结	□ 术者或一助术后 24 小时内完成手术记录(术者签名) □ 术后即刻完成术后首次病程记录
	知情同意	□ 病情告知 □ 患者或其家属入院记录签名 □ 术前谈话,告知患者及其家属病情和围术期注意事项并签署麻醉知情同意书、输血知情同意书、手术知情同意书、授权委托书、自费用品协议书(必要时)、军人目录外耗材审批单(必要时)等	□ 告知患者及其家属手术过程概况及术后注意事项
	手术治疗	□ 预约手术	□ 告知患者及其家属手术过程概况及术后注意事项
	其他	□ 及时通知上级医师检诊 □ 经治医师检查整理病历资料 □ 检查住院押金使用情况	□ 麻醉诱导 □ 观察术中出血量、输液量、输血量等 □ 术后病情交接

（续　表）

重点医嘱	长期医嘱	护理类医嘱	□ 按泌尿外科护理常规 □ 二级或三级护理	□ 泌尿外科术后护理常规 □ 一级护理
		处置类医嘱		□ 持续心电、血压、呼吸、血氧饱和度监测 □ 留置导尿并计量 □ 留置切口引流并计量 □ 持续胃肠减压
		膳食类医嘱	□ 普食 □ 糖尿病饮食 □ 低盐、低脂饮食 □ 低盐、低脂、糖尿病饮食 □ 术前1天禁食、禁水（22:00后）	□ 禁食、禁水
		药物类医嘱	□ 自带药（必要时）	□ 抗生素：第一代头孢、第二代头孢或喹诺酮类 □ 术后止血：巴曲酶 □ 雾化吸入 □ 抑制胃酸、镇吐：奥美拉唑、托烷司琼等 □ 胃肠外营养：脂肪乳、氨基酸、葡萄糖、电解质、维生素等 □ 镇痛药物（必要时）
	临时医嘱	检查检验	□ 血常规 □ 尿常规 □ 粪常规 □ 凝血四项 □ 血清术前八项 □ 血型 □ 血生化 □ PSA □ 胸部正位X线片 □ 心电图 □ 泌尿系超声 □ 肝胆胰脾超声 □ CT或MRI □ 全身核素骨扫描 □ 肺功能（必要时） □ 血气分析（必要时） □ 超声心动图（必要时）	□ 血常规 □ 血生化
		药物类医嘱	□ 抗生素皮试 □ 肠道准备药物	□ 镇痛药物（必要时） □ 解热药物（>38℃时）

（续　表）

重点医嘱	临时医嘱	手术医嘱	□ 常规准备明日在全身麻醉下行腹腔镜根治性前列腺切除术	
		处置医嘱	□ 备皮（>30cm²） □ 备血 □ 静脉抽血	□ 吸氧 □ 输血（视病情） □ 补液（视病情）
主要护理工作		健康宣教	□ 住院宣教（住院环境、规章制度） □ 进行护理安全指导 □ 进行等级护理、活动范围指导 □ 进行饮食指导 □ 进行关于疾病知识的宣教 □ 检查、检验项目的目的和意义 □ 术前宣教	□ 术后心理疏导 □ 告知患者护理风险 □ 进行压疮预防知识宣教 □ 指导术后康复训练 □ 指导术后注意事项
		护理处置	□ 患者身份核对 □ 佩戴腕带 □ 建立住院病历，通知医师 □ 住院介绍：介绍责任护士，病区环境、设施、规章制度、基础护理服务项目 □ 询问病史，填写护理记录单首页 □ 观察病情 □ 测量基本生命体征 □ 抽血、留取标本 □ 心理与生活护理 □ 根据评估结果采取相应护理措施 □ 通知检查项目及检查注意事项 □ 术前患者准备（术前沐浴、更衣、备皮） □ 检查术前物品准备 □ 指导患者准备术后所需用品、贵重物品交由其家属保管 □ 指导患者进行肠道准备并检查准备效果 □ 告知入手术室前取下活动义齿 □ 备血、皮试	□ 晨起测量生命体征并记录 □ 确认无上呼吸道感染症状 □ 与手术室护士交接病历、影像资料、术中带药等 □ 术前补液（必要时） □ 嘱患者入手术室前膀胱排空 □ 与手术室护士交接 □ 术后按一级护理要求完成基础护理项目 □ 术后心电监护、监测生命体征 □ 留取标本 □ 观察切口疼痛情况、检测镇痛泵运转情况 □ 观察静脉输液情况 □ 观察留置尿管引流情况 □ 妥善固定各类管道 □ 观察切口引流情况，记录引流量及性状 □ 观察切口敷料，有渗出时报告医师处理 □ 术后心理与生活护理
		护理评估	□ 一般评估：生命体征、神志、皮肤、药物过敏史等 □ 专科评估：生活自理能力 □ 风险评估：评估有无跌倒、坠床、压疮风险 □ 心理评估 □ 营养评估 □ 疼痛评估 □ 康复评估	□ 评估意识情况 □ 评估切口疼痛情况 □ 观察切口敷料有无渗出并报告医师 □ 风险评估：评估有无跌倒、坠床、压疮、导管滑脱、液体外渗的风险

（续　表）

主要护理工作	专科护理	□ 指导患者掌握床上翻身方法	□ 与手术室护士共同评估皮肤、切口敷料、输液及引流情况 □ 指导患者掌握床上翻身方法 □ 指导患者掌握床上排便(使用便器)方法
	饮食指导	□ 根据医嘱通知配餐员准备膳食 □ 协助进餐 □ 术前 1 天通知患者 22:00 后禁食、禁水	□ 禁食、禁水,口干时协助湿润口唇 □ 排气后指导患者间断、少量饮用温开水
	活动体位	□ 根据护理等级指导活动	□ 根据手术及麻醉方式安置合适体位 □ 指导患者掌握床上翻身方法
	洗浴要求	□ 协助患者洗澡、更换病号服 □ 协助患者晨、晚间护理 □ 备皮后协助患者清洁备皮部位,更换病号服	□ 告知患者切口保护方法
病情变异记录		□ 无　　□ 有,原因: □ 患者　□ 并发症　□ 医疗 □ 病情　□ 辅诊　□ 管理	□ 无　　□ 有,原因: □ 患者　□ 并发症　□ 医疗 □ 病情　□ 辅诊　□ 管理
护士签名		白班　｜小夜班｜　大夜班	白班　｜小夜班｜　大夜班
医师签名			

	时间	住院第 5-7 天(术后 3 天)	住院第 8-11 天(恢复出院)
主要诊疗工作	制度落实	□ 手术医师查房 □ 主诊医师查房 □ 上级医师查房(主管医师查房每天 1 次) □ 经治医师每天早、晚查房 □ 专科医师会诊(必要时)	□ 上级医师查房(主管医师查房每天 1 次) □ 经治医师每天早、晚查房 □ 上级医师查房进行手术及切口评估,确定有无手术并发症和切口愈合不良情况,明确是否出院 □ 专科医师会诊(必要时)
	病情评估		□ 上级医师进行治疗效果、预后和出院评估 □ 出院宣教
	病历书写	□ 术后连续 3 天病程记录	□ 病情稳定患者每 3 天 1 个病程记录 □ 出院前 1 天有上级医师指示出院的病程记录 □ 出院后 24 小时内完成出院记录 □ 出院后 24 小时内完成病案首页 □ 完成出院介绍信 □ 出具诊断证明书
	知情同意		□ 告知患者及其家属出院后注意事项(指导出院后功能锻炼、复诊的时间及地点、发生紧急情况时处理等)

（续 表）

主要诊疗工作	手术治疗			
	其他	☐ 观察引流量及引流液性状 ☐ 观察切口情况,是否存在渗出、红肿等情况 ☐ 观察体温、血压等生命体征 ☐ 复查血常规、生化 ☐ 指导患者下床		☐ 观察切口情况,是否存在渗出、红肿等情况 ☐ 观察体温、血压等 ☐ 复查血常规、血生化(必要时) ☐ 追问病理结果 ☐ 通知出院 ☐ 出院带药 ☐ 嘱患者拆线换药、术后 3 周拔除尿管(根据出院时间决定) ☐ 门诊复查 ☐ 如有不适,随时复诊
重点医嘱	长期医嘱	护理类医嘱	☐ 泌尿外科术后护理常规 ☐ 一级或二级护理	☐ 泌尿外科术后护理常规 ☐ 二级或三级护理
		处置类医嘱	☐ 停心电监护 ☐ 测血压	☐ 测血压 ☐ 留置尿管
		膳食类医嘱	☐ 流食 ☐ 半流食 ☐ 普食 ☐ 糖尿病饮食 ☐ 低盐、低脂饮食 ☐ 低盐、低脂、糖尿病饮食	☐ 普食 ☐ 糖尿病饮食 ☐ 低盐、低脂饮食 ☐ 低盐、低脂、糖尿病饮食
		药物类医嘱	☐ 抗生素:第一代头孢、第二代头孢或喹诺酮类 ☐ 术后止血:巴曲酶 ☐ 雾化吸入 ☐ 抑制胃酸、镇吐:奥美拉唑、托烷司琼等 ☐ 胃肠外营养:脂肪乳、氨基酸、葡萄糖、电解质、维生素等 ☐ 镇痛药物(必要时)	☐ 抗生素(必要时)
	临时医嘱	检查检验	☐ 复查血常规、血生化	☐ 复查血常规、血生化(必要时)
		药物类医嘱	☐ 镇痛药物(必要时) ☐ 控制血糖药物(必要时) ☐ 补液(必要时)	☐ 镇痛药物(必要时) ☐ 控制血糖药物(必要时) ☐ 补液(必要时)
		手术医嘱		
		处置医嘱	☐ 大换药 ☐ 拔除胃管 ☐ 拔除切口引流	☐ 大换药 ☐ 出院

（续　表）

主要护理工作	健康宣教	□ 压疮预防知识宣教 □ 跌倒预防知识宣教 □ 告知患者护理风险	□ 压疮预防知识宣教 □ 跌倒预防知识宣教 □ 出院宣教（康复训练方法、用药指导、换药时间及注意事项、复查时间等）
	护理处置	□ 按护理等级完成基础护理项目 □ 监测生命体征 □ 观察切口疼痛情况、检测镇痛泵运转情况 □ 观察静脉输液情况 □ 妥善固定各类管道 □ 观察切口敷料，有渗出时报告医师处理 □ 留取标本 □ 观察切口引流情况，记录引流量及性状 □ 术后心理与生活护理 □ 整理床单位	□ 按护理等级完成基础护理项目 □ 监测生命体征 □ 观察切口敷料，有渗出时报告医师处理 □ 术后心理与生活护理 □ 协助患者办理出院手续 □ 整理床单位
	护理评估	□ 评估跌倒风险 □ 评估压疮风险	
	专科护理	□ 指导患者掌握床上翻身方法 □ 指导患者掌握床上排便、排尿（使用便器）方法	□ 术后心理与生活护理
	饮食指导	□ 根据医嘱通知配餐员准备膳食 □ 协助进餐	□ 根据医嘱通知配餐员准备膳食
	活动体位	□ 指导患者掌握床上翻身方法 □ 根据护理等级指导活动	□ 根据护理等级指导活动
	洗浴要求	□ 协助患者晨、晚间护理 □ 告知患者切口保护方法	□ 协助患者晨、晚间护理 □ 告知患者切口保护方法
病情变异记录		□ 无　　□ 有，原因： □ 患者　□ 并发症　□ 医疗 □ 病情　□ 辅诊　□ 管理	□ 无　　□ 有，原因： □ 患者　□ 并发症　□ 医疗 □ 病情　□ 辅诊　□ 管理

护士签名	白班	小夜班	大夜班	白班	小夜班	大夜班
医师签名						

前列腺癌行机器人辅助腹腔镜下根治性前列腺切除术临床路径

一、前列腺癌行机器人辅助腹腔镜下根治性前列腺切除术路径标准住院流程

(一)适用对象

1. 第一诊断为前列腺癌(ICD-10:C61 01)。

2. 拟行机器人辅助腹腔镜下根治性前列腺切除术(ICD-9-CM-3:60.5 02 伴 00.3504)的患者。

3. 临床分期 T_1-T_2C 及部分 T_3 期的患者。

(二)诊断依据

根据《中国泌尿外科疾病诊断治疗指南》(中华医学会泌尿外科学分会编著,人民卫生出版社,2014 年)。

1. 病史　体格检查发现前列腺特异性抗原(PSA)升高或下尿路梗阻或刺激症状。

2. 体格检查　直肠指检触及前列腺硬结。

3. 辅助检查　前列腺特异性抗原(PSA)升高。经直肠超声、MRI 提示前列腺占位。前列腺穿刺病理提示前列腺腺癌。

(三)选择治疗方案的依据

根据《中国泌尿外科疾病诊断治疗指南》(中华医学会泌尿外科学分会编著,人民卫生出版社,2014 年)。

1. 无全身或局部的近期感染。

2. 无严重的合并症。

3. 术前生活质量及活动水平评估。

4. 适合机器人辅助腹腔镜下根治性前列腺切除术。

(四)标准住院天数

8～11 天。

(五)纳入路径标准

1. 第一诊断必须符合前列腺癌(ICD-10:C61 01),拟行机器人辅助腹腔镜下根治性前列腺切除术(ICD-9-CM-3:60.5 02 伴 00.3504)。

2. 专科指征:前列腺穿刺病理提示前列腺腺癌。

3. 手术禁忌证:同时伴有高血压、糖尿病、心律失常等慢性病内科评估为手术禁忌证不适宜入径。

(六)术前准备(术前评估)1～3 天

1. 术前评估

(1)检查检验评估:①完成必需的检查检验项目,血常规、尿常规、粪常规、血生化、凝血功能、血型、术前血清八项、PSA、肝胆胰脾及泌尿系超声、胸部正位 X 线片、心电图、前列腺 CT 或 MRI 等,全身核素骨扫描。②根据患者情况可选择的检查检验项目,超声心动图、血气、肺功能等。③疾病发展预计的并发症评估。

(2)营养评估:根据《解放军总医院新住院患者营养风险筛查表(NRS－2002)》为新住院患者进行营养评估,评分≥3 分患者给予处置,必要时申请营养科医师会诊。

(3)心理评估:根据新住院患者情况申请心理科医师会诊评估。

(4)疼痛评估:根据《VAS 评分》实施疼痛评估,评分＞7 分患者给予处置,必要时请疼痛科医师会诊。

(5)康复评估:根据《住院患者康复筛查和评估表》在新住院患者住院后 24 小时内进行康复筛查和评估。任何一项结果为"是",则申请康复科医师会诊。

2. 术前准备

(1)术前评估:术前 24 小时内完成病情评估、必要的检查,做出术前小结、术前讨论。

(2)术前谈话:术者应在术前 1 天与患者及其家属谈话,告知手术方案、相关风险、用血计划、术后转归、置入材料、手术费用和患者及其家属权益,履行书面知情同意手续。告知高值耗材的使用及费用。

(3)通知手术室:准备手术间、手术药品、手术物品及特殊耗材。

(4)护士做心理护理、交代注意事项:防压疮、防跌倒等,进行术前宣教。

(5)手术部位标识:术者、一助或经治医师在术前 1 天应对手术部位做体表标识,急诊手术由接诊医师或会诊外科医师标记,标记过程应有责任护士、患者及其家属共同参与,记入手术安排表。

(6)术前 1 天麻醉医师访视:制订麻醉计划、完成评估、确定麻醉方式,记入《麻醉术前访视记录》,告知患者及其家属麻醉适应证、麻醉目的、风险、可能出现的情况及其处理原则、替代方案等,签署《麻醉知情同意书》并归入病历。

(七)药品选择及使用时机

1. 抗生素　按照《抗菌药物临床应用指导原则》(卫医发〔2015〕)和卫生部办公厅《关于抗菌药物临床应用管理有关问题的通知》(卫办医政发〔2015〕)执行,围术期使用第一代头孢、第二代头孢菌素或喹诺酮类。

2. 止血药物　术后存在出血风险者。

3. 抑酸、镇吐药物　术后禁食期间应用。

4. 营养支持及调节水、电解质平衡药物　术后禁食期间使用。

5. 镇痛药物　术后疼痛时应用。

6. 增强免疫药物　免疫力低下患者应用。

7. 其他药物　伴随疾病的治疗药物等。

(八)手术日为住院第 4 天

1. 手术安全核对　患者入手术间后由手术医师、麻醉医师、巡回护士和患者本人共同核对患者身份、手术部位与标识、手术方式。手术医师、麻醉医师、巡回护士三方按《手术安全核对表》逐项核对,共同签名。

(1)手术方式:机器人辅助腹腔镜下根治性前列腺切除术。

(2)麻醉方式:全身麻醉。

(3)手术置入物:无。

(4)术中用药:麻醉用药。

(5)输血及血液制品:视术中出血情况补充红细胞或血浆。

(6)术中病理:常规,一般无须冷冻快速病理。

2. 经治医师或手术医师　应即刻完成术后首次病程记录,观察术后患者病情变化。

(九)术后住院恢复2~5天

1. 必需的复查项目:血常规、血生化。

2. 必要时查血气分析、腹部超声。

3. 术后处理

(1)抗生素:抗生素选择第一代头孢、第二代头孢或喹诺酮类。

(2)术后康复:术后3~4天拔除引流管,术后3周拔除尿管,术后2天鼓励患者下床活动。

(3)术后镇痛:镇痛泵镇痛。

4. 术者在术后24小时内完成手术记录,特殊情况可由一助完成,术者签名确认并归入病历。

5. 上级医师在术后3天内至少查房1次,根据术中和术后情况修订术后治疗计划。

6. 麻醉医师术后3天内访视患者,如有特殊情况应详细记录,及时与手术医师或重症监护室医师沟通并迅速处理。

7. 术后护理

(1)按照护理等级进行日常护理,监测患者生命体征,观察引流管引流情况、切口敷料有无渗出。

(2)指导患者术后体位摆放及功能锻炼:半卧位休息,早日下床活动。

(3)指导患者正确使用腹带,掌握床上排便、排尿(使用便器)的方法,防跌倒、防压疮护理等。

(十)出院标准

1. 生命体征平稳,无明显心肺、腹部不适。

2. 恢复正常饮食。

3. 切口愈合良好,引流管拔除,切口无感染征象(或可在门诊处理的切口情况)。

4. 常规检验指标无明显异常。

5. 无与本病相关的其他并发症或合并症。

(十一)变异及原因分析

1. 医疗原因导致的变异　如改变诊疗方案、转科治疗、操作失误、误诊等。

2. 患者原因导致的变异　如不同意治疗方案、个人原因要求出(转)院、院外服用手术禁忌药、月经期、对诊疗计划不满要求出路径、相关检查检验院外(门诊)已做等。

3. 并发症原因导致的变异　如感染、瘘、出血、血肿、愈合不良、梗阻等。

4. 病情原因导致的变异　如基础疾病复杂、病情恶化、病情平稳好转、抢救、会诊等。

5. 辅诊科室原因导致的变异　如检查、检验、手术、病理等检查(不及时、结果错报、操作部位或方式错误、标本不合格)、报告(不及时、结果错报、标本不合格)等原因延长住院天数、增加费用等。

6. 管理原因导致的变异　如系统暂不支持,系统瘫痪,需要修订流程、制度等。

二、前列腺癌行机器人辅助腹腔镜下根治性前列腺切除术临床路径表单

适用对象	第一诊断为前列腺癌(ICD-10:C61 01) 拟行机器人辅助腹腔镜下根治性前列腺切除术(ICD-9-CM-3:60.5 02 伴 00.3504)的患者	
患者基本信息	姓名:_____　性别:____　年龄:____ 门诊号:_____　住院号:_____　过敏史:_____ 住院日期:____年__月__日　出院日期:____年__月__日	住院天数:8~11 天

	时间	住院第1-3天(术前评估及准备)	住院第4天(手术日)
主要诊疗工作	制度落实	□ 住院2小时内经治或值班医师完成接诊 □ 住院后24小时内主管医师完成检诊 □ 专科医师会诊(必要时) □ 经治医师查房(早、晚) □ 主诊医师查房 □ 完成术前准备 □ 组织术前讨论 □ 麻醉医师术前访视 □ 手术部位标识	□ 三级医师查房 □ 手术安全核查 □ 麻醉医师术后访视
	病情评估	□ 经治医师询问病史及体格检查 □ 完善术前常规检查及会诊 □ 心理评估 □ 营养评估 □ 疼痛评估 □ 康复评估	
	病历书写	□ 住院8小时内完成首次病程记录 □ 住院24小时内完成住院记录 □ 住院48小时内完成主管医师查房记录 □ 完成主诊医师查房记录 □ 完成术前讨论、术前小结	□ 术者或一助术后24小时内完成手术记录(术者签名) □ 术后即刻完成术后首次病程记录
	知情同意	□ 病情告知 □ 患者或其家属入院记录签名 □ 术前谈话,告知患者及其家属病情和围术期注意事项并签署麻醉知情同意书、输血知情同意书、手术知情同意书、授权委托书、自费用品协议书(必要时)、军人目录外耗材审批单(必要时)等	□ 告知患者及其家属手术过程概况及术后注意事项
	手术治疗	□ 预约手术	□ 告知患者及其家属手术过程概况及术后注意事项
	其他	□ 及时通知上级医师检诊 □ 经治医师检查整理病历资料 □ 检查住院押金使用情况	□ 麻醉诱导 □ 观察术中出血量、输液量、输血量等 □ 术后病情交接

重点医嘱	长期医嘱	护理类医嘱	□ 按泌尿外科护理常规 □ 二级或三级护理	□ 泌尿外科术后护理常规 □ 一级护理
		处置类医嘱		□ 持续心电、血压、呼吸、血氧饱和度监测 □ 留置导尿并计量 □ 留置切口引流并计量 □ 持续胃肠减压
		膳食类医嘱	□ 普食 □ 糖尿病饮食 □ 低盐、低脂饮食 □ 低盐、低脂、糖尿病饮食 □ 术前 1 天禁食、禁水（22：00 后）	□ 禁食、禁水
		药物类医嘱	□ 自带药（必要时）	□ 抗生素：第一代头孢、第二代头孢或喹诺酮类 □ 术后止血：巴曲酶 □ 雾化吸入 □ 抑制胃酸、镇吐：奥美拉唑、托烷司琼等 □ 胃肠外营养：脂肪乳、氨基酸、葡萄糖、电解质、维生素等 □ 镇痛药物（必要时）
	临时医嘱	检查检验	□ 血常规 □ 尿常规 □ 粪常规 □ 凝血四项 □ 血清术前八项 □ 血型 □ 血生化 □ PSA □ 胸部正位 X 线片 □ 心电图 □ 泌尿系超声 □ 肝胆胰脾超声 □ CT 或 MRI □ 全身核素骨扫描 □ 肺功能（必要时） □ 血气分析（必要时） □ 超声心动图（必要时）	□ 血常规 □ 血生化
		药物类医嘱	□ 抗生素皮试 □ 肠道准备药物	□ 镇痛药物（必要时） □ 解热药物（>38℃时）
		手术医嘱	□ 常规准备明日在全身麻醉下行机器人辅助腹腔镜下根治性前列腺切除术	
		处置医嘱	□ 备皮（>30cm²） □ 备血 □ 静脉抽血	□ 吸氧 □ 输血（视病情） □ 补液（视病情）

（续　表）

主要护理工作	健康宣教	□ 住院宣教（住院环境、规章制度） □ 进行护理安全指导 □ 进行等级护理、活动范围指导 □ 进行饮食指导 □ 进行关于疾病知识的宣教 □ 检查、检验项目的目的和意义 □ 术前宣教	□ 术后心理疏导 □ 告知患者护理风险 □ 进行压疮预防知识宣教 □ 指导术后康复训练 □ 指导术后注意事项
	护理处置	□ 患者身份核对 □ 佩戴腕带 □ 建立住院病历，通知医师 □ 住院介绍：介绍责任护士，病区环境、设施、规章制度、基础护理服务项目 □ 询问病史，填写护理记录单首页 □ 观察病情 □ 测量基本生命体征 □ 抽血、留取标本 □ 心理与生活护理 □ 根据评估结果采取相应护理措施 □ 通知检查项目及检查注意事项 □ 术前患者准备（术前沐浴、更衣、备皮） □ 检查术前物品准备 □ 指导患者准备术后所需用品、贵重物品交由其家属保管 □ 指导患者进行肠道准备并检查准备效果 □ 告知入手术室前取下活动义齿 □ 备血、皮试	□ 晨起测量生命体征并记录 □ 确认无上呼吸道感染症状 □ 与手术室护士交接病历、影像资料、术中带药等 □ 术前补液（必要时） □ 嘱患者入手术室前膀胱排空 □ 与手术室护士交接 □ 术后按一级护理要求完成基础护理项目 □ 术后心电监护、监测生命体征 □ 留取标本 □ 观察切口疼痛情况、检测镇痛泵运转情况 □ 观察静脉输液情况 □ 观察留置尿管引流情况 □ 妥善固定各类管道 □ 观察切口引流情况，记录引流量及性状 □ 观察切口敷料，有渗出时报告医师处理 □ 术后心理与生活护理
	护理评估	□ 一般评估：生命体征、神志、皮肤、药物过敏史等 □ 专科评估：生活自理能力 □ 风险评估：评估有无跌倒、坠床、压疮风险 □ 心理评估 □ 营养评估 □ 疼痛评估 □ 康复评估	□ 评估意识情况 □ 评估切口疼痛情况 □ 观察切口敷料有无渗出并报告医师 □ 风险评估：评估有无跌倒、坠床、压疮、导管滑脱、液体外渗的风险
	专科护理	□ 指导患者掌握床上翻身方法	□ 与手术室护士共同评估皮肤、切口敷料、输液及引流情况 □ 指导患者掌握床上翻身方法 □ 指导患者掌握床上排便、排尿（使用便器）方法
	饮食指导	□ 根据医嘱通知配餐员准备膳食 □ 协助进餐 □ 术前1天通知患者22:00后禁食、禁水	□ 禁食、禁水，口干时协助湿润口唇 □ 排气后指导患者间断、少量饮用温开水

（续　表）

主要护理工作	活动体位	□ 根据护理等级指导活动	□ 根据手术及麻醉方式安置合适体位 □ 指导患者掌握床上翻身方法
	洗浴要求	□ 协助患者洗澡、更换病号服 □ 协助患者晨、晚间护理 □ 备皮后协助患者清洁备皮部位，更换病号服	□ 告知患者切口保护方法
病情变异记录		□ 无　　□ 有，原因： □ 患者　□ 并发症　□ 医疗 □ 病情　□ 辅诊　□ 管理	□ 无　　□ 有，原因： □ 患者　□ 并发症　□ 医疗 □ 病情　□ 辅诊　□ 管理

护士签名	白班	小夜班	大夜班	白班	小夜班	大夜班

医师签名						

	时间	住院第 5－7 天（术后 3 天）	住院第 8－11 天（恢复出院）
主要诊疗工作	制度落实	□ 手术医师查房 □ 主诊医师查房 □ 上级医师查房（主管医师查房每天 1 次） □ 经治医师每天早、晚查房 □ 专科医师会诊（必要时）	□ 上级医师查房（主管医师查房每天 1 次） □ 经治医师每天早、晚查房 □ 上级医师查房进行手术及切口评估，确定有无手术并发症和切口愈合不良情况，明确是否出院 □ 专科医师会诊（必要时）
	病情评估		□ 上级医师进行治疗效果、预后和出院评估 □ 出院宣教
	病历书写	□ 术后连续 3 天病程记录	□ 病情稳定患者每 3 天 1 个病程记录 □ 出院前 1 天有上级医师指示出院的病程记录 □ 出院后 24 小时内完成出院记录 □ 出院后 24 小时内完成病案首页 □ 完成出院介绍信 □ 出具诊断证明书
	知情同意		□ 告知患者及其家属出院后注意事项（指导出院后功能锻炼、复诊的时间及地点、发生紧急情况时处理等）
	手术治疗		
	其他	□ 观察引流量及引流液性状 □ 观察切口情况，是否存在渗出、红肿等情况 □ 观察体温、血压等生命体征 □ 复查血常规、生化 □ 指导患者下床	□ 观察切口情况，是否存在渗出、红肿等情况 □ 观察体温、血压等 □ 复查血常规、血生化（必要时） □ 追问病理结果 □ 通知出院 □ 出院带药 □ 嘱患者拆线换药、术后 3 周拔除尿管（根据出院时间决定） □ 门诊复查 □ 如有不适，随时复诊

（续　表）

重点医嘱	长期医嘱	护理类医嘱	□ 泌尿外科术后护理常规 □ 一级或二级护理	□ 泌尿外科术后护理常规 □ 二级或三级护理
		处置类医嘱	□ 停心电监护 □ 测血压 □ 留置尿管	□ 测血压 □ 留置尿管
		膳食类医嘱	□ 流食 □ 半流食 □ 普食 □ 糖尿病饮食 □ 低盐、低脂饮食 □ 低盐、低脂、糖尿病饮食	□ 普食 □ 糖尿病饮食 □ 低盐、低脂饮食 □ 低盐、低脂、糖尿病饮食
		药物类医嘱	□ 抗生素：第一代头孢、第二代头孢或喹诺酮类 □ 术后止血：巴曲酶 □ 雾化吸入 □ 抑制胃酸、镇吐：奥美拉唑、托烷司琼等 □ 胃肠外营养：脂肪乳、氨基酸、葡萄糖、电解质、维生素等 □ 镇痛药物（必要时）	□ 抗生素（必要时）
	临时医嘱	检查检验	□ 复查血常规、血生化	□ 复查血常规、血生化（必要时）
		药物类医嘱	□ 镇痛药物（必要时） □ 控制血糖药物（必要时） □ 补液（必要时）	□ 镇痛药物（必要时） □ 控制血糖药物（必要时） □ 补液（必要时）
		手术医嘱		
		处置医嘱	□ 大换药 □ 拔除切口引流 □ 拔除胃管	□ 大换药 □ 出院
主要护理工作		健康宣教	□ 压疮预防知识宣教 □ 跌倒预防知识宣教 □ 告知患者护理风险	□ 压疮预防知识宣教 □ 跌倒预防知识宣教 □ 出院宣教（康复训练方法、用药指导、换药时间及注意事项、复查时间等）
		护理处置	□ 按护理等级完成基础护理项目 □ 监测生命体征 □ 观察切口疼痛情况、检测镇痛泵运转情况 □ 观察静脉输液情况 □ 妥善固定各类管道 □ 观察切口敷料，有渗出时报告医师处理 □ 留取标本 □ 观察切口引流情况，记录引流量及性状 □ 术后心理护理与生活护理 □ 整理床单	□ 按护理等级完成基础护理项目 □ 监测生命体征 □ 观察切口敷料，有渗出时报告医师处理 □ 术后心理护理与生活护理 □ 协助患者办理出院手续 □ 整理床单

主要护理工作	护理评估	□ 评估跌倒风险 □ 评估压疮风险	
	专科护理	□ 指导患者掌握床上翻身方法 □ 指导患者掌握床上排便、排尿（使用便器）方法	□ 术后心理与生活护理
	饮食指导	□ 根据医嘱通知配餐员准备膳食 □ 协助进餐	□ 根据医嘱通知配餐员准备膳食
	活动体位	□ 指导患者掌握床上翻身方法 □ 根据护理等级指导活动	□ 根据护理等级指导活动
	洗浴要求	□ 协助患者晨、晚间护理 □ 告知患者切口保护方法	□ 协助患者晨、晚间护理 □ 告知患者切口保护方法
病情变异记录		□ 无　　□ 有,原因： □ 患者　□ 并发症　□ 医疗 □ 病情　□ 辅诊　□ 管理	□ 无　　□ 有,原因： □ 患者　□ 并发症　□ 医疗 □ 病情　□ 辅诊　□ 管理
护士签名		白班　　　小夜班　　　大夜班	白班　　　小夜班　　　大夜班
医师签名			

前列腺癌行放射性粒子置入术临床路径

一、前列腺癌行放射性粒子置入术路径标准住院流程

(一)适用对象

1. 第一诊断为前列腺癌(ICD-10:C61 01)。

2. 拟行前列腺放射性粒子置入术 (ICD-9-CM-3:92.2701/92.2703)的患者。

3. 临床分期 $T_1N_0M_0$、$T_2N_0M_0$、$T_3N_0M_0$ 中不适合或不愿意行前列腺根治性切除。

(二)诊断依据

根据《中国泌尿外科疾病诊断治疗指南》(中华医学会泌尿外科学分会编著,人民卫生出版社,2014 年)。

1. 病史　临床确诊前列腺癌。

2. 体格检查　肛门指诊可能有阳性发现。

3. 辅助检查　超声、CT 或 MRI 提示前列腺大小及形态、病理确诊前列腺癌。

(三)选择治疗方案的依据

根据《中国泌尿外科疾病诊断治疗指南》(中华医学会泌尿外科学分会编著,人民卫生出版社,2014 年)。

1. 无全身或局部的近期感染。

2. 无严重的合并症。

3. 术前生活质量及活动水平评估。

4. 适合前列腺放射性粒子置入术。

(四)标准住院天数

8～9 天。

(五)纳入路径标准

1. 第一诊断必须符合前列腺癌(ICD-10:C61 01),拟行前列腺放射性粒子置入术 (ICD-9-CM-3:92.2701/92.2703)。

2. 专科指征:确诊前列腺癌。

3. 手术禁忌证:同时伴有高血压、糖尿病、心律失常等慢性病内科评估为手术禁忌证不适宜入径。

(六)术前准备(术前评估)1～3 天

1. 术前评估

(1)检查检验评估:①完成必需的检查检验项目,血常规、尿常规、粪常规、血生化、凝血功能、血型、术前血清八项、PSA、泌尿系超声、胸部正位 X 线片、心电图等。②根据患者情况可

选择的检查检验项目,超声心动图、血气分析、肺功能等。③疾病发展预计的并发症评估。

(2)营养评估:根据《解放军总医院新住院患者营养风险筛查表(NRS－2002)》为新住院患者进行营养评估,评分≥3分患者给予处置,必要时申请营养科医师会诊。

(3)心理评估:根据新入院患者情况申请心理科医师会诊评估。

(4)疼痛评估:根据《VAS评分》实施疼痛评估,评分＞7分患者给予处置,必要时请疼痛科医师会诊。

(5)康复评估:根据《住院患者康复筛查和评估表》在新住院患者住院后24小时内进行康复筛查和评估。任何一项结果为"是",则申请康复科医师会诊。

2.术前准备

(1)术前评估:术前24小时内完成病情评估、必要的检查,做出术前小结、术前讨论。

(2)术前谈话:术者应在术前1天与患者及其家属谈话,告知手术方案、相关风险、用血计划、术后转归、置入材料、手术费用和患者及其家属权益,履行书面知情同意手续。告知高值耗材的使用及费用。

(3)通知手术室:准备手术间、手术药品、手术物品(核医学科负责准备^{125}I密封籽源)及特殊耗材。

(4)护士做心理护理、交代注意事项:防压疮、防跌倒、指导患者戒烟等,进行术前宣教。

(5)手术部位标识:无须做手术标记。

(6)术前1天麻醉医师访视:制订麻醉计划、完成评估、确定麻醉方式,记入《麻醉术前访视记录》,告知患者及其家属麻醉适应证、麻醉目的、风险、可能出现的情况及其处理原则、替代方案等,签署《麻醉知情同意书》并归入病历。

(七)药品选择及使用时机

1.抗生素 按照《抗菌药物临床应用指导原则》(卫医发〔2015〕)和卫生部办公厅《关于抗菌药物临床应用管理有关问题的通知》(卫办医政发〔2015〕)执行,围术期使用第一代头孢、第二代头孢菌素或喹诺酮类。

2.止血药物 术后存在出血风险者。

3.抑酸、镇吐药物 术后禁食期间应用。

4.营养支持及调节水、电解质平衡药物 术后禁食期间使用。

5.镇痛药物 术后疼痛时应用。

6.增强免疫药物 免疫力低下患者应用。

7.其他药物 伴随疾病的治疗药物等。

(八)手术日为住院第4天

1.手术安全核对 患者入手术间后由手术医师、麻醉医师、巡回护士和患者本人共同核对患者身份、手术部位与标识、手术方式。手术医师、麻醉医师、巡回护士三方按《手术安全核对表》逐项核对,共同签名。

(1)手术方式:前列腺放射性粒子置入术。

(2)麻醉方式:硬膜外麻或全麻。

(3)手术置入物:^{125}I密封籽源。

(4)术中用药:麻醉用药。

(5)输血及血液制品:视术中出血情况补充红细胞或血浆。

(6)术中病理:无病理。

2. 经治医师或手术医师　应即刻完成术后首次病程记录,观察术后患者病情变化。

(九)术后住院恢复 2～5 天

1. 必需的复查项目:无。

2. 必要时查血常规、血生化、血气分析、腹部超声。

3. 术后处理

(1)抗生素:抗生素选择第一代头孢、第二代头孢、第三代头孢或喹诺酮类抗生素。

(2)术后康复:术后 2～3 天拔除尿管,术后 2 天鼓励患者下床活动。

(3)术后镇痛:可不用镇痛泵镇痛。

4. 术者在术后 24 小时内完成手术记录,特殊情况可由一助完成,术者签名确认并归入病历。

5. 上级医师在术后 3 天内至少查房 1 次,根据术中和术后情况修订术后治疗计划。

6. 麻醉医师术后 3 天内访视患者,如有特殊情况应详细记录,及时与手术医师或重症监护室医师沟通并迅速处理。

7. 术后护理

(1)按照护理等级进行日常护理,监测患者生命体征,观察尿管引流情况、切口敷料有无渗出。

(2)指导患者术后体位摆放及功能锻炼:半卧位休息,早日下床活动。

(3)指导患者掌握床上排便排尿(使用便器)方法、进行自主排尿训练,防跌倒、防压疮护理等。

(十)出院标准

1. 生命体征平稳,无明显心肺、腹部不适。

2. 恢复正常饮食。

3. 尿管拔除可自主排尿,切口无感染征象(或可在门诊处理的切口情况)。

4. 常规检验指标无明显异常。

5. 无与本病相关的其他并发症或合并症。

(十一)变异及原因分析

1. 医疗原因导致的变异　如改变诊疗方案、转科治疗、操作失误、误诊等。

2. 患者原因导致的变异　如不同意治疗方案、个人原因要求出(转)院、院外服用手术禁忌药、月经期、对诊疗计划不满要求出路径、相关检查检验院外(门诊)已做等。

3. 并发症原因导致的变异　如感染、瘘、出血、血肿、愈合不良、梗阻等。

4. 病情原因导致的变异　如基础疾病复杂、病情恶化、病情平稳好转、抢救、会诊等。

5. 辅诊科室原因导致的变异　如检查、检验、手术、病理等检查(不及时、结果错报、操作部位或方式错误、标本不合格)、报告(不及时、结果错报、标本不合格)等原因延长住院天数、增加费用等。

6. 管理原因导致的变异　如系统暂不支持,系统瘫痪,需要修订流程、制度等。

二、前列腺行放射性粒子置入术临床路径表单

适用对象	第一诊断为前列腺癌(ICD-10:C61 01) 拟行前列腺放射性粒子置入术(ICD-9-CM-3:92.2701/92.2703)的患者	
患者基本信息	姓名:_____ 性别:____ 年龄:____ 门诊号:_____ 住院号:_____ 过敏史:_____ 住院日期:____年__月__日 出院日期:____年__月__日	住院天数:8～9天

	时间	住院第1－3天(术前评估及准备)	住院第4天(手术日)
主要诊疗工作	制度落实	□ 住院2小时内经治或值班医师完成接诊 □ 住院后24小时内主管医师完成检诊 □ 专科医师会诊(必要时) □ 经治医师查房(早、晚) □ 主诊医师查房 □ 完成术前准备 □ 组织术前讨论 □ 麻醉医师术前访视 □ 手术部位标识	□ 三级医师查房 □ 手术安全核查 □ 麻醉医师术后访视
	病情评估	□ 经治医师询问病史及体格检查 □ 完善术前常规检查及会诊 □ 心理评估 □ 营养评估 □ 疼痛评估 □ 康复评估	
	病历书写	□ 住院8小时内完成首次病程记录 □ 住院24小时内完成住院记录 □ 住院48小时内完成主管医师查房记录 □ 完成主诊医师查房记录 □ 完成术前讨论、术前小结	□ 术者或一助术后24小时内完成手术记录(术者签名) □ 术后即刻完成术后首次病程记录
	知情同意	□ 病情告知 □ 患者或其家属入院记录签名 □ 术前谈话,告知患者及其家属病情和围术期注意事项并签署麻醉知情同意书、输血知情同意书、手术知情同意书、授权委托书、自费用品协议书(必要时)、军人目录外耗材审批单(必要时)等	□ 告知患者及其家属手术过程概况及术后注意事项
	手术治疗	□ 预约手术	□ 告知患者及其家属手术过程概况及术后注意事项
	其他	□ 及时通知上级医师检诊 □ 经治医师检查整理病历资料 □ 检查住院押金使用情况	□ 麻醉诱导 □ 观察术中出血量、输液量、输血量等 □ 术后病情交接

（续　表）

重点医嘱	长期医嘱	护理类医嘱	☐ 按泌尿外科护理常规 ☐ 二级或三级护理	☐ 泌尿外科术后护理常规 ☐ 一级护理
		处置类医嘱		☐ 持续心电、血压、呼吸、血氧饱和度监测 ☐ 留置导尿并计量 ☐ 持续低流量吸氧
		膳食类医嘱	☐ 普食 ☐ 糖尿病饮食 ☐ 低盐、低脂饮食 ☐ 低盐、低脂、糖尿病饮食 ☐ 术前 1 天禁食、禁水（22:00 后）	☐ 禁食、禁水
		药物类医嘱	☐ 自带药（必要时）	☐ 抗生素：第一代头孢、第二代头孢或喹诺酮类 ☐ 术后止血：巴曲酶 ☐ 雾化吸入 ☐ 抑制胃酸、镇吐：奥美拉唑、托烷司琼等 ☐ 胃肠外营养：脂肪乳、氨基酸、葡萄糖、电解质、维生素等 ☐ 镇痛药物（必要时）
	临时医嘱	检查检验	☐ 血常规 ☐ 尿常规 ☐ 粪常规 ☐ 凝血四项 ☐ 血清术前八项 ☐ 血型 ☐ 血生化 ☐ PSA ☐ 胸部正位 X 线片 ☐ 心电图 ☐ 泌尿系超声 ☐ 肝胆胰脾超声 ☐ 肺功能（必要时） ☐ 血气分析（必要时） ☐ 超声心动图（必要时）	☐ 血常规 ☐ 血生化
		药物类医嘱	☐ 抗生素皮试 ☐ 肠道准备药物	☐ 镇痛药物（必要时） ☐ 解热药物（＞38℃时）
		手术医嘱	☐ 常规准备明日在硬膜外或全身麻醉下行前列腺放射性粒子置入术	
		处置医嘱	☐ 备皮（＞30cm²）	☐ 吸氧 ☐ 输血（视病情） ☐ 补液（视病情） ☐ 拔除导尿管（必要时）

主要护理工作	健康宣教	□ 住院宣教（住院环境、规章制度） □ 进行护理安全指导 □ 进行等级护理、活动范围指导 □ 进行饮食指导 □ 进行关于疾病知识的宣教 □ 检查、检验项目的目的和意义 □ 术前宣教	□ 术后心理疏导 □ 告知患者护理风险 □ 进行压疮预防知识宣教 □ 指导术后康复训练 □ 指导术后注意事项
	护理处置	□ 患者身份核对 □ 佩戴腕带 □ 建立住院病历，通知医师 □ 住院介绍：介绍责任护士，病区环境、设施、规章制度、基础护理服务项目 □ 询问病史，填写护理记录单首页 □ 观察病情 □ 测量基本生命体征 □ 抽血、留取标本 □ 心理与生活护理 □ 根据评估结果采取相应护理措施 □ 通知检查项目及检查注意事项 □ 术前患者准备（术前沐浴、更衣、备皮） □ 检查术前物品准备 □ 指导患者准备术后所需用品、贵重物品交由其家属保管 □ 指导患者进行肠道准备并检查准备效果 □ 告知入手术室前取下活动义齿 □ 备血、皮试	□ 晨起测量生命体征并记录 □ 确认无上呼吸道感染症状 □ 与手术室护士交接病历、影像资料、术中带药等 □ 术前补液（必要时） □ 嘱患者入手术室前膀胱排空 □ 与手术室护士交接 □ 术后按一级护理要求完成基础护理项目 □ 术后心电监护、监测生命体征 □ 留取标本 □ 观察切口疼痛情况 □ 观察静脉输液情况 □ 观察留置尿管引流情况 □ 妥善固定各类管道 □ 观察切口敷料，有渗出时报告医师处理 □ 术后心理与生活护理
	护理评估	□ 一般评估：生命体征、神志、皮肤、药物过敏史等 □ 专科评估：生活自理能力 □ 风险评估：评估有无跌倒、坠床、压疮风险 □ 心理评估 □ 营养评估 □ 疼痛评估 □ 康复评估	□ 评估意识情况 □ 评估切口疼痛情况 □ 观察切口敷料有无渗出并报告医师 □ 风险评估：评估有无跌倒、坠床、压疮、导管滑脱、液体外渗的风险
	专科护理	□ 指导患者掌握床上翻身方法 □ 指导患者掌握床上排尿、排便（使用便器）方法	□ 与手术室护士共同评估皮肤、切口敷料、输液指导患者掌握床上翻身方法 □ 指导患者掌握床上排尿、排便（使用便器）方法
	饮食指导	□ 根据医嘱通知配餐员准备膳食 □ 协助进餐 □ 术前1天通知患者22:00后禁食、禁水	□ 禁食、禁水，口干时协助湿润口唇 □ 排气后指导患者间断、少量饮用温开水

（续　表）

主要护理工作	活动体位	□ 根据护理等级指导活动	□ 根据手术及麻醉方式安置合适体位 □ 指导患者掌握床上翻身方法
	洗浴要求	□ 协助患者洗澡、更换病号服 □ 协助患者晨、晚间护理 □ 备皮后协助患者清洁备皮部位，更换病号服	□ 告知患者切口保护方法
病情变异记录		□ 无　　□ 有,原因： □ 患者　□ 并发症　□ 医疗 □ 病情　□ 辅诊　□ 管理	□ 无　　□ 有,原因： □ 患者　□ 并发症　□ 医疗 □ 病情　□ 辅诊　□ 管理

护士签名	白班	小夜班	大夜班	白班	小夜班	大夜班

医师签名		

时间		住院第 5－7 天（术后 3 天）	住院第 8－9 天（恢复出院）
主要诊疗工作	制度落实	□ 手术医师查房 □ 主诊医师查房 □ 上级医师查房（主管医师查房每天 1 次） □ 经治医师每天早、晚查房 □ 专科医师会诊（必要时）	□ 上级医师查房（主管医师查房每天 1 次） □ 经治医师每天早、晚查房 □ 上级医师查房拔除导尿管后排尿情况,明确是否出院 □ 专科医师会诊（必要时）
	病情评估		□ 上级医师进行治疗效果、预后和出院评估 □ 出院宣教
	病历书写	□ 术后连续 3 天病程记录	□ 病情稳定患者每 3 天 1 个病程记录 □ 出院前 1 天有上级医师指示出院的病程记录 □ 出院后 24 小时内完成出院记录 □ 出院后 24 小时内完成病案首页 □ 完成出院介绍信 □ 出具诊断证明书
	知情同意		□ 告知患者及其家属出院后注意事项（指导出院后功能锻炼、复诊的时间及地点、发生紧急情况时处理等）
	手术治疗		
	其他	□ 观察留置尿管情况,是否出血及引流是否通畅 □ 观察切口情况,是否存在渗出、红肿等情况 □ 观察体温、血压等生命体征 □ 复查血常规、生化 □ 指导患者下床	□ 观察切口情况,是否存在渗出、红肿等情况 □ 观察体温、血压等 □ 复查血常规、血生化（必要时） □ 通知出院 □ 出院带药 □ 嘱患者换药 □ 门诊复查 □ 如有不适,随时复诊

（续　表）

重点医嘱	长期医嘱	护理类医嘱	□ 泌尿外科术后护理常规 □ 一级或二级护理	□ 泌尿外科术后护理常规 □ 二级或三级护理
		处置类医嘱	□ 停心电监护 □ 测血压	□ 测血压
		膳食类医嘱	□ 流食 □ 半流食 □ 普食 □ 糖尿病饮食 □ 低盐、低脂饮食 □ 低盐、低脂、糖尿病饮食	□ 普食 □ 糖尿病饮食 □ 低盐、低脂饮食 □ 低盐、低脂、糖尿病饮食
		药物类医嘱	□ 抗生素:第一代头孢、第二代头孢、第三代头孢或喹诺酮类 □ 术后止血:巴曲酶 □ 雾化吸入 □ 抑制胃酸、镇吐:奥美拉唑、托烷司琼等 □ 胃肠外营养:脂肪乳、氨基酸、葡萄糖、电解质、维生素等 □ 镇痛药物(必要时)	□ 抗生素(必要时)
	临时医嘱	检查检验	□ 复查血常规、血生化	□ 复查血常规、血生化(必要时)
		药物类医嘱	□ 镇痛药物(必要时) □ 控制血糖药物(必要时) □ 补液(必要时)	□ 镇痛药物(必要时) □ 控制血糖药物(必要时) □ 补液(必要时)
		手术医嘱		
		处置医嘱	□ 大换药 □ 拔除导尿管	□ 大换药 □ 出院
主要护理工作		健康宣教	□ 压疮预防知识宣教 □ 跌倒预防知识宣教 □ 告知患者护理风险	□ 压疮预防知识宣教 □ 跌倒预防知识宣教 □ 出院宣教(康复训练方法、用药指导、换药时间及注意事项、复查时间等)
		护理处置	□ 按护理等级完成基础护理项目 □ 监测生命体征 □ 观察切口疼痛情况 □ 观察静脉输液情况 □ 妥善固定各类管道 □ 观察切口敷料,有渗出时报告医师处理 □ 留取标本 □ 术后心理与生活护理 □ 整理床单位	□ 按护理等级完成基础护理项目 □ 监测生命体征 □ 观察切口敷料,有渗出时报告医师处理 □ 术后心理与生活护理 □ 协助患者办理出院手续 □ 整理床单位

主要护理工作	护理评估	□ 评估跌倒风险 □ 评估压疮风险	
	专科护理	□ 指导患者掌握床上翻身方法 □ 指导患者掌握床上排尿、排便（使用便器）方法 □ 指导患者进行自主排尿训练	□ 术后心理与生活护理
	饮食指导	□ 根据医嘱通知配餐员准备膳食 □ 协助进餐	□ 根据医嘱通知配餐员准备膳食
	活动体位	□ 指导患者掌握床上翻身方法 □ 根据护理等级指导活动	□ 根据护理等级指导活动
	洗浴要求	□ 协助患者晨、晚间护理 □ 告知患者切口保护方法	□ 协助患者晨、晚间护理 □ 告知患者切口保护方法
病情变异记录		□ 无　　□ 有,原因： □ 患者　□ 并发症　□ 医疗 □ 病情　□ 辅诊　□ 管理	□ 无　　□ 有,原因： □ 患者　□ 并发症　□ 医疗 □ 病情　□ 辅诊　□ 管理
护士签名		白班	小夜班	大夜班	白班	小夜班	大夜班
医师签名			

肾结石行经皮肾镜碎石术临床路径

一、肾结石行经皮肾镜碎石术路径标准住院流程

(一)适用对象

1. 第一诊断为肾结石(ICD-10:N20.0/N13.202)。

2. 拟行经皮肾镜碎石术(PCNL)(ICD-9-CM-3:55.04)的患者。

3. 结石直径≥2cm。

(二)诊断依据

根据《中国泌尿外科疾病诊断治疗指南》(中华医学会泌尿外科学分会编著,人民卫生出版社,2014年)。

1. 病史　腰痛、血尿或体格检查发现肾结石。

2. 体格检查　肾区叩击痛。

3. 辅助检查　CT、泌尿系彩色多普勒超声、静脉肾盂造影提示肾结石最大直径≥2cm。

(三)选择治疗方案的依据

根据《中国泌尿外科疾病诊断治疗指南》(中华医学会泌尿外科学分会编著,人民卫生出版社,2014年)。

1. 结石直径≥2cm。

2. 结石直径<2cm 但由于肾解剖畸形或位于下盏等不适合行体外冲击波碎石(ESWL)及输尿管软镜治疗。

3. 无全身或局部的近期感染。

4. 无严重的合并症。

5. 术前生活质量及活动水平评估。

6. 适合经皮肾镜碎石术。

(四)标准住院天数

7~10 天。

(五)纳入路径标准

1. 第一诊断必须符合肾结石(ICD-10:N20.0/N13.202),拟行经皮肾镜碎石术(PCNL)(ICD-9-CM-3:55.04)。

2. 专科指征:结石<2cm 但由于肾解剖畸形或位于下盏等不适合行 ESWL 及输尿管软镜治疗。

3. 手术禁忌证:同时伴有高血压、糖尿病、心律失常等慢性病内科评估为手术禁忌证不适宜入径。

（六）术前准备（术前评估）1～3 天

1. 术前评估

（1）检查检验评估：①完成必需的检查检验项目，血常规、尿常规、粪常规、血生化、凝血功能、血型、术前血清八项、肝胆胰脾及泌尿系超声、胸部正位 X 线片、心电图、肾 CT 平扫、静脉肾盂造影、CTU 等。②根据患者情况可选择的检查检验项目，超声心动图、血气、肺功能、肾图等。③疾病发展预计的并发症评估。

（2）营养评估：根据《解放军总医院新住院患者营养风险筛查表（NRS－2002）》为新住院患者进行营养评估，评分≥3 分患者给予处置，必要时申请营养科医师会诊。

（3）心理评估：根据新住院患者情况申请心理科医师会诊评估。

（4）疼痛评估：根据《VAS 评分》实施疼痛评估，评分＞7 分患者给予处置，必要时请疼痛科医师会诊。

（5）康复评估：根据《住院患者康复筛查和评估表》在新住院患者住院后 24 小时内进行康复筛查和评估。任何一项结果为"是"，则申请康复科医师会诊。

2. 术前准备

（1）术前评估：术前 24 小时内完成病情评估、必要的检查，做出术前小结、术前讨论。

（2）术前谈话：术者应在术前 1 天与患者及其家属谈话，告知手术方案、相关风险、用血计划、术后转归、置入材料、手术费用和患者及其家属权益，履行书面知情同意手续。告知高值耗材的使用及费用。

（3）通知手术室：准备手术间、手术药品、手术物品及特殊耗材。

（4）护士做心理护理、交代注意事项：防压疮、防跌倒等，进行术前宣教。

（5）手术部位标识：术者、一助或经治医师在术前 1 天应对手术部位做体表标识，急诊手术由接诊医师或会诊外科医师标记，标记过程应有责任护士、患者及其家属共同参与，记入手术安排表。

（6）术前 1 天麻醉医师访视：制订麻醉计划、完成评估、确定麻醉方式，记入《麻醉术前访视记录》，告知患者及其家属麻醉适应证、麻醉目的、风险、可能出现的情况及其处理原则、替代方案等，签署《麻醉知情同意书》并归入病历。

（七）药品选择及使用时机

1. 抗生素 按照《抗菌药物临床应用指导原则》（卫医发〔2015〕）和卫生部办公厅《关于抗菌药物临床应用管理有关问题的通知》（卫办医政发〔2015〕）执行，围术期使用第一代头孢、第二代头孢菌素或喹诺酮类。

2. 止血药物 术后存在出血风险者。

3. 抑酸、镇吐药物 术后禁食期间应用。

4. 营养支持及调节水、电解质平衡药物 术后禁食期间使用。

5. 镇痛药物 术后疼痛时应用。

6. 增强免疫药物 免疫力低下患者应用。

7. 其他药物 伴随疾病的治疗药物等。

（八）手术日为住院第 4 天

1. 手术安全核对 患者入手术间后由手术医师、麻醉医师、巡回护士和患者本人共同核对患者身份、手术部位标识、手术方式。手术医师、麻醉医师、巡回护士三方按《手术安全核对表》逐项核对,共同签名。

(1)手术方式:经皮肾镜碎石术。

(2)麻醉方式:硬膜外麻醉或全身麻醉。

(3)手术置入物:输尿管内支架管(双J管)。

(4)术中用药:麻醉用药。

(5)输血及血液制品:无。

(6)术中病理:无。

2. 经治医师或手术医师　应即刻完成术后首次病程记录,观察术后患者病情变化。

(九)术后住院恢复3~6天

1. 必需的复查项目:血常规、血生化、腹部X线片。

2. 必要时查血气分析、腹部超声。

3. 术后处理

(1)抗生素:抗生素选择第一代头孢、第二代头孢或喹诺酮类。

(2)术后康复:术后5天拔除肾造瘘管,术后6~7天拔除尿管,术后1个月拔除双J管。

(3)术后镇痛:镇痛泵镇痛。

4. 术者在术后24小时内完成手术记录,特殊情况可由一助完成,术者签名确认并归入病历。

5. 上级医师在术后3天内至少查房1次,根据术中和术后情况修订术后治疗计划。

6. 麻醉医师术后3天内访视患者,如有特殊情况应详细记录,及时与手术医师或重症监护室医师沟通并迅速处理。

7. 术后护理

(1)按照护理等级进行日常护理,监测患者生命体征,观察引流管引流情况、切口敷料有无渗出。

(2)指导患者术后体位及功能锻炼:卧位休息,根据引流液性状决定下床活动时机。

(3)指导患者掌握床上排便排尿(使用便器)方法,防跌倒、防压疮护理等。

(十)出院标准

1. 生命体征平稳,无明显心肺、腹部不适。

2. 恢复正常饮食。

3. 肾造瘘口无漏尿。

4. 双J管位置正常。

5. 常规检验指标无明显异常。

6. 无与本病相关的其他并发症或合并症。

(十一)变异及原因分析

1. 医疗原因导致的变异　如改变诊疗方案、转科治疗、操作失误、误诊等。

2. 患者原因导致的变异　如不同意治疗方案、个人原因要求出(转)院、院外服用手术禁忌药、月经期、对诊疗计划不满要求出路径、相关检查检验院外(门诊)已做等。

3. 并发症原因导致的变异　如感染、梗阻未缓解、漏尿、出血、血肿、愈合不良等。

4. 病情原因导致的变异　如基础疾病复杂、病情恶化、病情平稳好转、抢救、会诊等。

5. 辅诊科室原因导致的变异　如检查、检验、手术、病理等检查(不及时、结果错报、操作部位或方式错误、标本不合格)、报告(不及时、结果错报、标本不合格)等原因延长住院天数、增加费用等。

6. 管理原因导致的变异 如系统暂不支持,系统瘫痪,需要修订流程、制度等。

二、肾结石行经皮肾镜碎石术临床路径表单

适用对象	第一诊断为肾结石(ICD-10:N20.0/N13.202) 拟行经皮肾镜碎石术(PCNL)(ICD-9-CM-3:55.04)的患者	
患者基本信息	姓名:_____ 性别:____ 年龄:____ 门诊号:_____ 住院号:_____ 过敏史:_____ 住院日期:____年__月__日 出院日期:____年__月__日	住院天数:7～10天

时间		住院第1-3天(术前评估及准备)	住院第4天(手术日)
主要诊疗工作	制度落实	□ 住院2小时内经治或值班医师完成接诊 □ 住院后24小时内主管医师完成检诊 □ 专科医师会诊(必要时) □ 经治医师查房(早、晚) □ 主诊医师查房 □ 完成术前准备 □ 组织术前讨论 □ 麻醉医师术前访视 □ 手术部位标识	□ 三级医师查房 □ 手术安全核查 □ 麻醉医师术后访视
	病情评估	□ 经治医师询问病史及体格检查 □ 完善术前常规检查及会诊 □ 心理评估 □ 营养评估 □ 疼痛评估 □ 康复评估	
	病历书写	□ 住院8小时内完成首次病程记录 □ 住院24小时内完成住院记录 □ 住院48小时内完成主管医师查房记录 □ 完成主诊医师查房记录 □ 完成术前讨论、术前小结	□ 术者或一助术后24小时内完成手术记录(术者签名) □ 术后即刻完成术后首次病程记录
	知情同意	□ 病情告知 □ 患者或其家属在入院记录签名 □ 术前谈话,告知患者及其家属病情和围术期注意事项并签署麻醉知情同意书、输血知情同意书、手术知情同意书、授权委托书、自费用品协议书(必要时)、军人目录外耗材审批单(必要时)等	□ 告知患者及其家属手术过程概况及术后注意事项

主要诊疗工作	手术治疗	□ 预约手术	□ 告知患者及其家属手术过程概况及术后注意事项
	其他	□ 及时通知上级医师检诊 □ 经治医师检查整理病历资料 □ 检查住院押金使用情况	□ 麻醉诱导 □ 观察术中出血量、输液量、输血量等 □ 术后病情交接
重点医嘱	长期医嘱	护理类医嘱	□ 按泌尿外科护理常规 □ 二级或三级护理
			□ 泌尿外科术后护理常规 □ 一级护理
		处置类医嘱	□ 持续心电、血压、呼吸、血氧饱和度监测 □ 留置导尿并计量 □ 留置肾造瘘管
		膳食类医嘱	□ 普食 □ 糖尿病饮食 □ 低盐、低脂饮食 □ 低盐、低脂、糖尿病饮食 □ 术前1天禁食、禁水（22:00后）
			□ 禁食、禁水
		药物类医嘱	□ 自带药（必要时）
			□ 抗生素：第一代头孢、第二代头孢或喹诺酮类 □ 术后止血：巴曲酶 □ 雾化吸入 □ 抑制胃酸、镇吐：奥美拉唑、托烷司琼等 □ 胃肠外营养：脂肪乳、氨基酸、葡萄糖、电解质、维生素等 □ 镇痛药物（必要时）
	临时医嘱	检查检验	□ 血常规 □ 尿常规 □ 粪常规 □ 凝血四项 □ 血清术前八项 □ 血型 □ 血生化 □ 胸部正位X线片 □ 心电图 □ 泌尿系超声 □ 肝胆胰脾超声 □ 肾CT □ 静脉肾盂造影 □ CTU □ 肾图（必要时） □ 肺功能（必要时） □ 血气分析（必要时） □ 超声心动图（必要时）
			□ 血常规 □ 血生化

（续　表）

重点医嘱	临时医嘱	药物类医嘱	□ 抗生素皮试 □ 肠道准备药物	□ 镇痛药物（必要时） □ 解热药物（>38℃时）
		手术医嘱	□ 常规准备明日在硬膜外或全身麻醉下行经皮肾镜碎石术	
		处置医嘱	□ 备皮（>30cm²） □ 备血 □ 静脉抽血	□ 吸氧 □ 补液（视病情） □ 输血（视病情）
主要护理工作	健康宣教		□ 住院宣教（住院环境、规章制度） □ 进行护理安全指导 □ 进行等级护理、活动范围指导 □ 进行饮食指导 □ 进行关于疾病知识的宣教 □ 检查、检验项目的目的和意义 □ 术前宣教	□ 术后心理疏导 □ 告知患者护理风险 □ 进行压疮预防知识宣教 □ 指导术后康复训练 □ 指导术后注意事项
	护理处置		□ 患者身份核对 □ 佩戴腕带 □ 建立住院病历，通知医师 □ 住院介绍：介绍责任护士，病区环境、设施、规章制度、基础护理服务项目 □ 询问病史，填写护理记录单首页 □ 观察病情 □ 测量基本生命体征 □ 抽血、留取标本 □ 心理与生活护理 □ 根据评估结果采取相应护理措施 □ 通知检查项目及检查注意事项 □ 术前患者准备（术前沐浴、更衣、备皮） □ 检查术前物品准备 □ 指导患者准备术后所需用品、贵重物品交由其家属保管 □ 指导患者进行肠道准备并检查准备效果 □ 告知入手术室前取下活动义齿 □ 备血、皮试	□ 晨起测量生命体征并记录 □ 确认无上呼吸道感染症状 □ 与手术室护士交接病历、影像资料、术中带药等 □ 术前补液（必要时） □ 嘱患者入手术室前膀胱排空 □ 与手术室护士交接 □ 术后按一级护理要求完成基础护理项目 □ 术后心电监护、监测生命体征 □ 留取标本 □ 观察切口疼痛情况、检测镇痛泵运转情况 □ 观察静脉输液情况 □ 观察留置尿管引流情况 □ 观察肾造瘘管引流情况 □ 妥善固定各类管道 □ 术后心理与生活护理
	护理评估		□ 一般评估：生命体征、神志、皮肤、药物过敏史等 □ 专科评估：生活自理能力 □ 风险评估：评估有无跌倒、坠床、压疮风险 □ 心理评估 □ 营养评估 □ 疼痛评估 □ 康复评估	□ 评估意识情况 □ 评估切口疼痛情况 □ 风险评估：评估有无跌倒、坠床、压疮、导管滑脱、液体外渗的风险

（续　表）

主要护理工作	专科护理	□ 指导患者掌握床上翻身方法 □ 指导患者掌握床上排便排尿（使用便器）方法	□ 与手术室护士共同评估皮肤、输液及引流情况 □ 指导患者掌握床上翻身方法 □ 指导患者掌握床上排便排尿（使用便器）方法
	饮食指导	□ 根据医嘱通知配餐员准备膳食 □ 协助进餐 □ 术前 1 天通知患者 22:00 后禁食、禁水	□ 禁食、禁水，口干时协助湿润口唇 □ 排气后指导患者间断、少量饮用温开水
	活动体位	□ 根据护理等级指导活动	□ 根据手术及麻醉方式安置合适体位 □ 指导患者掌握床上翻身方法
	洗浴要求	□ 协助患者洗澡、更换病号服 □ 协助患者晨、晚间护理 □ 备皮后协助患者清洁备皮部位，更换病号服	□ 告知患者尿管、造瘘管保护方法
病情变异记录		□ 无　　□ 有，原因： □ 患者　□ 并发症　□ 医疗 □ 病情　□ 辅诊　　□ 管理	□ 无　　□ 有，原因： □ 患者　□ 并发症　□ 医疗 □ 病情　□ 辅诊　　□ 管理
护士签名		白班　　小夜班　　大夜班	白班　　小夜班　　大夜班
医师签名			

	时间	住院第 5—6 天（术后 3 天）	住院第 7—10 天（恢复出院）
主要诊疗工作	制度落实	□ 手术医师查房 □ 主诊医师查房 □ 上级医师查房（主管医师查房每天 1 次） □ 经治医师每天早、晚查房 □ 专科医师会诊（必要时）	□ 上级医师查房（主管医师查房每天 1 次） □ 经治医师每天早、晚查房 □ 上级医师查房进行手术及切口评估，确定有无手术并发症和切口愈合不良情况，明确是否出院 □ 专科医师会诊（必要时）
	病情评估		□ 上级医师进行治疗效果、预后和出院评估 □ 出院宣教
	病历书写	□ 术后连续 3 天病程记录	□ 病情稳定患者每 3 天 1 个病程记录 □ 出院前 1 天有上级医师指示出院的病程记录 □ 出院后 24 小时内完成出院记录 □ 出院后 24 小时内完成病案首页 □ 完成出院介绍信 □ 出具诊断证明书
	知情同意		□ 告知患者及其家属出院后注意事项（指导出院后复诊的时间及地点、发生紧急情况时处理等）

（续　表）

主要诊疗工作	手术治疗			
	其他	☐ 观察体温、血压等生命体征 ☐ 复查血常规、生化、腹部 X 线片 ☐ 指导患者下床	☐ 观察体温、血压等 ☐ 复查血常规、血生化（必要时） ☐ 通知出院 ☐ 出院带药 ☐ 嘱患者术后 1 个月拔除双 J 管 ☐ 门诊复查 ☐ 如有不适，随时复诊
重点医嘱	长期医嘱	护理类医嘱	☐ 泌尿外科术后护理常规 ☐ 一级或二级护理	☐ 泌尿外科术后护理常规 ☐ 二级或三级护理
		处置类医嘱	☐ 停心电监护 ☐ 测血压 ☐ 留置尿管 ☐ 留置肾造瘘管	☐ 测血压
		膳食类医嘱	☐ 流食 ☐ 半流食 ☐ 普食 ☐ 糖尿病饮食 ☐ 低盐、低脂饮食 ☐ 低盐、低脂、糖尿病饮食	☐ 普食 ☐ 糖尿病饮食 ☐ 低盐、低脂饮食 ☐ 低盐、低脂、糖尿病饮食
		药物类医嘱	☐ 抗生素：第一代头孢、第二代头孢或喹诺酮类 ☐ 术后止血：巴曲酶 ☐ 雾化吸入 ☐ 抑制胃酸、镇吐：奥美拉唑、托烷司琼等 ☐ 胃肠外营养：脂肪乳、氨基酸、葡萄糖、电解质、维生素等 ☐ 镇痛药物（必要时）	☐ 抗生素（必要时）
	临时医嘱	检查检验	☐ 复查血常规、血生化、腹部 X 线片	☐ 复查血常规、血生化（必要时）
		药物类医嘱	☐ 镇痛药物（必要时） ☐ 控制血糖药物（必要时） ☐ 补液（必要时）	☐ 镇痛药物（必要时） ☐ 控制血糖药物（必要时） ☐ 补液（必要时）
		手术医嘱		
		处置医嘱		☐ 拔除肾造瘘管 ☐ 拔除尿管 ☐ 出院

（续　表）

主要护理工作	健康宣教	☐ 压疮预防知识宣教 ☐ 跌倒预防知识宣教 ☐ 告知患者护理风险	☐ 压疮预防知识宣教 ☐ 跌倒预防知识宣教 ☐ 出院宣教（康复训练方法、用药指导、换药时间及注意事项、复查时间等）
	护理处置	☐ 按护理等级完成基础护理项目 ☐ 监测生命体征 ☐ 观察静脉输液情况 ☐ 妥善固定各类管道 ☐ 留取标本 ☐ 术后心理与生活护理 ☐ 整理床单	☐ 按护理等级完成基础护理项目 ☐ 监测生命体 ☐ 术后心理与生活护理 ☐ 协助患者办理出院手续 ☐ 整理床单
	护理评估	☐ 评估跌倒风险 ☐ 评估压疮风险	
	专科护理	☐ 指导患者掌握床上翻身方法 ☐ 指导患者掌握床上排便排尿（使用便器）方法	☐ 术后心理与生活护理
	饮食指导	☐ 根据医嘱通知配餐员准备膳食 ☐ 协助进餐	☐ 根据医嘱通知配餐员准备膳食
	活动体位	☐ 指导患者掌握床上翻身方法 ☐ 根据护理等级指导活动	☐ 根据护理等级指导活动
	洗浴要求	☐ 协助患者晨、晚间护理 ☐ 告知患者尿管保护方法	☐ 协助患者晨、晚间护理 ☐ 告知患者尿管保护方法
病情变异记录		☐ 无　☐ 有，原因： ☐ 患者　☐ 并发症　☐ 医疗 ☐ 病情　☐ 辅诊　☐ 管理	☐ 无　☐ 有，原因： ☐ 患者　☐ 并发症　☐ 医疗 ☐ 病情　☐ 辅诊　☐ 管理

护士签名	白班	小夜班	大夜班	白班	小夜班	大夜班
医师签名						

肾结石行输尿管软镜碎石术临床路径

一、肾结石行输尿管软镜碎石术路径标准住院流程

(一)适用对象

1. 第一诊断为肾结石(ICD-10:N20.0/N20.201/N13.202)。

2. 拟行输尿管软镜碎石术(ICD-9-CM-3:56.0)的患者。

3. 结石直径≥2cm。

(二)诊断依据

根据《中国泌尿外科疾病诊断治疗指南》(中华医学会泌尿外科学分会编著,人民卫生出版社,2014年)。

1. 病史 腰痛、血尿或体格检查发现肾结石。

2. 体格检查 肾区叩击痛。

3. 辅助检查 CT、泌尿系彩色多普勒超声、静脉肾盂造影提示肾结石最大直径≥2cm。

(三)选择治疗方案的依据

根据《中国泌尿外科疾病诊断治疗指南》(中华医学会泌尿外科学分会编著,人民卫生出版社,2014年)。

1. 结石直径≥2cm。

2. 无全身或局部的近期感染。

3. 无严重的合并症。

4. 术前生活质量及活动水平评估。

5. 适合输尿管软镜碎石术。

(四)标准住院天数

5～7天。

(五)纳入路径标准

1. 第一诊断必须符合肾结石(ICD-10:N20.0/N20.201/N13.202),拟行输尿管软镜碎石术(ICD-9-CM-3:56.0)。

2. 专科指征:CT、泌尿系彩色多普勒超声、静脉肾盂造影提示肾结石最大直径≥2cm。

3. 手术禁忌证:同时伴有高血压、糖尿病、心律失常等慢性病内科评估为手术禁忌证不适宜入径。

(六)术前准备(术前评估)1～2天

1. 术前评估

(1)检查检验评估:①完成必需的检查检验项目,血常规、尿常规、粪常规、血生化、凝血功

能、血型、术前血清八项、肝胆胰脾及泌尿系超声、胸部正位 X 线片、心电图、肾 CT 平扫、静脉肾盂造影、CTU 等。②根据患者情况可选择的检查检验项目,超声心动图、血气分析、肺功能、肾图等。③疾病发展预计的并发症评估。

(2)营养评估:根据《解放军总医院新住院患者营养风险筛查表(NRS－2002)》为新住院患者进行营养评估,评分≥3 分患者给予处置,必要时申请营养科医师会诊。

(3)心理评估:根据新住院患者情况申请心理科医师会诊评估。

(4)疼痛评估:根据《VAS 评分》实施疼痛评估,评分＞7 分患者给予处置,必要时请疼痛科医师会诊。

(5)康复评估:根据《住院患者康复筛查和评估表》在新住院患者住院后 24 小时内进行康复筛查和评估。任何一项结果为"是",则申请康复科医师会诊。

2. 术前准备

(1)术前评估:术前 24 小时内完成病情评估、必要的检查,做出术前小结、术前讨论。

(2)术前谈话:术者应在术前 1 天与患者及其家属谈话,告知手术方案、相关风险、用血计划、术后转归、置入材料、手术费用和患者及其家属权益,履行书面知情同意手续。告知高值耗材的使用及费用。

(3)通知手术室:准备手术间、手术药品、手术物品及特殊耗材。

(4)护士做心理护理、交代注意事项:防压疮、防跌倒等,进行术前宣教。

(5)手术部位标识:术者、一助或经治医师在术前 1 天应对手术部位做体表标识,急诊手术由接诊医师或会诊外科医师标记,标记过程应有责任护士、患者及其家属共同参与,记入手术安排表。

(6)术前 1 天麻醉医师访视:制订麻醉计划、完成评估、确定麻醉方式,记入《麻醉术前访视记录》,告知患者及其家属麻醉适应证、麻醉目的、风险、可能出现的情况及其处理原则、替代方案等,签署《麻醉知情同意书》并归入病历。

(七)药品选择及使用时机

1. 抗生素　按照《抗菌药物临床应用指导原则》(卫医发〔2015〕)和卫生部办公厅《关于抗菌药物临床应用管理有关问题的通知》(卫办医政发〔2015〕)执行,围术期使用第一代头孢、第二代头孢菌素或喹诺酮类。

2. 止血药物　术后存在出血风险者。

3. 抑酸、镇吐药物　术后禁食期间应用。

4. 营养支持及调节水、电解质平衡药物　术后禁食期间使用。

5. 镇痛药物　术后疼痛时应用。

6. 增强免疫药物　免疫力低下患者应用。

7. 其他药物　伴随疾病的治疗药物等。

(八)手术日为住院第 3 天

1. 手术安全核对　患者入手术间后由手术医师、麻醉医师、巡回护士和患者本人共同核对患者身份、手术部位与标识、手术方式。手术医师、麻醉医师、巡回护士三方按《手术安全核对表》逐项核对,共同签名。

(1)手术方式:输尿管软镜碎石术。

(2)麻醉方式:全身麻醉。

（3）手术置入物：输尿管内支架管（双J管）。

（4）术中用药：麻醉用药。

（5）输血及血液制品：无。

（6）术中病理：无。

2. 经治医师或手术医师　应即刻完成术后首次病程记录，观察术后患者病情变化。

（九）术后住院恢复2～4天

1. 必需的复查项目：血常规、血生化、腹部X线片。

2. 必要时查血气分析、腹部超声。

3. 术后处理

（1）抗生素：抗生素选择第一代头孢、第二代头孢或喹诺酮类抗生素。

（2）术后康复：术后6～7天拔除尿管，术后1个月拔除双J管。

（3）术后镇痛：镇痛泵镇痛。

4. 术者在术后24小时内完成手术记录，特殊情况可由一助完成，术者签名确认并归入病历。

5. 上级医师在术后3天内至少查房1次，根据术中和术后情况修订术后治疗计划。

6. 麻醉医师术后3天内访视患者，如有特殊情况应详细记录，及时与手术医师或重症监护室医师沟通并迅速处理。

7. 术后护理

（1）按照护理等级进行日常护理，监测患者生命体征，观察引流管引流情况、切口敷料有无渗出。

（2）指导患者术后体位及功能锻炼：卧位休息，根据引流液性状决定下床活动时机。

（3）指导患者掌握床上排便、排尿（使用便器）方法，防跌倒、防压疮护理等。

（十）出院标准

1. 生命体征平稳，无明显心肺、腹部不适。

2. 恢复正常饮食。

3. 双J管位置正确。

4. 常规检验指标无明显异常。

5. 无与本病相关的其他并发症或合并症。

（十一）变异及原因分析

1. **医疗原因导致的变异**　如改变诊疗方案、转科治疗、操作失误、误诊等。

2. **患者原因导致的变异**　如不同意治疗方案、个人原因要求出（转）院、院外服用手术禁忌药、月经期、对诊疗计划不满要求出路径、相关检查检验院外（门诊）已做等。

3. **并发症原因导致的变异**　如感染、梗阻未缓解、漏尿、出血、血肿、愈合不良等。

4. **病情原因导致的变异**　如基础疾病复杂、病情恶化、病情平稳好转、抢救、会诊等。

5. **辅诊科室原因导致的变异**　如检查、检验、手术、病理等检查（不及时、结果错报、操作部位或方式错误、标本不合格）、报告（不及时、结果错报、标本不合格）等原因延长住院天数、增加费用等。

6. **管理原因导致的变异**　如系统暂不支持，系统瘫痪，需要修订流程、制度等。

二、肾结石行输尿管软镜碎石术临床路径表单

适用对象	第一诊断为肾结石(ICD-10:N20.0/N20.201/N13.202) 拟行输尿管软镜碎石术(ICD-9-CM-3:56.0)的患者	
患者基本信息	姓名:_____ 性别:___ 年龄:___ 门诊号:_____ 住院号:_____ 过敏史:_____ 住院日期:___年__月__日 出院日期:___年__月__日	住院天数:5～7 天

	时间	住院第1－2天(术前评估及准备)	住院第3天(手术日)
主要诊疗工作	制度落实	□ 住院 2 小时内经治或值班医师完成接诊 □ 住院后 24 小时内主管医师完成检诊 □ 专科医师会诊(必要时) □ 经治医师查房(早、晚) □ 主诊医师查房 □ 完成术前准备 □ 组织术前讨论 □ 麻醉医师术前访视 □ 手术部位标识	□ 三级医师查房 □ 手术安全核查 □ 麻醉医师术后访视
	病情评估	□ 经治医师询问病史及体格检查 □ 完善术前常规检查及会诊 □ 心理评估 □ 营养评估 □ 疼痛评估 □ 康复评估	
	病历书写	□ 住院 8 小时内完成首次病程记录 □ 住院 24 小时内完成住院记录 □ 住院 48 小时内完成主管医师查房记录 □ 完成主诊医师查房记录 □ 完成术前讨论、术前小结	□ 术者或一助术后 24 小时内完成手术记录(术者签字) □ 术后即刻完成术后首次病程记录
	知情同意	□ 病情告知 □ 患者或其家属在住院记录单签名 □ 术前谈话,告知患者及其家属病情和围术期注意事项并签署麻醉知情同意书、输血知情同意书、手术知情同意书、授权委托书、自费用品协议书(必要时)、军人目录外耗材审批单(必要时)等	□ 告知患者及其家属手术过程概况及术后注意事项
	手术治疗	□ 预约手术	□ 告知患者及其家属手术过程概况及术后注意事项
	其他	□ 及时通知上级医师检诊 □ 经治医师检查整理病历资料 □ 检查住院押金使用情况	□ 麻醉诱导 □ 观察术中出血量、输液量、输血量等 □ 术后病情交接

（续　表）

长期医嘱	护理类医嘱	☐ 按泌尿外科护理常规 ☐ 二级或三级护理	☐ 泌尿外科术后护理常规 ☐ 一级护理
	处置类医嘱		☐ 持续心电、血压、呼吸、血氧饱和度监测 ☐ 留置导尿并计量
	膳食类医嘱	☐ 普食 ☐ 糖尿病饮食 ☐ 低盐、低脂饮食 ☐ 低盐、低脂、糖尿病饮食 ☐ 术前1天禁食、禁水（22:00后）	☐ 禁食、禁水
	药物类医嘱	☐ 自带药（必要时）	☐ 抗生素：第一代头孢、第二代头孢或喹诺酮类 ☐ 术后止血：巴曲酶 ☐ 雾化吸入 ☐ 抑制胃酸、镇吐：奥美拉唑、托烷司琼等 ☐ 胃肠外营养：脂肪乳、氨基酸、葡萄糖、电解质、维生素等 ☐ 镇痛药物（必要时）
重点医嘱 **临时医嘱**	检查检验	☐ 血常规 ☐ 尿常规 ☐ 粪常规 ☐ 凝血四项 ☐ 血清术前八项 ☐ 血型 ☐ 血生化 ☐ 胸部正位X线片 ☐ 心电图 ☐ 泌尿系超声 ☐ 肝胆胰脾超声 ☐ 肾CT ☐ 静脉肾盂造影 ☐ CTU ☐ 肾图（必要时） ☐ 肺功能（必要时） ☐ 血气分析（必要时） ☐ 超声心动图（必要时）	☐ 血常规 ☐ 血生化
	药物类医嘱	☐ 抗生素皮试 ☐ 肠道准备药物	☐ 镇痛药物（必要时） ☐ 解热药物（>38℃时）
	手术医嘱	☐ 常规准备明日在全身麻醉下行输尿管软镜碎石术	
	处置医嘱	☐ 备皮（>30cm²）	☐ 吸氧 ☐ 补液（视病情）

（续　表）

主要护理工作	健康宣教	☐ 住院宣教（住院环境、规章制度） ☐ 进行护理安全指导 ☐ 进行等级护理、活动范围指导 ☐ 进行饮食指导 ☐ 进行关于疾病知识的宣教 ☐ 检查、检验项目的目的和意义 ☐ 术前宣教	☐ 术后心理疏导 ☐ 告知患者护理风险 ☐ 进行压疮预防知识宣教 ☐ 指导术后康复训练 ☐ 指导术后注意事项
	护理处置	☐ 患者身份核对 ☐ 佩戴腕带 ☐ 建立住院病历，通知医师 ☐ 住院介绍：介绍责任护士，病区环境、设施、规章制度、基础护理服务项目 ☐ 询问病史，填写护理记录单首页 ☐ 观察病情 ☐ 测量基本生命体征 ☐ 抽血、留取标本 ☐ 心理与生活护理 ☐ 根据评估结果采取相应护理措施 ☐ 通知检查项目及检查注意事项 ☐ 术前患者准备（术前沐浴、更衣、备皮） ☐ 检查术前物品准备 ☐ 指导患者准备术后所需用品、贵重物品交由其家属保管 ☐ 指导患者进行肠道准备并检查准备效果 ☐ 告知入手术室前取下活动义齿 ☐ 备血、皮试	☐ 晨起测量生命体征并记录 ☐ 确认无上呼吸道感染症状 ☐ 与手术室护士交接病历、影像资料、术中带药等 ☐ 术前补液（必要时） ☐ 嘱患者入手术室前膀胱排空 ☐ 与手术室护士交接 ☐ 术后按一级护理要求完成基础护理项目 ☐ 术后心电监护、监测生命体征 ☐ 留取标本 ☐ 观察静脉输液情况 ☐ 观察留置尿管引流情况 ☐ 妥善固定各类管道 ☐ 术后心理与生活护理
	护理评估	☐ 一般评估：生命体征、神志、皮肤、药物过敏史等 ☐ 专科评估：生活自理能力 ☐ 风险评估：评估有无跌倒、坠床、压疮风险 ☐ 心理评估 ☐ 营养评估 ☐ 疼痛评估 ☐ 康复评估	☐ 评估意识情况 ☐ 风险评估：评估有无跌倒、坠床、压疮、导管滑脱、液体外渗的风险
	专科护理	☐ 指导患者掌握床上翻身方法 ☐ 指导患者掌握床上排便排尿（使用便器）方法	☐ 与手术室护士共同评估皮肤、输液及引流情况 ☐ 指导患者掌握床上翻身方法 ☐ 指导患者掌握床上排便排尿（使用便器）方法

主要护理工作	饮食指导	□ 根据医嘱通知配餐员准备膳食 □ 协助进餐 □ 术前1天通知患者22：00后禁食、禁水	□ 禁食、禁水，口干时协助湿润口唇 □ 排气后指导患者间断、少量饮用温开水
	活动体位	□ 根据护理等级指导活动	□ 根据手术及麻醉方式安置合适体位 □ 指导患者掌握床上翻身方法
	洗浴要求	□ 协助患者洗澡、更换病号服 □ 协助患者晨、晚间护理 □ 备皮后协助患者清洁备皮部位，更换病号服	□ 告知患者尿管保护方法
病情变异记录		□ 无　　□ 有，原因： □ 患者　□ 并发症　□ 医疗 □ 病情　□ 辅诊　□ 管理	□ 无　　□ 有，原因： □ 患者　□ 并发症　□ 医疗 □ 病情　□ 辅诊　□ 管理
护士签名		白班 ｜ 小夜班 ｜ 大夜班	白班 ｜ 小夜班 ｜ 大夜班
医师签名			

时间		住院第4天（术后1天）	住院第5—7天（恢复出院）
主要诊疗工作	制度落实	□ 手术医师查房 □ 主诊医师查房 □ 上级医师查房（主管医师查房每天1次） □ 经治医师每天早、晚查房 □ 专科医师会诊（必要时）	□ 上级医师查房（主管医师查房每天1次） □ 经治医师每天早、晚查房 □ 上级医师查房进行手术及切口评估，确定有无手术并发症和不良情况，明确是否出院 □ 专科医师会诊（必要时）
	病情评估		□ 上级医师进行治疗效果、预后和出院评估 □ 出院宣教
	病历书写	□ 术后连续3天病程记录	□ 病情稳定患者每3天1个病程记录 □ 出院前1天有上级医师指示出院的病程记录 □ 出院后24小时内完成出院记录 □ 出院后24小时内完成病案首页 □ 完成出院介绍信 □ 出具诊断证明书
	知情同意		□ 告知患者及其家属出院后注意事项（指导出院后复诊的时间、地点，发生紧急情况时处理等）
	手术治疗		

主要诊疗工作	其他	□ 观察体温、血压等生命体征 □ 复查血常规、生化、腹部 X 线片 □ 指导患者下床	□ 观察体温、血压等 □ 复查血常规、血生化（必要时） □ 通知出院 □ 出院带药 □ 嘱患者术后 1 个月拔除双 J 管 □ 门诊复查 □ 如有不适，随时复诊
重点医嘱	长期医嘱	护理类医嘱	□ 泌尿外科术后护理常规 □ 一级或二级护理	□ 泌尿外科术后护理常规 □ 二级或三级护理
		处置类医嘱	□ 停心电监护 □ 测血压 □ 留置尿管	□ 测血压
		膳食类医嘱	□ 流食 □ 半流食 □ 普食 □ 糖尿病饮食 □ 低盐、低脂饮食 □ 低盐、低脂、糖尿病饮食	□ 普食 □ 糖尿病饮食 □ 低盐、低脂饮食 □ 低盐、低脂、糖尿病饮食
		药物类医嘱	□ 抗生素：第一代头孢、第二代头孢或喹诺酮类 □ 术后止血：巴曲酶 □ 雾化吸入 □ 抑制胃酸、镇吐：奥美拉唑、托烷司琼等 □ 胃肠外营养：脂肪乳、氨基酸、葡萄糖、电解质、维生素等 □ 镇痛药物（必要时）	□ 抗生素（必要时）
	临时医嘱	检查检验	□ 复查血常规、血生化	□ 复查血常规、血生化（必要时）、腹部 X 线片
		药物类医嘱	□ 镇痛药物（必要时） □ 控制血糖药物（必要时） □ 补液（必要时）	□ 镇痛药物（必要时） □ 控制血糖药物（必要时） □ 补液（必要时）
		手术医嘱		
		处置医嘱		□ 拔除尿管 □ 出院

（续　表）

主要护理工作	健康宣教	□ 压疮预防知识宣教 □ 跌倒预防知识宣教 □ 告知患者护理风险	□ 压疮预防知识宣教 □ 跌倒预防知识宣教 □ 出院宣教（康复训练方法、用药指导、换药时间及注意事项、复查时间等）
	护理处置	□ 按护理等级完成基础护理项目 □ 监测生命体征 □ 观察静脉输液情况 □ 妥善固定各类管道 □ 留取标本 □ 术后心理与生活护理 □ 整理床单位	□ 按护理等级完成基础护理项目 □ 监测生命体 □ 术后心理与生活护理 □ 协助患者办理出院手续 □ 整理床单位
	护理评估	□ 评估跌倒风险 □ 评估压疮风险	
	专科护理	□ 指导患者掌握床上翻身方法 □ 指导患者掌握床上排便排尿（使用便器）方法	□ 术后心理与生活护理
	饮食指导	□ 根据医嘱通知配餐员准备膳食 □ 协助进餐	□ 根据医嘱通知配餐员准备膳食
	活动体位	□ 指导患者掌握床上翻身方法 □ 根据护理等级指导活动	□ 根据护理等级指导活动
	洗浴要求	□ 协助患者晨、晚间护理 □ 告知患者尿管保护方法	□ 协助患者晨、晚间护理 □ 告知患者尿管保护方法
病情变异记录		□ 无　　□ 有，原因： □ 患者　□ 并发症　□ 医疗 □ 病情　□ 辅诊　□ 管理	□ 无　　□ 有，原因： □ 患者　□ 并发症　□ 医疗 □ 病情　□ 辅诊　□ 管理

护士签名	白班	小夜班	大夜班	白班	小夜班	大夜班

医师签名		

输尿管结石行输尿管镜碎石术临床路径

一、输尿管结石行输尿管镜碎石术路径标准住院流程

(一)适用对象

1. 第一诊断为输尿管结石(ICD-10：N20.1/N20.201/N20.202/N13.201/N13.203)。

2. 拟行输尿管镜碎石取石术 (ICD-9-CM-3：56.0)。

(二)诊断依据

根据《中国泌尿外科疾病诊断治疗指南》(中华医学会泌尿外科学分会编著,人民卫生出版社,2014 年)。

1. 病史　患侧腰部或患侧下腹部疼痛或伴血尿。

2. 体格检查　患侧肾区叩痛,输尿管走行区压痛,反跳痛不明显。

3. 辅助检查　尿常规,超声,CT 平扫或三维重建,静脉肾盂造影,输尿管镜检。

(三)选择治疗方案的依据

根据《中国泌尿外科疾病诊断治疗指南》(中华医学会泌尿外科学分会编著,人民卫生出版社,2014 年)。

1. 无全身或局部的近期感染。

2. 无严重的合并症。

3. 术前生活质量及活动水平评估。

4. 适合输尿管镜碎石取石术。

(四)标准住院天数

5～7 天。

(五)纳入路径标准

1. 第一诊断必须符合输尿管结石(ICD-10：N20.1/N20.201/N20.202/N13.201/N13.203),拟行输尿管镜碎石取石术 (ICD-9-CM-3：56.0)。

2. 专科指征:CT、泌尿系彩色多普勒超声、静脉肾盂造影提示输尿管结石,患侧肾区叩痛,输尿管走行区压痛 。

3. 手术禁忌证:同时伴有高血压、糖尿病、心律失常等慢性病内科评估为手术禁忌证不适宜入径。

(六)术前准备(术前评估)1～2 天

1. 术前评估

(1)检查检验评估:①完成必需的检查检验项目,血常规、尿常规、粪常规、血生化、凝血功能、血型、术前血清八项、肝胆胰脾及泌尿系超声、胸部正位 X 线片、心电图、腹部 X 线片、静脉

肾盂造影、CTU等。②根据患者情况可选择的检查检验项目,超声心动图、血气分析、肺功能、肾图等。③疾病发展预计的并发症评估。

(2)营养评估:根据《解放军总医院新住院患者营养风险筛查表(NRS-2002)》为新住院患者进行营养评估,评分≥3分患者给予处置,必要时申请营养科医师会诊。

(3)心理评估:根据新住院患者情况申请心理科医师会诊评估。

(4)疼痛评估:根据《VAS评分》实施疼痛评估,评分>7分患者给予处置,必要时请疼痛科医师会诊。

(5)康复评估:根据《住院患者康复筛查和评估表》在新住院患者住院后24小时内进行康复筛查和评估。任何一项结果为"是",则申请康复科医师会诊。

2. 术前准备

(1)术前评估:术前24小时内完成病情评估、必要的检查,做出术前小结、术前讨论。

(2)术前谈话:术者应在术前1天与患者及其家属谈话,告知手术方案、相关风险、用血计划、术后转归、置入材料、手术费用和患者及其家属权益,履行书面知情同意手续。告知高值耗材的使用及费用。

(3)通知手术室:准备手术间、手术药品、手术物品及特殊耗材。

(4)护士做心理护理、交代注意事项:防压疮、防跌倒等,进行术前宣教。

(5)手术部位标识:术者、一助或经治医师在术前1天应对手术部位做体表标识,急诊手术由接诊医师或会诊外科医师标记,标记过程应有责任护士、患者及其家属共同参与,并记入手术安排表。

(6)术前1天麻醉医师访视:制订麻醉计划、完成评估、确定麻醉方式,记入《麻醉术前访视记录》,告知患者及其家属麻醉适应证、麻醉目的、风险、可能出现的情况及其处理原则、替代方案等,签署《麻醉知情同意书》并归入病历。

(七)药品选择及使用时机

1. 抗生素 按照《抗菌药物临床应用指导原则》(卫医发〔2015〕)和卫生部办公厅《关于抗菌药物临床应用管理有关问题的通知》(卫办医政发〔2015〕)执行,围术期使用第一代头孢、第二代头孢菌素或喹诺酮类。

2. 止血药物 术后存在出血风险者。

3. 抑酸、镇吐药物 术后禁食期间应用。

4. 营养支持及调节水、电解质平衡药物 术后禁食期间使用。

5. 镇痛药物 术后疼痛时应用。

6. 增强免疫药物 免疫力低下患者应用。

7. 其他药物 伴随疾病的治疗药物等。

(八)手术日为住院第3天

1. 手术安全核对 患者入手术间后由手术医师、麻醉医师、巡回护士和患者本人共同核对患者身份、手术部位与标识、手术方式。手术医师、麻醉医师、巡回护士三方按《手术安全核对表》逐项核对,共同签名。

(1)手术方式:输尿管镜碎石术。

(2)麻醉方式:全身麻醉。

(3)手术置入物:输尿管内支架管(双J管)。

(4)术中用药:麻醉用药。

(5)输血及血液制品:无。

(6)术中病理:无。

2. 经治医师或手术医师　应即刻完成术后首次病程记录,观察术后患者病情变化。

(九)术后住院恢复2~4天

1. 必需的复查项目:血常规、血生化、腹部X线片。

2. 必要时查血气分析、腹部超声。

3. 术后处理

(1)抗生素:抗生素选择第一代头孢、第二代头孢或喹诺酮类。

(2)术后康复:术后6~7天拔除尿管,术后1个月拔除双J管。

(3)术后镇痛:镇痛泵镇痛。

4. 术者在术后24小时内完成手术记录,特殊情况可由一助完成,术者签名确认并归入病历。

5. 上级医师在术后3天内至少查房1次,根据术中和术后情况修订术后治疗计划。

6. 麻醉医师术后3天内访视患者,如有特殊情况应详细记录,及时与手术医师或重症监护室医师沟通并迅速处理。

7. 术后护理

(1)按照护理等级进行日常护理,监测患者生命体征,观察引流管引流情况、切口敷料有无渗出。

(2)指导患者术后体位及功能锻炼:卧位休息,根据引流液性状决定下床活动时机。

(3)指导患者掌握床上排便排尿(使用便器)方法,防跌倒、防压疮护理等。

(十)出院标准

1. 生命体征平稳,无明显心肺、腹部不适。

2. 恢复正常饮食。

3. 双J管位置正确。

4. 常规化验指标无明显异常。

5. 无与本病相关的其他并发症或合并症。

(十一)变异及原因分析

1. 医疗原因导致的变异　如改变诊疗方案、转科治疗、操作失误、误诊等。

2. 患者原因导致的变异　如不同意治疗方案、个人原因要求出(转)院、院外服用手术禁忌药、月经期、对诊疗计划不满要求出路径、相关检查检验院外(门诊)已做等。

3. 并发症原因导致的变异　如感染、梗阻未缓解、漏尿、出血、血肿、愈合不良等。

4. 病情原因导致的变异　如基础疾病复杂、病情恶化、病情平稳好转、抢救、会诊等。

5. 辅诊科室原因导致的变异　如检查、检验、手术、病理等检查(不及时、结果错报、操作部位或方式错误、标本不合格)、报告(不及时、结果错报、标本不合格)等原因延长住院天数、增加费用等。

6. 管理原因导致的变异　如系统暂不支持,系统瘫痪,需要修订流程、制度等。

二、输尿管结石行输尿管镜碎石术临床路径表单

适用对象	第一诊断为输尿管结石（ICD-10：N20.1/N20.201/N20.202/N13.201/N13.203）拟行输尿管镜碎石取石术（ICD-9-CM-3：56.0）的患者	
患者基本信息	姓名：_____ 性别：____ 年龄：____ 门诊号：_____ 住院号：_____ 过敏史：_____ 住院日期：___年__月__日 出院日期：___年__月__日	住院天数：5～7 天

	时间	住院第 1－2 天（术前评估及准备）	住院第 3 天（手术日）
主要诊疗工作	制度落实	□ 住院 2 小时内经治或值班医师完成接诊 □ 住院后 24 小时内主管医师完成检诊 □ 专科医师会诊（必要时） □ 经治医师查房（早、晚） □ 主诊医师查房 □ 完成术前准备 □ 组织术前讨论 □ 麻醉医师术前访视 □ 手术部位标识	□ 三级医师查房 □ 手术安全核查 □ 麻醉医师术后访视
	病情评估	□ 经治医师询问病史及体格检查 □ 完善术前常规检查及会诊 □ 心理评估 □ 营养评估 □ 疼痛评估 □ 康复评估	
	病历书写	□ 住院 8 小时内完成首次病程记录 □ 住院 24 小时内完成住院记录 □ 住院 48 小时内完成主管医师查房记录 □ 完成主诊医师查房记录 □ 完成术前讨论、术前小结	□ 术者或一助术后 24 小时内完成手术记录（术者签名） □ 术后即刻完成术后首次病程记录
	知情同意	□ 病情告知 □ 患者或其家属在住院记录单签名 □ 术前谈话，告知患者及其家属病情和围术期注意事项并签署麻醉知情同意书、输血知情同意书、手术知情同意书、授权委托书、自费用品协议书（必要时）、军人目录外耗材审批单（必要时）等	□ 告知患者及其家属手术过程概况及术后注意事项
	手术治疗	□ 预约手术	□ 告知患者及其家属手术过程概况及术后注意事项
	其他	□ 及时通知上级医师检诊 □ 经治医师检查整理病历资料 □ 检查住院押金使用情况	□ 麻醉诱导 □ 观察术中出血量、输液量、输血量等 □ 术后病情交接

(续　表)

		类别		
长期医嘱		护理类医嘱	□ 按泌尿外科护理常规 □ 二级或三级护理	□ 泌尿外科术后护理常规 □ 一级护理
		处置类医嘱		□ 持续心电、血压、呼吸、血氧饱和度监测 □ 留置导尿并计量
		膳食类医嘱	□ 普食 □ 糖尿病饮食 □ 低盐、低脂饮食 □ 低盐、低脂、糖尿病饮食 □ 术前 1 天禁食、禁水(22:00 后)	□ 禁食、禁水
		药物类医嘱	□ 自带药(必要时)	□ 抗生素:第一代头孢、第二代头孢或喹诺酮类 □ 术后止血:巴曲酶 □ 雾化吸入 □ 抑制胃酸、镇吐:奥美拉唑、托烷司琼等 □ 胃肠外营养:脂肪乳、氨基酸、葡萄糖、电解质、维生素等 □ 镇痛药物(必要时)
重点医嘱	临时医嘱	检查检验	□ 血常规 □ 尿常规 □ 粪常规 □ 凝血四项 □ 血清术前八项 □ 血型 □ 血生化 □ 胸部正位 X 线片 □ 心电图 □ 泌尿系超声 □ 肝胆胰脾超声 □ 腹部 X 线片 □ 静脉肾盂造影 □ CTU □ 肾图(必要时) □ 肺功能(必要时) □ 血气分析(必要时) □ 超声心动图(必要时)	□ 血常规 □ 血生化
		药物类医嘱	□ 抗生素皮试 □ 肠道准备药物	□ 镇痛药物(必要时) □ 解热药物(>38℃时)
		手术医嘱	□ 常规准备明日在全身麻醉下行输尿管镜碎石术	
		处置医嘱	□ 备皮(>30cm²)	□ 吸氧 □ 补液(视病情)

主要护理工作	健康宣教	□ 住院宣教（住院环境、规章制度） □ 进行护理安全指导 □ 进行等级护理、活动范围指导 □ 进行饮食指导 □ 进行关于疾病知识的宣教 □ 检查、检验项目的目的和意义 □ 术前宣教	□ 术后心理疏导 □ 告知患者护理风险 □ 进行压疮预防知识宣教 □ 指导术后康复训练 □ 指导术后注意事项
	护理处置	□ 患者身份核对 □ 佩戴腕带 □ 建立住院病历，通知医师 □ 住院介绍：介绍责任护士，病区环境、设施、规章制度、基础护理服务项目 □ 询问病史，填写护理记录单首页 □ 观察病情 □ 测量基本生命体征 □ 抽血、留取标本 □ 心理与生活护理 □ 根据评估结果采取相应护理措施 □ 通知检查项目及检查注意事项 □ 术前患者准备（术前沐浴、更衣、备皮） □ 检查术前物品准备 □ 指导患者准备术后所需用品、贵重物品交由其家属保管 □ 指导患者进行肠道准备并检查准备效果 □ 告知入手术室前取下活动义齿 □ 备血、皮试	□ 晨起测量生命体征并记录 □ 确认无上呼吸道感染症状 □ 与手术室护士交接病历、影像资料、术中带药等 □ 术前补液（必要时） □ 嘱患者入手术室前膀胱排空 □ 与手术室护士交接 □ 术后按一级护理要求完成基础护理项目 □ 术后心电监护、监测生命体征 □ 留取标本 □ 观察静脉输液情况 □ 观察留置尿管引流情况 □ 妥善固定各类管道 □ 术后心理与生活护理
	护理评估	□ 一般评估：生命体征、神志、皮肤、药物过敏史等 □ 专科评估：生活自理能力 □ 风险评估：评估有无跌倒、坠床、压疮风险 □ 心理评估 □ 营养评估 □ 疼痛评估 □ 康复评估	□ 评估意识情况 □ 风险评估：评估有无跌倒、坠床、压疮、导管滑脱、液体外渗的风险
	专科护理	□ 指导患者掌握床上翻身方法 □ 指导患者掌握床上排便排尿（使用便器）方法	□ 与手术室护士共同评估皮肤、输液及引流情况 □ 指导患者掌握床上翻身方法 □ 指导患者掌握床上排便排尿（使用便器）方法
	饮食指导	□ 根据医嘱通知配餐员准备膳食 □ 协助进餐 □ 术前 1 天通知患者 22：00 后禁食、禁水	□ 禁食、禁水，口干时协助湿润口唇 □ 排气后指导患者间断、少量饮用温开水

主要护理工作	活动体位	□ 根据护理等级指导活动	□ 根据手术及麻醉方式安置合适体位 □ 指导患者掌握床上翻身方法
	洗浴要求	□ 协助患者洗澡、更换病号服 □ 协助患者晨、晚间护理 □ 备皮后协助患者清洁备皮部位,更换病号服	□ 告知患者尿管保护方法

病情变异记录	□ 无　　□ 有,原因: □ 患者　□ 并发症　□ 医疗 □ 病情　□ 辅诊　□ 管理	□ 无　　□ 有,原因: □ 患者　□ 并发症　□ 医疗 □ 病情　□ 辅诊　□ 管理

护士签名	白班	小夜班	大夜班	白班	小夜班	大夜班

医师签名		

时间		住院第 4 天(术后 1 天)	住院第 5-7 天(恢复出院)
主要诊疗工作	制度落实	□ 手术医师查房 □ 主诊医师查房 □ 上级医师查房(主管医师查房每天 1 次) □ 经治医师每天早、晚查房 □ 专科医师会诊(必要时)	□ 上级医师查房(主管医师查房每天 1 次) □ 经治医师每天早、晚查房 □ 上级医师查房进行手术及切口评估,确定有无手术并发症和不良情况,明确是否出院 □ 专科医师会诊(必要时)
	病情评估		□ 上级医师进行治疗效果、预后和出院评估 □ 出院宣教
	病历书写	□ 术后连续 3 天病程记录	□ 病情稳定患者每 3 天 1 个病程记录 □ 出院前 1 天有上级医师指示出院的病程记录 □ 出院后 24 小时内完成出院记录 □ 出院后 24 小时内完成病案首页 □ 完成出院介绍信 □ 出具诊断证明书
	知情同意		□ 告知患者及其家属出院后注意事项(指导出院后复诊的时间及地点、发生紧急情况时处理等)
	手术治疗		
	其他	□ 观察体温、血压等生命体征 □ 复查血常规、生化、腹部 X 线片 □ 指导患者下床	□ 观察体温、血压等 □ 复查血常规、血生化(必要时) □ 通知出院 □ 出院带药 □ 嘱患者术后 1 个月拔除双 J 管 □ 门诊复查 □ 如有不适,随时复诊

（续　表）

重点医嘱	长期医嘱	护理类医嘱	□ 泌尿外科术后护理常规 □ 一级或二级护理	□ 泌尿外科术后护理常规 □ 二级或三级护理
		处置类医嘱	□ 停心电监护 □ 测血压 □ 留置尿管	□ 测血压
		膳食类医嘱	□ 流食 □ 半流食 □ 普食 □ 糖尿病饮食 □ 低盐、低脂饮食 □ 低盐、低脂、糖尿病饮食	□ 普食 □ 糖尿病饮食 □ 低盐、低脂饮食 □ 低盐、低脂、糖尿病饮食
		药物类医嘱	□ 抗生素:第一代头孢、第二代头孢或喹诺酮类 □ 术后止血:巴曲酶 □ 雾化吸入 □ 抑制胃酸、镇吐:奥美拉唑、托烷司琼等 □ 胃肠外营养:脂肪乳、氨基酸、葡萄糖、电解质、维生素等 □ 镇痛药物(必要时)	□ 抗生素:第一代头孢、第二代头孢或喹诺酮类 □ 术后止血:巴曲酶 □ 雾化吸入 □ 抑制胃酸、镇吐:奥美拉唑、托烷司琼等 □ 胃肠外营养:脂肪乳、氨基酸、葡萄糖、电解质、维生素等 □ 镇痛药物(必要时)
	临时医嘱	检查检验	□ 复查血常规、血生化	□ 复查血常规、血生化(必要时)、腹部 X 线片
		药物类医嘱	□ 镇痛药物(必要时) □ 控制血糖药物(必要时) □ 补液(必要时)	□ 镇痛药物(必要时) □ 控制血糖药物(必要时) □ 补液(必要时)
		手术医嘱		
		处置医嘱		□ 拔除尿管 □ 出院
主要护理工作		健康宣教	□ 压疮预防知识宣教 □ 跌倒预防知识宣教 □ 告知患者护理风险	□ 压疮预防知识宣教 □ 跌倒预防知识宣教 □ 出院宣教(康复训练方法、用药指导、换药时间及注意事项、复查时间等)
		护理处置	□ 按护理等级完成基础护理项目 □ 监测生命体征 □ 观察静脉输液情况 □ 妥善固定各类管道 □ 留取标本 □ 术后心理与生活护理 □ 整理床单位	□ 按护理等级完成基础护理项目 □ 监测生命体 □ 术后心理与生活护理 □ 协助患者办理出院手续 □ 整理床单位

（续　表）

主要护理工作	护理评估	☐ 评估跌倒风险 ☐ 评估压疮风险	
	专科护理	☐ 指导患者掌握床上翻身方法 ☐ 指导患者掌握床上排便排尿（使用便器）方法	☐ 术后心理与生活护理
	饮食指导	☐ 根据医嘱通知配餐员准备膳食 ☐ 协助进餐	☐ 根据医嘱通知配餐员准备膳食
	活动体位	☐ 指导患者掌握床上翻身方法 ☐ 根据护理等级指导活动	☐ 根据护理等级指导活动
	洗浴要求	☐ 协助患者晨、晚间护理 ☐ 告知患者尿管保护方法	☐ 协助患者晨、晚间护理 ☐ 告知患者尿管保护方法
病情变异记录		☐ 无　　☐ 有,原因： ☐ 患者　☐ 并发症　☐ 医疗 ☐ 病情　☐ 辅诊　☐ 管理	☐ 无　　☐ 有,原因： ☐ 患者　☐ 并发症　☐ 医疗 ☐ 病情　☐ 辅诊　☐ 管理
护士签名		白班　｜　小夜班　｜　大夜班	白班　｜　小夜班　｜　大夜班
医师签名			

输尿管结石行后腹腔镜输尿管切开取石术临床路径

一、输尿管结石行后腹腔镜输尿管切开取石术路径标准住院流程

(一)适用对象

1. 第一诊断为输尿管结石(ICD-10:N20.1/N13.201/N13.203)。

2. 拟行后腹腔镜输尿管切开取石术 (ICD-9-CM-3:56.2 10)的患者。

(二)诊断依据

根据《中国泌尿外科疾病诊断治疗指南》(中华医学会泌尿外科学分会编著,人民卫生出版社,2014 年)

1. 病史 患侧腰部或患侧下腹部疼痛或伴血尿。

2. 体格检查 患侧肾区叩痛,输尿管走行区压痛,反跳痛不明显。

3. 辅助检查 尿常规,超声,CT 平扫或三维重建,静脉肾盂造影,输尿管镜检。

(三)选择治疗方案的依据

根据《中国泌尿外科疾病诊断治疗指南》(中华医学会泌尿外科学分会编著,人民卫生出版社,2014 年)。

1. 无全身或局部的近期感染。

2. 无严重的合并症。

3. 术前生活质量及活动水平评估。

4. 适合后腹腔镜输尿管切开取石术。

(四)标准住院天数

6~8 天。

(五)纳入路径标准

1. 第一诊断必须符合输尿管结石(ICD-10:N20.1/N13.201/N13.203),拟行后腹腔镜输尿管结石切开取石术 (ICD-9-CM-3:56.2 10)。

2. 专科指征:CT、泌尿系彩色多普勒超声、静脉肾盂造影提示输尿管结石,患侧肾区叩痛,输尿管走行区压痛 。

3. 手术禁忌证:同时伴有高血压病、糖尿病、心律失常等慢性病内科评估为手术禁忌证不适宜入径。

(六)术前准备(术前评估)1~3 天

1. 术前评估

(1)检查检验评估:①完成必需的检查检验项目,血常规、尿常规、粪常规、血生化、凝血功能、血型、术前血清八项、肝胆胰脾及泌尿系超声、胸部正位 X 线片、心电图、腹部 X 线片、静脉

肾盂造影、CTU 等。②根据患者情况可选择的检查检验项目：超声心动图、血气分析、肺功能、肾图等。③疾病发展预计的并发症评估。

（2）营养评估：根据《解放军总医院新住院患者营养风险筛查表（NRS－2002）》为新住院患者进行营养评估，评分≥3 分患者给予处置，必要时申请营养科医师会诊。

（3）心理评估：根据新住院患者情况申请心理科医师会诊评估。

（4）疼痛评估：根据《VAS 评分》实施疼痛评估，评分＞7 分患者给予处置，必要时请疼痛科医师会诊。

（5）康复评估：根据《住院患者康复筛查和评估表》在新住院患者住院后 24 小时内进行康复筛查和评估。任何一项结果为"是"，则申请康复科医师会诊。

2. 术前准备

（1）术前评估：术前 24 小时内完成病情评估、必要的检查，做出术前小结、术前讨论。

（2）术前谈话：术者应在术前 1 天与患者及其家属谈话，告知手术方案、相关风险、用血计划、术后转归、置入材料、手术费用和患者及其家属权益，履行书面知情同意手续。告知高值耗材的使用及费用。

（3）通知手术室：准备手术间、手术药品、手术物品及特殊耗材。

（4）护士做心理护理，交代注意事项：防压疮、防跌倒等，进行术前宣教。

（5）手术部位标识：术者、一助或经治医师在术前 1 天应对手术部位做体表标识，急诊手术由接诊医师或会诊外科医师标记，标记过程应有责任护士、患者及其家属共同参与，记入手术安排表。

（6）术前 1 天麻醉医师访视：制订麻醉计划、完成评估、确定麻醉方式，记入《麻醉术前访视记录》，告知患者及其家属麻醉适应证、麻醉目的、风险、可能出现的情况及其处理原则、替代方案等，签署《麻醉知情同意书》并归入病历。

（七）药品选择及使用时机

1. 抗生素　按照《抗菌药物临床应用指导原则》（卫医发〔2015〕）和卫生部办公厅《关于抗菌药物临床应用管理有关问题的通知》（卫办医政发〔2015〕）执行，围术期使用第一代头孢、第二代头孢菌素或喹诺酮类。

2. 止血药物　术后存在出血风险者。

3. 抑酸、镇吐药物　术后禁食期间应用。

4. 营养支持及调节水、电解质平衡药物　术后禁食期间使用。

5. 镇痛药物　术后疼痛时应用。

6. 增强免疫药物　免疫力低下患者应用。

7. 其他药物　伴随疾病的治疗药物等。

（八）手术日为住院第 4 天

1. 手术安全核对　患者入手术间后由手术医师、麻醉医师、巡回护士和患者本人共同核对患者身份、手术部位与标识、手术方式。手术医师、麻醉医师、巡回护士三方按《手术安全核对表》逐项核对，共同签名。

（1）手术方式：后腹腔镜输尿管切开取石术。

（2）麻醉方式：全身麻醉。

（3）手术置入物：输尿管内支架管（双 J 管）。

（4）术中用药：麻醉用药。

（5）输血及血液制品：无。

（6）术中病理：无。

2. 经治医师或手术医师　应即刻完成术后首次病程记录，观察术后患者病情变化。

（九）术后住院恢复 2～4 天

1. 必需的复查项目：血常规、血生化、腹部 X 线片。

2. 必要时查血气分析、腹部超声。

3. 术后处理

（1）抗生素：抗生素选择第一代头孢、第二代头孢或喹诺酮类。

（2）术后康复：术后 6～7 天拔除尿管，术后 1 个月拔除双 J 管。

（3）术后镇痛：镇痛泵镇痛。

4. 术者在术后 24 小时内完成手术记录，特殊情况可由一助完成，术者签名确认并归入病历。

5. 上级医师在术后 3 天内至少查房 1 次，根据术中和术后情况修订术后治疗计划。

6. 麻醉医师术后 3 天内访视患者，如有特殊情况应详细记录，及时与手术医师或重症监护室医师沟通并迅速处理。

7. 术后护理

（1）按照护理等级进行日常护理，监测患者生命体征，观察引流管引流情况、切口敷料有无渗出。

（2）指导患者术后体位及功能锻炼：卧位休息，根据引流液性状决定下床活动时机。

（3）指导患者掌握床上排便排尿（使用便器）方法，防跌倒、防压疮护理等。

（十）出院标准

1. 生命体征平稳，无明显心肺、腹部不适。

2. 恢复正常饮食。

3. 引流管拔除，双 J 管位置正确。

4. 常规检验指标无明显异常。

5. 无与本病相关的其他并发症或合并症。

（十一）变异及原因分析

1. **医疗原因导致的变异**　如改变诊疗方案、转科治疗、操作失误、误诊等。

2. **患者原因导致的变异**　如不同意治疗方案、个人原因要求出（转）院、院外服用手术禁忌药、月经期、对诊疗计划不满要求出路径、相关检查检验院外（门诊）已做等。

3. **并发症原因导致的变异**　如感染、梗阻未缓解、漏尿、出血、血肿、愈合不良等。

4. **病情原因导致的变异**　如基础疾病复杂、病情恶化、病情平稳好转、抢救、会诊等。

5. **辅诊科室原因导致的变异**　如检查、检验、手术、病理等检查（不及时、结果错报、操作部位或方式错误、标本不合格）、报告（不及时、结果错报、标本不合格）等原因延长住院天数、增加费用等。

6. **管理原因导致的变异**　如系统暂不支持、系统瘫痪，需要修订流程、制度等。

二、输尿管结石行后腹腔镜输尿管切开取石术临床路径表单

适用对象	第一诊断为输尿管结石(ICD-10:N20.1/N13.201/N13.203) 拟行后腹腔镜输尿管切开取石术(ICD-9-CM-3:56.2 10)的患者	
患者基本信息	姓名:_____ 性别:____ 年龄:___ 门诊号:_____ 住院号:_____ 过敏史:_____ 住院日期:___年__月__日 出院日期:___年__月__日	住院天数:6~8天

	时间	住院第1-3天(术前评估及准备)	住院第4天(手术日)
主要诊疗工作	制度落实	□ 住院2小时内经治或值班医师完成接诊 □ 住院后24小时内主管医师完成检诊 □ 专科医师会诊(必要时) □ 经治医师查房(早、晚) □ 主诊医师查房 □ 完成术前准备 □ 组织术前讨论 □ 麻醉医师术前访视 □ 手术部位标识	□ 三级医师查房 □ 手术安全核查 □ 麻醉医师术后访视
	病情评估	□ 经治医师询问病史及体格检查 □ 完善术前常规检查及会诊 □ 心理评估 □ 营养评估 □ 疼痛评估 □ 康复评估	
	病历书写	□ 住院8小时内完成首次病程记录 □ 住院24小时内完成住院记录 □ 住院48小时内完成主管医师查房记录 □ 完成主诊医师查房记录 □ 完成术前讨论、术前小结	□ 术者或一助术后24小时内完成手术记录(术者签名) □ 术后即刻完成术后首次病程记录
	知情同意	□ 病情告知 □ 患者或其家属在住院记录单签名 □ 术前谈话,告知患者及其家属病情和围术期注意事项并签署麻醉知情同意书、输血知情同意书、手术知情同意书、授权委托书、自费用品协议书(必要时)、军人目录外耗材审批单(必要时)等	□ 告知患者及其家属手术过程概况及术后注意事项
	手术治疗	□ 预约手术	□ 告知患者及其家属手术过程概况及术后注意事项
	其他	□ 及时通知上级医师检诊 □ 经治医师检查整理病历资料 □ 检查住院押金使用情况	□ 麻醉诱导 □ 观察术中出血量、输液量、输血量等 □ 术后病情交接

（续　表）

		护理类医嘱	□ 按泌尿外科护理常规 □ 二级或三级护理	□ 泌尿外科术后护理常规 □ 一级护理
重点医嘱	长期医嘱	处置类医嘱		□ 持续心电、血压、呼吸、血氧饱和度监测 □ 留置导尿并计量 □ 留置切口引流管
		膳食类医嘱	□ 普食 □ 糖尿病饮食 □ 低盐、低脂饮食 □ 低盐、低脂、糖尿病饮食 □ 术前1天禁食、禁水（22:00后）	□ 禁食、禁水
		药物类医嘱	□ 自带药（必要时）	□ 抗生素:第一代头孢、第二代头孢或喹诺酮类 □ 术后止血:巴曲酶 □ 雾化吸入 □ 抑制胃酸、镇吐:奥美拉唑、托烷司琼等 □ 胃肠外营养:脂肪乳、氨基酸、葡萄糖、电解质、维生素等 □ 镇痛药物（必要时）
	临时医嘱	检查检验	□ 血常规 □ 尿常规 □ 粪常规 □ 凝血四项 □ 血清术前八项 □ 血型 □ 血生化 □ 胸部正位X线片 □ 心电图 □ 泌尿系超声 □ 肝胆胰脾超声 □ 腹部X线片 □ 静脉肾盂造影 □ CTU □ 肾图（必要时） □ 肺功能（必要时） □ 血气分析（必要时） □ 超声心动图（必要时）	□ 血常规 □ 血生化
		药物类医嘱	□ 抗生素皮试 □ 肠道准备药物	□ 镇痛药物（必要时） □ 解热药物（>38℃时）
		手术医嘱	□ 常规准备明日在全身麻醉下行后腹腔镜输尿管切开取石术	
		处置医嘱	□ 备皮（>30cm²）	□ 吸氧 □ 补液（视病情）

主要护理工作	健康宣教	□ 住院宣教（住院环境、规章制度） □ 进行护理安全指导 □ 进行等级护理、活动范围指导 □ 进行饮食指导 □ 进行关于疾病知识的宣教 □ 检查、检验项目的目的和意义 □ 术前宣教	□ 术后心理疏导 □ 告知患者护理风险 □ 进行压疮预防知识宣教 □ 指导术后康复训练 □ 指导术后注意事项
	护理处置	□ 患者身份核对 □ 佩戴腕带 □ 建立住院病历，通知医师 □ 住院介绍：介绍责任护士，病区环境、设施、规章制度、基础护理服务项目 □ 询问病史，填写护理记录单首页 □ 观察病情 □ 测量基本生命体征 □ 抽血、留取标本 □ 心理与生活护理 □ 根据评估结果采取相应护理措施 □ 通知检查项目及检查注意事项 □ 术前患者准备（术前沐浴、更衣、备皮） □ 检查术前物品准备 □ 指导患者准备术后所需用品、贵重物品交由其家属保管 □ 指导患者进行肠道准备并检查准备效果 □ 告知入手术室前取下活动义齿 □ 备血、皮试	□ 晨起测量生命体征并记录 □ 确认无上呼吸道感染症状 □ 与手术室护士交接病历、影像资料、术中带药等 □ 术前补液（必要时） □ 嘱患者入手术室前膀胱排空 □ 与手术室护士交接 □ 术后按一级护理要求完成基础护理项目 □ 术后心电监护、监测生命体征 □ 留取标本 □ 观察静脉输液情况 □ 观察留置尿管引流情况 □ 观察引流管引流情况 □ 妥善固定各类管道 □ 术后心理与生活护理
	护理评估	□ 一般评估：生命体征、神志、皮肤、药物过敏史等 □ 专科评估：生活自理能力 □ 风险评估：评估有无跌倒、坠床、压疮风险 □ 心理评估 □ 营养评估 □ 疼痛评估 □ 康复评估	□ 评估意识情况 □ 风险评估：评估有无跌倒、坠床、压疮、导管滑脱、液体外渗的风险
	专科护理	□ 指导患者掌握床上翻身方法 □ 指导患者掌握床上排便排尿（使用便器）方法	□ 与手术室护士共同评估皮肤、输液及引流情况 □ 指导患者掌握床上翻身方法 □ 指导患者掌握床上排便排尿（使用便器）方法
	饮食指导	□ 根据医嘱通知配餐员准备膳食 □ 协助进餐 □ 术前1天通知患者22:00后禁食、禁水	□ 禁食、禁水，口干时协助湿润口唇 □ 排气后指导患者间断、少量饮用温开水

（续　表）

主要护理工作	活动体位	□ 根据护理等级指导活动	□ 根据手术及麻醉方式安置合适体位 □ 指导患者掌握床上翻身方法
	洗浴要求	□ 协助患者洗澡、更换病号服 □ 协助患者晨、晚间护理 □ 备皮后协助患者清洁备皮部位,更换病号服	□ 告知患者尿管保护方法
病情变异记录		□ 无　　□ 有,原因: □ 患者　□ 并发症　□ 医疗 □ 病情　□ 辅诊　□ 管理	□ 无　　□ 有,原因: □ 患者　□ 并发症　□ 医疗 □ 病情　□ 辅诊　□ 管理

护士签名	白班	小夜班	大夜班	白班	小夜班	大夜班

医师签名		

时间		住院第 5 天(术后 1 天)	住院第 6—8 天(恢复出院)
主要诊疗工作	制度落实	□ 手术医师查房 □ 主诊医师查房 □ 上级医师查房(主管医师查房每天 1 次) □ 经治医师每天早、晚查房 □ 专科医师会诊(必要时)	□ 上级医师查房(主管医师查房每天 1 次) □ 经治医师每天早、晚查房 □ 上级医师查房进行手术及切口评估,确定有无手术并发症和不良情况,明确是否出院 □ 专科医师会诊(必要时)
	病情评估		□ 上级医师进行治疗效果、预后和出院评估 □ 出院宣教
	病历书写	□ 术后连续 3 天病程记录	□ 病情稳定患者每 3 天 1 个病程记录 □ 出院前 1 天有上级医师指示出院的病程记录 □ 出院后 24 小时内完成出院记录 □ 出院后 24 小时内完成病案首页 □ 完成出院介绍信 □ 出具诊断证明书
	知情同意		□ 告知患者及其家属出院后注意事项(指导出院后复诊的时间及地点、发生紧急情况时处理等)
	手术治疗		
	其他	□ 观察体温、血压等生命体征 □ 复查血常规、生化、腹部 X 线片 □ 指导患者下床	□ 观察体温、血压等 □ 复查血常规、血生化(必要时) □ 通知出院 □ 出院带药 □ 嘱患者术后 1 个月拔除双 J 管 □ 门诊复查 □ 如有不适,随时复诊

重点医嘱	长期医嘱	护理类医嘱	□ 泌尿外科术后护理常规 □ 一级或二级护理	□ 泌尿外科术后护理常规 □ 二级或三级护理
		处置类医嘱	□ 停心电监护 □ 测血压 □ 留置尿管 □ 留置切口引流管	□ 测血压 □ 留置尿管
		膳食类医嘱	□ 流食 □ 半流食 □ 普食 □ 糖尿病饮食 □ 低盐、低脂饮食 □ 低盐、低脂、糖尿病饮食	□ 普食 □ 糖尿病饮食 □ 低盐、低脂饮食 □ 低盐、低脂、糖尿病饮食
		药物类医嘱	□ 抗生素:第一代头孢、第二代头孢或喹诺酮类 □ 术后止血:巴曲酶 □ 雾化吸入 □ 抑制胃酸、镇吐:奥美拉唑、托烷司琼等 □ 胃肠外营养:脂肪乳、氨基酸、葡萄糖、电解质、维生素等 □ 镇痛药物(必要时)	□ 抗生素:第一代头孢、第二代头孢或喹诺酮类 □ 术后止血:巴曲酶 □ 雾化吸入 □ 抑制胃酸、镇吐:奥美拉唑、托烷司琼等 □ 胃肠外营养:脂肪乳、氨基酸、葡萄糖、电解质、维生素等 □ 镇痛药物(必要时)
	临时医嘱	检查检验	□ 复查血常规、血生化	□ 复查血常规、血生化(必要时)、腹部X线片
		药物类医嘱	□ 镇痛药物(必要时) □ 控制血糖药物(必要时) □ 补液(必要时)	□ 镇痛药物(必要时) □ 控制血糖药物(必要时) □ 补液(必要时)
		手术医嘱		
		处置医嘱		□ 拔除尿管 □ 拔除切口引流管 □ 出院
主要护理工作		健康宣教	□ 压疮预防知识宣教 □ 跌倒预防知识宣教 □ 告知患者护理风险	□ 压疮预防知识宣教 □ 跌倒预防知识宣教 □ 出院宣教(康复训练方法、用药指导、换药时间及注意事项、复查时间等)
		护理处置	□ 按护理等级完成基础护理项目 □ 监测生命体征 □ 观察静脉输液情况 □ 妥善固定各类管道 □ 留取标本 □ 术后心理与生活护理 □ 整理床单位	□ 按护理等级完成基础护理项目 □ 监测生命体 □ 术后心理与生活护理 □ 协助患者办理出院手续 □ 整理床单位

（续　表）

主要护理工作	护理评估	□ 评估跌倒风险 □ 评估压疮风险	
	专科护理	□ 指导患者掌握床上翻身方法 □ 指导患者掌握床上排便排尿（使用便器）方法	□ 术后心理与生活护理
	饮食指导	□ 根据医嘱通知配餐员准备膳食 □ 协助进餐	□ 根据医嘱通知配餐员准备膳食
	活动体位	□ 指导患者掌握床上翻身方法 □ 根据护理等级指导活动	□ 根据护理等级指导活动
	洗浴要求	□ 协助患者晨、晚间护理 □ 告知患者尿管保护方法	□ 协助患者晨、晚间护理 □ 告知患者尿管保护方法

病情变异记录	□ 无　　□ 有,原因： □ 患者　□ 并发症　□ 医疗 □ 病情　□ 辅诊　□ 管理	□ 无　　□ 有,原因： □ 患者　□ 并发症　□ 医疗 □ 病情　□ 辅诊　□ 管理
护士签名	白班　　小夜班　　大夜班	白班　　小夜班　　大夜班
医师签名		

膀胱结石行经尿道膀胱结石碎石术临床路径

一、膀胱结石行经尿道膀胱结石碎石术路径标准住院流程

(一)适用对象

1. 第一诊断为膀胱结石(ICD-10:N21.001)。

2. 拟行经尿道膀胱结石碎石术 (ICD-9-CM-3:57.0)的患者。

(二)诊断依据

根据《中国泌尿外科疾病诊断治疗指南》(中华医学会泌尿外科学分会编著,人民卫生出版社,2014 年)。

1. 病史 血尿、膀胱刺激症状。

2. 体格检查 无明显阳性体征。

3. 辅助检查 超声、CT 提示膀胱结石。

(三)选择治疗方案的依据

根据《中国泌尿外科疾病诊断治疗指南》(中华医学会泌尿外科学分会编著,人民卫生出版社,2014 年)。

1. 无全身或局部的近期感染。

2. 无严重的合并症。

3. 术前生活质量及活动水平评估。

4. 适合经尿道膀胱结石碎石术。

(四)标准住院天数

8～9 天。

(五)纳入路径标准

1. 第一诊断必须符合膀胱结石(ICD-10:N21.001),拟行经尿道膀胱结石碎石术 (ICD-9-CM-3:57.0)。

2. 专科指征:超声、CT 提示膀胱结石。

3. 手术禁忌证:同时伴有高血压、糖尿病、心律失常等慢性病内科评估为手术禁忌证不适宜入径。

(六)术前准备(术前评估)1～3 天

1. 术前评估

(1)检查检验评估:①完成必需的检查检验项目,血常规、尿常规、粪常规、血生化、凝血功能、血型、术前血清八项、肝胆胰脾及泌尿系超声、胸部正位 X 线片、心电图、膀胱 CT 等。②根据患者情况可选择的检查检验项目,超声心动图、血气分析、肺功能等。③疾病发展预计的并

发症评估。

(2)营养评估:根据《解放军总医院新住院患者营养风险筛查表(NRS-2002)》为新住院患者进行营养评估,评分≥3分患者给予处置,必要时申请营养科医师会诊。

(3)心理评估:根据新住院患者情况申请心理科医师会诊评估。

(4)疼痛评估:根据《VAS评分》实施疼痛评估,评分>7分患者给予处置,必要时请疼痛科医师会诊。

(5)康复评估:根据《住院患者康复筛查和评估表》在新住院患者住院后24小时内进行康复筛查和评估。任何一项结果为"是",则申请康复科医师会诊。

2. 术前准备

(1)术前评估:术前24小时内完成病情评估、必要的检查,做出术前小结、术前讨论。

(2)术前谈话:术者应在术前1天与患者及其家属谈话,告知手术方案、相关风险、用血计划、术后转归、置入材料、手术费用和患者及其家属权益,履行书面知情同意手续。告知高值耗材的使用及费用。

(3)通知手术室:准备手术间、手术药品、手术物品及特殊耗材。

(4)护士做心理护理、交代注意事项:防压疮、防跌倒、指导患者戒烟等,进行术前宣教。

(5)手术部位标识:术者、一助或经治医师在术前1天应对手术部位做体表标识,急诊手术由接诊医师或会诊外科医师标记,标记过程应有责任护士、患者及其家属共同参与,记入手术安排表。

(6)术前1天麻醉医师访视:制订麻醉计划、完成评估、确定麻醉方式,记入《麻醉术前访视记录》,告知患者及其家属麻醉适应证、麻醉目的、风险、可能出现的情况及其处理原则、替代方案等,签署《麻醉知情同意书》并归入病历。

(七)药品选择及使用时机

1. **抗生素** 按照《抗菌药物临床应用指导原则》(卫医发〔2015〕)和卫生部办公厅《关于抗菌药物临床应用管理有关问题的通知》(卫办医政发〔2015〕)执行,围术期使用第一代头孢、第二代头孢菌素或喹诺酮类。

2. **止血药物** 术后存在出血风险者。

3. **抑酸、镇吐药物** 术后禁食期间应用。

4. **营养支持及调节水、电解质平衡药物** 术后禁食期间使用。

5. **镇痛药物** 术后疼痛时应用。

6. **增强免疫药物** 免疫力低下患者应用。

7. **其他药物** 伴随疾病的治疗药物等。

(八)手术日为住院第4天

1. **手术安全核对** 患者入手术间后由手术医师、麻醉医师、巡回护士和患者本人共同核对患者身份、手术部位与标识、手术方式。手术医师、麻醉医师、巡回护士三方按《手术安全核对表》逐项核对,共同签名。

(1)手术方式:经尿道膀胱结石碎石术。

(2)麻醉方式:硬膜外麻醉。

(3)手术置入物:无。

(4)术中用药:麻醉用药。

(5)输血及血液制品:无。

(6)术中病理:无。

2. 经治医师或手术医师　应即刻完成术后首次病程记录,观察术后患者病情变化。

(九)术后住院恢复2～5天

1. 必需的复查项目:血常规、血生化。

2. 必要时查血气分析、腹部超声。

3. 术后处理

(1)抗生素:抗生素选择第一代头孢、第二代头孢或喹诺酮类。

(2)术后康复:术后3～5天拔除尿管,术后2天鼓励患者下床活动。

(3)术后镇痛:镇痛泵镇痛。

4. 术者在术后24小时内完成手术记录,特殊情况可由一助完成,术者签名确认并归入病历。

5. 上级医师在术后3天内至少查房1次,根据术中和术后情况修订术后治疗计划。

6. 麻醉医师术后3天内访视患者,如有特殊情况应详细记录,及时与手术医师或重症监护室医师沟通并迅速处理。

7. 术后护理

(1)按照护理等级进行日常护理,监测患者生命体征,观察冲洗液颜色。

(2)指导患者术后体位摆放及功能锻炼:半卧位休息,早日下床活动。

(3)指导患者正确处置膀胱痉挛的方法、进行自主排尿训练,防跌倒、防压疮护理等。

(十)出院标准

1. 生命体征平稳,无明显心肺、腹部不适。

2. 恢复正常饮食。

3. 尿管拔除,无感染征象。

4. 常规检验指标无明显异常。

5. 无与本病相关的其他并发症或合并症。

(十一)变异及原因分析

1. 医疗原因导致的变异　如改变诊疗方案、转科治疗、操作失误、误诊等。

2. 患者原因导致的变异　如不同意治疗方案、个人原因要求出(转)院、院外服用手术禁忌药、月经期、对诊疗计划不满要求出路径、相关检查检验院外(门诊)已做等。

3. 并发症原因导致的变异　如感染、瘘、出血、血肿、愈合不良、梗阻等。

4. 病情原因导致的变异　如基础疾病复杂、病情恶化、病情平稳好转、抢救、会诊等。

5. 辅诊科室原因导致的变异　如检查、检验、手术、病理等检查(不及时、结果错报、操作部位/方式错误、标本不合格)、报告(不及时、结果错报、标本不合格)等原因延长住院天数、增加费用等。

6. 管理原因导致的变异　如系统暂不支持,系统瘫痪,需要修订流程、制度等。

二、膀胱结石行经尿道膀胱结石碎石术临床路径表单

适用对象	第一诊断为膀胱结石(ICD-10:N21.001) 拟行经尿道膀胱结石碎石术(ICD-9-CM-3:57.0)的患者	
患者基本信息	姓名:_____ 性别:____ 年龄:____ 门诊号:_____ 住院号:_____ 过敏史:_____ 住院日期:____年__月__日 出院日期:____年__月__日	住院天数:8~9 天

	时间	住院第1-3天(术前评估及准备)	住院第4天(手术日)
主要诊疗工作	制度落实	□ 住院2小时内经治或值班医师完成接诊 □ 住院后24小时内主管医师完成检诊 □ 专科医师会诊(必要时) □ 经治医师查房(早、晚) □ 主诊医师查房 □ 完成术前准备 □ 组织术前讨论 □ 麻醉医师术前访视 □ 手术部位标识	□ 三级医师查房 □ 手术安全核查 □ 麻醉医师术后访视
	病情评估	□ 经治医师询问病史及体格检查 □ 完善术前常规检查及会诊 □ 心理评估 □ 营养评估 □ 疼痛评估 □ 康复评估	
	病历书写	□ 住院8小时内完成首次病程记录 □ 住院24小时内完成住院记录 □ 住院48小时内完成主管医师查房记录 □ 完成主诊医师查房记录 □ 完成术前讨论、术前小结	□ 术者或一助术后24小时内完成手术记录(术者签名) □ 术后即刻完成术后首次病程记录
	知情同意	□ 病情告知 □ 患者或其家属在住院记录单签名 □ 术前谈话,告知患者及其家属病情和围术期注意事项并签署麻醉知情同意书、输血知情同意书、手术知情同意书、授权委托书、自费用品协议书(必要时)、军人目录外耗材审批单(必要时)等	□ 告知患者及其家属手术过程概况及术后注意事项
	手术治疗	□ 预约手术	□ 告知患者及其家属手术过程概况及术后注意事项
	其他	□ 及时通知上级医师检诊 □ 经治医师检查整理病历资料 □ 检查住院押金使用情况	□ 麻醉诱导 □ 观察术中出血量、输液量、输血量等 □ 术后病情交接

（续　表）

		护理类医嘱	□ 按泌尿外科护理常规 □ 二级或三级护理	□ 泌尿外科术后护理常规 □ 一级护理
	长期医嘱	处置类医嘱		□ 测血压 □ 留置导尿并计量 □ 持续膀胱冲洗
		膳食类医嘱	□ 普食 □ 糖尿病饮食 □ 低盐、低脂饮食 □ 低盐、低脂、糖尿病饮食 □ 术前1天禁食、禁水（22:00后）	□ 禁食、禁水
重点医嘱		药物类医嘱	□ 自带药（必要时）	□ 抗生素：第一代头孢、第二代头孢或喹诺酮类 □ 术后止血：巴曲酶 □ 抑制胃酸、镇吐：奥美拉唑、托烷司琼等 □ 胃肠外营养：葡萄糖、电解质、维生素等 □ 镇痛药物（必要时）
	临时医嘱	检查检验	□ 血常规 □ 尿常规 □ 粪常规 □ 凝血四项 □ 血清术前八项 □ 血型 □ 血生化 □ 胸部正位X线片 □ 心电图 □ 泌尿系超声 □ 肝胆胰脾超声 □ CT □ 肺功能（必要时） □ 血气分析（必要时） □ 超声心动图（必要时）	□ 血常规 □ 血生化
		药物类医嘱	□ 抗生素皮试 □ 肠道准备药物	□ 镇痛药物（必要时） □ 解热药物（>38℃时）
		手术医嘱	□ 常规准备明日在硬膜外麻醉下行经尿道膀胱结石碎石术	
		处置医嘱	□ 备皮（>30cm²）	□ 吸氧 □ 输血（视病情） □ 补液（视病情）

(续 表)

主要护理工作	健康宣教	☐ 住院宣教(住院环境、规章制度) ☐ 进行护理安全指导 ☐ 进行等级护理、活动范围指导 ☐ 进行饮食指导 ☐ 进行关于疾病知识的宣教 ☐ 检查、检验项目的目的和意义 ☐ 术前宣教	☐ 术后心理疏导 ☐ 告知患者护理风险 ☐ 进行压疮预防知识宣教 ☐ 指导术后康复训练 ☐ 指导术后注意事项
	护理处置	☐ 患者身份核对 ☐ 佩戴腕带 ☐ 建立住院病历,通知医师 ☐ 住院介绍:介绍责任护士,病区环境、设施、规章制度、基础护理服务项目 ☐ 询问病史,填写护理记录单首页 ☐ 观察病情 ☐ 测量基本生命体征 ☐ 抽血、留取标本 ☐ 心理与生活护理 ☐ 根据评估结果采取相应护理措施 ☐ 通知检查项目及检查注意事项 ☐ 术前患者准备(术前沐浴、更衣、备皮) ☐ 检查术前物品准备 ☐ 指导患者准备术后所需用品、贵重物品交由其家属保管 ☐ 指导患者进行肠道准备并检查准备效果 ☐ 告知入手术室前取下活动义齿 ☐ 皮试	☐ 晨起测量生命体征并记录 ☐ 确认无上呼吸道感染症状 ☐ 与手术室护士交接病历、影像资料、术中带药等 ☐ 术前补液(必要时) ☐ 嘱患者入手术室前膀胱排空 ☐ 与手术室护士交接 ☐ 术后按一级护理要求完成基础护理项目 ☐ 术后心电监护、监测生命体征 ☐ 留取标本 ☐ 观察疼痛情况、检测镇痛泵运转情况 ☐ 观察静脉输液情况 ☐ 观察留置尿管情况 ☐ 妥善固定各类管道 ☐ 观察膀胱冲洗液情况,记录引流量及性状 ☐ 术后心理与生活护理
	护理评估	☐ 一般评估:生命体征、神志、皮肤、药物过敏史等 ☐ 专科评估:生活自理能力 ☐ 风险评估:评估有无跌倒、坠床、压疮风险 ☐ 心理评估 ☐ 营养评估 ☐ 疼痛评估 ☐ 康复评估	☐ 评估意识情况 ☐ 评估疼痛情况 ☐ 风险评估:评估有无跌倒、坠床、压疮、导管滑脱、液体外渗的风险
	专科护理	☐ 指导患者掌握床上翻身方法 ☐ 指导患者掌握床上排便排尿(使用便器)方法	☐ 与手术室护士共同评估皮肤、输液及引流情况 ☐ 指导患者掌握床上翻身方法 ☐ 指导患者掌握床上排便排尿(使用便器)方法

（续　表）

主要护理工作	饮食指导	□ 根据医嘱通知配餐员准备膳食 □ 协助进餐 □ 术前1天通知患者22：00后禁食、禁水	□ 禁食、禁水，口干时协助湿润口唇 □ 排气后指导患者间断、少量饮用温开水
	活动体位	□ 根据护理等级指导活动	□ 根据手术及麻醉方式安置合适体位 □ 指导患者掌握床上翻身方法
	洗浴要求	□ 协助患者洗澡、更换病号服 □ 协助患者晨、晚间护理 □ 备皮后协助患者清洁备皮部位，更换病号服	□ 擦洗尿道外口/冲洗会阴
病情变异记录		□ 无　　□ 有，原因： □ 患者　□ 并发症　□ 医疗 □ 病情　□ 辅诊　□ 管理	□ 无　　□ 有，原因： □ 患者　□ 并发症　□ 医疗 □ 病情　□ 辅诊　□ 管理

护士签名	白班	小夜班	大夜班	白班	小夜班	大夜班

医师签名						

时间		住院第5—7天（术后3天）	住院第8—9天（恢复出院）
主要诊疗工作	制度落实	□ 手术医师查房 □ 主诊医师查房 □ 上级医师查房（主管医师查房每天1次） □ 经治医师每天早、晚查房 □ 专科医师会诊（必要时）	□ 上级医师查房（主管医师查房每天1次） □ 经治医师每天早、晚查房 □ 上级医师查房进行手术评估，确定有无手术并发症和不良情况，明确是否出院 □ 专科医师会诊（必要时）
	病情评估		□ 上级医师进行治疗效果、预后和出院评估 □ 出院宣教
	病历书写	□ 术后连续3天病程记录	□ 病情稳定患者每3天1个病程记录 □ 出院前1天有上级医师指示出院的病程记录 □ 出院后24小时内完成出院记录 □ 出院后24小时内完成病案首页 □ 完成出院介绍信 □ 出具诊断证明书
	知情同意		□ 告知患者及其家属出院后注意事项（指导出院后复诊的时间及地点、发生紧急情况时处理等）
	手术治疗		
	其他	□ 观察尿量及冲洗液性状 □ 观察体温、血压等生命体征 □ 复查血常规、生化 □ 指导患者下床	□ 观察体温、血压等 □ 复查血常规、血生化（必要时） □ 通知出院 □ 出院带药 □ 门诊复查 □ 如有不适，随时复诊

重点医嘱	长期医嘱	护理类医嘱	□ 泌尿外科术后护理常规 □ 一级或二级护理	□ 泌尿外科术后护理常规 □ 二级或三级护理
		处置类医嘱	□ 测血压	□ 测血压
		膳食类医嘱	□ 流食 □ 半流食 □ 普食 □ 糖尿病饮食 □ 低盐、低脂饮食 □ 低盐、低脂、糖尿病饮食	□ 普食 □ 糖尿病饮食 □ 低盐、低脂饮食 □ 低盐、低脂、糖尿病饮食
		药物类医嘱	□ 抗生素：第一代头孢、第二代头孢或喹诺酮类 □ 术后止血：巴曲酶 □ 抑制胃酸、镇吐：奥美拉唑、托烷司琼等 □ 胃肠外营养：葡萄糖、电解质、维生素等 □ 镇痛药物（必要时）	□ 抗生素（必要时）
	临时医嘱	检查检验	□ 复查血常规、血生化	□ 复查血常规、血生化（必要时）
		药物类医嘱	□ 镇痛药物（必要时） □ 控制血糖药物（必要时） □ 补液（必要时）	□ 镇痛药物（必要时） □ 控制血糖药物（必要时） □ 补液（必要时）
		手术医嘱		
		处置医嘱	□ 停止膀胱冲洗	□ 拔除尿管 □ 出院
主要护理工作		健康宣教	□ 压疮预防知识宣教 □ 跌倒预防知识宣教 □ 告知患者护理风险	□ 压疮预防知识宣教 □ 跌倒预防知识宣教 □ 出院宣教（康复训练方法、用药指导、换药时间及注意事项、复查时间等）
		护理处置	□ 按护理等级完成基础护理项目 □ 监测生命体征 □ 观察疼痛情况、检测镇痛泵运转情况 □ 观察静脉输液情况 □ 妥善固定各类管道 □ 留取标本 □ 观察冲洗液情况，记录引流量及性状 □ 术后心理与生活护理 □ 整理床单位	□ 按护理等级完成基础护理项目 □ 监测生命体征 □ 术后心理与生活护理 □ 协助患者办理出院手续 □ 整理床单位
		护理评估	□ 评估跌倒风险 □ 评估压疮风险	

主要护理工作	专科护理	□ 指导患者掌握床上翻身方法 □ 指导患者掌握床上排尿、排便（使用便器）方法 □ 指导患者进行自主排尿训练	□ 术后心理与生活护理
	饮食指导	□ 根据医嘱通知配餐员准备膳食 □ 协助进餐	□ 根据医嘱通知配餐员准备膳食
	活动体位	□ 指导患者掌握床上翻身方法 □ 根据护理等级指导活动	□ 根据护理等级指导活动
	洗浴要求	□ 协助患者晨、晚间护理	□ 协助患者晨、晚间护理
病情变异记录		□ 无　　　□ 有,原因： □ 患者　　□ 并发症　□ 医疗 □ 病情　　□ 辅诊　　□ 管理	□ 无　　　□ 有,原因： □ 患者　　□ 并发症　□ 医疗 □ 病情　　□ 辅诊　　□ 管理

护士签名	白班	小夜班	大夜班	白班	小夜班	大夜班

医师签名		

膀胱肿瘤行经尿道膀胱肿瘤电切术临床路径

一、膀胱肿瘤行经尿道膀胱肿瘤电切术路径标准住院流程

(一)适用对象

1. 第一诊断为膀胱肿瘤(ICD-10:C67/D41.401/D30.301)。

2. 拟行经尿道膀胱肿瘤电切术(ICD-9-CM-3:57.4901/57.4907)的患者。

3. 临床分期 $T_aN_0M_0$、$T_1N_0M_0$。

(二)诊断依据

根据《中国泌尿外科疾病诊断治疗指南》(中华医学会泌尿外科学分会编著,人民卫生出版社,2014年)。

1. 病史 血尿,膀胱刺激症状。

2. 体格检查 无明显阳性体征。

3. 辅助检查 超声、CT或MRI提示膀胱占位。

(三)选择治疗方案的依据

根据《中国泌尿外科疾病诊断治疗指南》(中华医学会泌尿外科学分会编著,人民卫生出版社,2014年)。

1. 无全身或局部的近期感染。

2. 无严重的合并症。

3. 术前生活质量及活动水平评估。

4. 适合经尿道膀胱肿瘤电切术。

(四)标准住院天数

8～9天。

(五)纳入路径标准

1. 第一诊断必须符合膀胱肿瘤(ICD-10:C67/D41.401/D30.301),拟行经尿道膀胱肿瘤电切术(ICD-9-CM-3:57.4901/57.4907)。

2. 专科指征:超声、CT或MRI提示膀胱占位性病变。

3. 手术禁忌证:同时伴有高血压、糖尿病、心律失常等慢性病内科评估为手术禁忌证不适宜入径。

(六)术前准备(术前评估)1～3天

1. 术前评估

(1)检查检验评估:①完成必需的检查检验项目,血常规、尿常规、粪常规、血生化、凝血功能、血型、术前血清八项、肝胆胰脾及泌尿系超声、胸部正位X线片、心电图、膀胱增强CT或

MRI、膀胱镜等。②根据患者情况可选择的检查检验项目:超声心动图、血气分析、肺功能、静脉肾盂造影等。③疾病发展预计的并发症评估。

(2)营养评估:根据《解放军总医院新住院患者营养风险筛查表(NRS－2002)》为新住院患者进行营养评估,评分≥3分患者给予处置,必要时申请营养科医师会诊。

(3)心理评估:根据新住院患者情况申请心理科医师会诊评估。

(4)疼痛评估:根据《VAS评分》实施疼痛评估,评分＞7分患者给予处置,必要时请疼痛科医师会诊。

(5)康复评估:根据《住院患者康复筛查和评估表》在新住院患者住院后24小时内进行康复筛查和评估。任何一项结果为"是",则申请康复科医师会诊。

2. 术前准备

(1)术前评估:术前24小时内完成病情评估、必要的检查,做出术前小结、术前讨论。

(2)术前谈话:术者应在术前1天与患者及其家属谈话,告知手术方案、相关风险、用血计划、术后转归、置入材料、手术费用和患者及其家属权益,履行书面知情同意手续。告知高值耗材的使用及费用。

(3)通知手术室:准备手术间、手术药品、手术物品及特殊耗材。

(4)护士做心理护理、交代注意事项:防压疮、防跌倒、指导患者戒烟等,进行术前宣教。

(5)手术部位标识:术者、一助或经治医师在术前1天应对手术部位做体表标识,急诊手术由接诊医师或会诊外科医师标记,标记过程应有责任护士、患者及其家属共同参与,记入手术安排表。

(6)术前1天麻醉医师访视:制订麻醉计划、完成评估、确定麻醉方式,记入《麻醉术前访视记录》,告知患者及其家属麻醉适应证、麻醉目的、风险、可能出现的情况及其处理原则、替代方案等,签署《麻醉知情同意书》并归入病历。

(七)药品选择及使用时机

1. 抗生素　按照《抗菌药物临床应用指导原则》(卫医发〔2015〕)和卫生部办公厅《关于抗菌药物临床应用管理有关问题的通知》(卫办医政发〔2015〕)执行,围术期使用第一代头孢、第二代头孢菌素或喹诺酮类。

2. 止血药物　术后存在出血风险者。

3. 抑酸、镇吐药物　术后禁食期间应用。

4. 营养支持及调节水、电解质平衡药物　术后禁食期间使用。

5. 镇痛药物　术后疼痛时应用。

6. 增强免疫药物　免疫力低下患者应用。

7. 其他药物　伴随疾病的治疗药物等。

(八)手术日为住院第4天

1. 手术安全核对　患者入手术间后由手术医师、麻醉医师、巡回护士和患者本人共同核对患者身份、手术部位与标识、手术方式。手术医师、麻醉医师、巡回护士三方按《手术安全核对表》逐项核对,共同签名。

(1)手术方式:经尿道膀胱肿瘤电切术。

(2)麻醉方式:硬膜外麻醉。

(3)手术置入物:无。

(4)术中用药:麻醉用药。

(5)输血及血液制品:视术中出血情况补充红细胞或血浆。

(6)术中病理:常规,一般无须冷冻快速病理。

2. 经治医师或手术医师 应即刻完成术后首次病程记录,观察术后患者病情变化。

(九)术后住院恢复2~5天

1. 必需的复查项目:血常规、血生化。

2. 必要时查血气分析、腹部超声。

3. 术后处理

(1)抗生素:抗生素选择第一代头孢、第二代头孢或喹诺酮类。

(2)术后康复:术后3~5天拔除尿管,术后2天鼓励患者下床活动。

(3)术后镇痛:镇痛泵镇痛。

4. 术者在术后24小时内完成手术记录,特殊情况可由一助完成,术者签名确认并归入病历。

5. 上级医师在术后3天内至少查房1次,根据术中和术后情况修订术后治疗计划。

6. 麻醉医师术后3天内访视患者,如有特殊情况应详细记录,及时与手术医师或重症监护室医师沟通并迅速处理。

7. 术后护理

(1)按照护理等级进行日常护理,监测患者生命体征,观察冲洗液颜色。

(2)指导患者术后体位摆放及功能锻炼:半卧位休息,早日下床活动。

(3)指导患者正确处置膀胱痉挛的方法、进行自主排尿训练,防跌倒、防压疮护理等。

(十)出院标准

1. 生命体征平稳,无明显心肺、腹部不适。

2. 恢复正常饮食。

3. 尿管拔除,无感染征象。

4. 常规检验指标无明显异常。

5. 无与本病相关的其他并发症或合并症。

(十一)变异及原因分析

1. 医疗原因导致的变异 如改变诊疗方案、转科治疗、操作失误、误诊等。

2. 患者原因导致的变异 如不同意治疗方案、个人原因要求出(转)院、院外服用手术禁忌药、月经期、对诊疗计划不满要求出路径、相关检查检验院外(门诊)已做等。

3. 并发症原因导致的变异 如感染、瘘、出血、血肿、愈合不良、梗阻等。

4. 病情原因导致的变异 如基础疾病复杂、病情恶化、病情平稳好转、抢救、会诊等。

5. 辅诊科室原因导致的变异 如检查、检验、手术、病理等检查(不及时、结果错报、操作部位/方式错误、标本不合格)、报告(不及时、结果错报、标本不合格)等原因延长住院天数、增加费用等。

6. 管理原因导致的变异:如系统暂不支持,系统瘫痪,需要修订流程、制度等。

二、膀胱肿瘤行经尿道膀胱肿瘤电切术临床路径表单

适用对象	第一诊断为膀胱肿瘤(ICD-10:C67/D41.401/D30.301) 拟行经尿道膀胱肿瘤电切术(ICD-9-CM-3:57.4901/57.4907)的患者	
患者基本信息	姓名:_____ 性别:____ 年龄:____ 门诊号:_____ 住院号:_____ 过敏史:_____ 住院日期:___年__月__日 出院日期:___年__月__日	住院天数:8~9 天

	时间	住院第 1-3 天(术前评估及准备)	住院第 4 天(手术日)
主要诊疗工作	制度落实	□ 住院 2 小时内经治或值班医师完成接诊 □ 住院后 24 小时内主管医师完成检诊 □ 专科医师会诊(必要时) □ 经治医师查房(早、晚) □ 主诊医师查房 □ 完成术前准备 □ 组织术前讨论 □ 麻醉医师术前访视 □ 手术部位标识	□ 三级医师查房 □ 手术安全核查 □ 麻醉医师术后访视
	病情评估	□ 经治医师询问病史及体格检查 □ 完善术前常规检查及会诊 □ 心理评估 □ 营养评估 □ 疼痛评估 □ 康复评估	
	病历书写	□ 住院 8 小时内完成首次病程记录 □ 住院 24 小时内完成住院记录 □ 住院 48 小时内完成主管医师查房记录 □ 完成主诊医师查房记录 □ 完成术前讨论、术前小结	□ 术者或一助术后 24 小时内完成手术记录(术者签名) □ 术后即刻完成术后首次病程记录
	知情同意	□ 病情告知 □ 患者或其家属在住院记录单签名 □ 术前谈话,告知患者及其家属病情和围手术期注意事项并签署麻醉知情同意书、输血知情同意书、手术知情同意书、授权委托书、自费用品协议书(必要时)、军人目录外耗材审批单(必要时)等	□ 告知患者及其家属手术过程概况及术后注意事项
	手术治疗	□ 预约手术	□ 告知患者及其家属手术过程概况及术后注意事项
	其他	□ 及时通知上级医师检诊 □ 经治医师检查整理病历资料 □ 检查住院押金使用情况	□ 麻醉诱导 □ 观察术中出血量、输液量、输血量等 □ 术后病情交接

（续　表）

重点医嘱	长期医嘱	护理类 医嘱	□ 按泌尿外科护理常规 □ 二级或三级护理	□ 泌尿外科术后护理常规 □ 一级护理
		处置类 医嘱		□ 持续心电、血压、呼吸、血氧饱和度监测 □ 留置导尿并计量 □ 持续膀胱冲洗
		膳食类 医嘱	□ 普食 □ 糖尿病饮食 □ 低盐、低脂饮食 □ 低盐、低脂、糖尿病饮食 □ 术前 1 天禁食、禁水（22:00 后）	□ 禁食、禁水
		药物类 医嘱	□ 自带药（必要时）	□ 抗生素:第一代头孢、第二代头孢或喹诺酮类 □ 术后止血:巴曲酶 □ 雾化吸入 □ 抑制胃酸、镇吐:奥美拉唑、托烷司琼等 □ 胃肠外营养:脂肪乳、氨基酸、葡萄糖、电解质、维生素等 □ 镇痛药物（必要时）
	临时医嘱	检查检验	□ 血常规 □ 尿常规 □ 粪常规 □ 凝血四项 □ 血清术前八项 □ 血型 □ 血生化 □ 胸部正位 X 线片 □ 心电图 □ 泌尿系超声 □ 肝胆胰脾超声 □ CT 或 MRI □ 膀胱镜 □ 静脉肾盂造影（必要时） □ 肺功能（必要时） □ 血气分析（必要时） □ 超声心动图（必要时）	□ 血常规 □ 血生化
		药物类 医嘱	□ 抗生素皮试 □ 肠道准备药物	□ 镇痛药物（必要时） □ 解热药物（>38℃时）
		手术医嘱	□ 常规准备明日在硬膜外麻醉下行经尿道膀胱肿瘤电切术	
		处置医嘱	□ 备皮（>30cm²）	□ 吸氧 □ 输血（视病情） □ 补液（视病情）

（续　表）

主要护理工作	健康宣教	□ 住院宣教（住院环境、规章制度） □ 进行护理安全指导 □ 进行等级护理、活动范围指导 □ 进行饮食指导 □ 进行关于疾病知识的宣教 □ 检查、检验项目的目的和意义 □ 术前宣教	□ 术后心理疏导 □ 告知患者护理风险 □ 进行压疮预防知识宣教 □ 指导术后康复训练 □ 指导术后注意事项
	护理处置	□ 患者身份核对 □ 佩戴腕带 □ 建立住院病历，通知医师 □ 住院介绍：介绍责任护士，病区环境、设施、规章制度、基础护理服务项目 □ 询问病史，填写护理记录单首页 □ 观察病情 □ 测量基本生命体征 □ 抽血、留取标本 □ 心理与生活护理 □ 根据评估结果采取相应护理措施 □ 通知检查项目及检查注意事项 □ 术前患者准备（术前沐浴、更衣、备皮） □ 检查术前物品准备 □ 指导患者准备术后所需用品、贵重物品交由其家属保管 □ 指导患者进行肠道准备并检查准备效果 □ 告知入手术室前取下活动义齿 □ 皮试	□ 晨起测量生命体征并记录 □ 确认无上呼吸道感染症状，女患者确认无月经来潮 □ 与手术室护士交接病历、影像资料、术中带药等 □ 术前补液（必要时） □ 嘱患者入手术室前膀胱排空 □ 与手术室护士交接 □ 术后按一级护理要求完成基础护理项目 □ 术后心电监护、监测生命体征 □ 留取标本 □ 观察疼痛情况、检测镇痛泵运转情况 □ 观察静脉输液情况 □ 观察留置尿管情况 □ 妥善固定各类管道 □ 观察膀胱冲洗液情况，记录引流量及性状 □ 术后心理与生活护理
	护理评估	□ 一般评估：生命体征、神志、皮肤、药物过敏史等 □ 专科评估：生活自理能力 □ 风险评估：评估有无跌倒、坠床、压疮风险 □ 心理评估 □ 营养评估 □ 疼痛评估 □ 康复评估	□ 评估意识情况 □ 评估疼痛情况 □ 风险评估：评估有无跌倒、坠床、压疮、导管滑脱、液体外渗的风险
	专科护理	□ 指导患者掌握床上翻身方法 □ 指导患者掌握床上排便、排尿（使用便器）方法	□ 与手术室护士共同评估皮肤、输液及引流情况 □ 指导患者掌握床上翻身方法 □ 指导患者掌握床上排便、排尿（使用便器）方法

（续　表）

主要护理工作	饮食指导	□ 根据医嘱通知配餐员准备膳食 □ 协助进餐 □ 术前1天通知患者22：00后禁食、禁水	□ 禁食、禁水，口干时协助湿润口唇 □ 排气后指导患者间断、少量饮用温开水
	活动体位	□ 根据护理等级指导活动	□ 根据手术及麻醉方式安置合适体位 □ 指导患者掌握床上翻身方法
	洗浴要求	□ 协助患者洗澡、更换病号服 □ 协助患者晨、晚间护理 □ 备皮后协助患者清洁备皮部位，更换病号服	□ 擦洗尿道外口/冲洗会阴
病情变异记录		□ 无　　□ 有，原因： □ 患者　□ 并发症　□ 医疗 □ 病情　□ 辅诊　□ 管理	□ 无　　□ 有，原因： □ 患者　□ 并发症　□ 医疗 □ 病情　□ 辅诊　□ 管理

护士签名	白班	小夜班	大夜班	白班	小夜班	大夜班

医师签名						

时间		住院第5—7天（术后3天）	住院第8—9天（恢复出院）
主要诊疗工作	制度落实	□ 手术医师查房 □ 主诊医师查房 □ 上级医师查房（主管医师查房每天1次） □ 经治医师每天早、晚查房 □ 专科医师会诊（必要时）	□ 上级医师查房（主管医师查房每天1次） □ 经治医师每天早、晚查房 □ 上级医师查房进行手术评估，确定有无手术并发症和不良情况，明确是否出院 □ 专科医师会诊（必要时）
	病情评估		□ 上级医师进行治疗效果、预后和出院评估 □ 出院宣教
	病历书写	□ 术后连续3天病程记录	□ 病情稳定患者每3天1个病程记录 □ 出院前1天有上级医师指示出院的病程记录 □ 出院后24小时内完成出院记录 □ 出院后24小时内完成病案首页 □ 完成出院介绍信 □ 出具诊断证明书
	知情同意		□ 告知患者及其家属出院后注意事项（指导出院后复诊的时间及地点、发生紧急情况时处理等）
	手术治疗		

主要诊疗工作	其他	□ 观察尿量及冲洗液性状 □ 观察体温、血压等生命体征 □ 复查血常规、生化 □ 指导患者下床	□ 观察体温、血压等 □ 复查血常规、血生化（必要时） □ 追问病理结果 □ 通知出院 □ 出院带药 □ 嘱患者定期膀胱灌注 □ 门诊复查 □ 如有不适，随时复诊
重点医嘱	长期医嘱 护理类医嘱	□ 泌尿外科术后护理常规 □ 一级或二级护理	□ 泌尿外科术后护理常规 □ 二级或三级护理
	长期医嘱 处置类医嘱	□ 停心电监护 □ 测血压	□ 测血压
	长期医嘱 膳食类医嘱	□ 流食 □ 半流食 □ 普食 □ 糖尿病饮食 □ 低盐、低脂饮食 □ 低盐、低脂、糖尿病饮食	□ 普食 □ 糖尿病饮食 □ 低盐、低脂饮食 □ 低盐、低脂、糖尿病饮食
	长期医嘱 药物类医嘱	□ 抗生素：第一代头孢、第二代头孢或喹诺酮类 □ 术后止血：巴曲酶 □ 雾化吸入 □ 抑制胃酸、镇吐：奥美拉唑、托烷司琼等 □ 胃肠外营养：脂肪乳、氨基酸、葡萄糖、电解质、维生素等 □ 镇痛药物（必要时）	□ 抗生素（必要时）
	临时医嘱 检查检验	□ 复查血常规、血生化	□ 复查血常规、血生化（必要时）
	临时医嘱 药物类医嘱	□ 镇痛药物（必要时） □ 控制血糖药物（必要时） □ 补液（必要时）	□ 镇痛药物（必要时） □ 控制血糖药物（必要时） □ 补液（必要时）
	临时医嘱 手术医嘱		
	临时医嘱 处置医嘱	□ 停止膀胱冲洗 □ 膀胱灌注	□ 拔除尿管 □ 出院
主要护理工作	健康宣教	□ 压疮预防知识宣教 □ 跌倒预防知识宣教 □ 告知患者护理风险	□ 压疮预防知识宣教 □ 跌倒预防知识宣教 □ 出院宣教（用药指导、换药时间及注意事项、复查时间等）

（续　表）

主要护理工作	护理处置	□ 按护理等级完成基础护理项目 □ 监测生命体征 □ 观察疼痛情况、检测镇痛泵运转情况 □ 观察静脉输液情况 □ 妥善固定各类管道 □ 留取标本 □ 观察冲洗液情况，记录引流量及性状 □ 术后心理与生活护理 □ 整理床单位	□ 按护理等级完成基础护理项目 □ 监测生命体征 □ 术后心理与生活护理 □ 协助患者办理出院手续 □ 整理床单位
	护理评估	□ 评估跌倒风险 □ 评估压疮风险	
	专科护理	□ 指导患者掌握床上翻身方法 □ 指导患者掌握床上排便、排尿（使用便器）方法	□ 术后心理与生活护理
	饮食指导	□ 根据医嘱通知配餐员准备膳食 □ 协助进餐	□ 根据医嘱通知配餐员准备膳食
	活动体位	□ 指导患者掌握床上翻身方法 □ 根据护理等级指导活动	□ 根据护理等级指导活动
	洗浴要求	□ 协助患者晨、晚间护理	□ 协助患者晨、晚间护理
病情变异记录		□ 无　　□ 有，原因： □ 患者　□ 并发症　□ 医疗 □ 病情　□ 辅诊　□ 管理	□ 无　　□ 有，原因： □ 患者　□ 并发症　□ 医疗 □ 病情　□ 辅诊　□ 管理
护士签名		白班　｜　小夜班　｜　大夜班	白班　｜　小夜班　｜　大夜班
医师签名			

膀胱肿瘤行腹腔镜根治性膀胱切除术临床路径

一、膀胱肿瘤行腹腔镜根治性膀胱切除术路径标准住院流程

(一)适用对象

1. 第一诊断为膀胱恶性肿瘤(ICD-10:C67)。

2. 拟行腹腔镜根治性膀胱切除术（ICD-9-CM-3:57.7104)的患者。

3. 病理提示为高级别浸润性尿路上皮癌。

(二)诊断依据

根据《中国泌尿外科疾病诊断治疗指南》(中华医学会泌尿外科学分会编著,人民卫生出版社,2014 年)。

1. 病史　无痛全程肉眼血尿。

2. 体格检查　无明显阳性体征。

3. 辅助检查　超声、CT 或 MRI 提示膀胱实性占位,血供丰富。膀胱镜检＋活检:膀胱菜花样或水草样或块状或地毯样占位,活检提示高级别、浸润性尿路上皮癌。

(三)选择治疗方案的依据

根据《中国泌尿外科疾病诊断治疗指南》(中华医学会泌尿外科学分会编著,人民卫生出版社,2014 年)。

1. 无全身或局部的近期感染。

2. 无严重的合并症。

3. 术前生活质量及活动水平评估。

4. 适合腹腔镜根治性膀胱切除术。

(四)标准住院天数

12～16 天。

(五)纳入路径标准

1. 第一诊断必须符合膀胱恶性肿瘤(ICD-10:C67),拟行腹腔镜根治性膀胱切除术（ICD-9-CM-3:57.7104)。

2. 专科指征:超声、CT 或 MRI、膀胱镜提示膀胱占位性病变,考虑恶性。

3. 手术禁忌证:同时伴有高血压、糖尿病、心律失常等慢性病内科评估为手术禁忌证不适宜入径。

(六)术前准备(术前评估)1～4 天

1. 术前评估

(1)检查检验评估:①完成必需的检查检验项目,血常规、尿常规、粪常规、血生化、凝血功

能、血型、术前血清八项、肝胆胰脾及泌尿系超声、胸部正位 X 线片、心电图、盆腔增强 CT 或 MRI、静脉肾盂造影、膀胱镜检查等。②根据患者情况可选择的检查检验项目，超声心动图、血气分析、肺功能等。③疾病发展预计的并发症评估。

（2）营养评估：根据《解放军总医院新住院患者营养风险筛查表（NRS－2002）》为新住院患者进行营养评估，评分≥3 分患者给予处置，必要时申请营养科医师会诊。

（3）心理评估：根据新住院患者情况申请心理科医师会诊评估。

（4）疼痛评估：根据《VAS 评分》实施疼痛评估，评分＞7 分患者给予处置，必要时请疼痛科医师会诊。

（5）康复评估：根据《住院患者康复筛查和评估表》在新住院患者住院后 24 小时内进行康复筛查和评估。任何一项结果为"是"，则申请康复科医师会诊。

2. 术前准备

（1）术前评估：术前 24 小时内完成病情评估、必要的检查，做出术前小结、术前讨论。

（2）术前谈话：术者应在术前 1 天与患者及其家属谈话，告知手术方案、相关风险、用血计划、术后转归、置入材料、手术费用和患者及其家属权益，履行书面知情同意手续。告知高值耗材的使用及费用。

（3）通知手术室：准备手术间、手术药品、手术物品及特殊耗材。

（4）护士做心理护理、交代注意事项：防压疮、防跌倒、指导瘘口护理等，进行术前宣教。

（5）手术部位标识：术者、一助或经治医师在术前 1 天应对手术部位做体表标识，急诊手术由接诊医师或会诊外科医师标记，标记过程应有责任护士、患者及其家属共同参与，记入手术安排表。

（6）术前 1 天麻醉医师访视：制订麻醉计划、完成评估、确定麻醉方式，记入《麻醉术前访视记录》，告知患者及其家属麻醉适应证、麻醉目的、风险、可能出现的情况及其处理原则、替代方案等，签署《麻醉知情同意书》并归入病历。

（七）药品选择及使用时机

1. 抗生素　按照《抗菌药物临床应用指导原则》（卫医发〔2015〕）和卫生部办公厅《关于抗菌药物临床应用管理有关问题的通知》（卫办医政发〔2015〕）执行，围术期使用第一代头孢、第二代头孢菌素或喹诺酮类、甲硝唑。

2. 止血药物　术后存在出血风险者。

3. 抑酸、镇吐药物　术后禁食期间应用。

4. 营养支持及调节水、电解质平衡药物　术后禁食期间使用。

5. 镇痛药物　术后疼痛时应用。

6. 增强免疫药物　免疫力低下患者应用。

7. 其他药物　伴随疾病的治疗药物等。

（八）手术日为住院第 5 天

1. 手术安全核对　患者入手术间后由手术医师、麻醉医师、巡回护士和患者本人共同核对患者身份、手术部位与标识、手术方式。手术医师、麻醉医师、巡回护士三方按《手术安全核对表》逐项核对，共同签名。

（1）手术方式：腹腔镜根治性膀胱切除术。

（2）麻醉方式：全身麻醉。

（3）手术置入物：输尿管内单 J 管。

（4）术中用药：麻醉用药、膀胱灌注化疗药。

（5）输血及血液制品：视术中出血情况补充红细胞或血浆。

（6）术中病理：常规，一般无须冷冻快速病理。

2. 经治医师或手术医师　应即刻完成术后首次病程记录，观察术后患者病情变化。

（九）术后住院恢复 7～11 天

1. 必需复查的检查项目：血常规、血生化。

2. 必要时查血气分析、腹部超声。

3. 术后处理

（1）抗生素：抗生素选择第一代头孢、第二代头孢菌素或喹诺酮类、甲硝唑。

（2）术后康复：术后 3～4 天拔除腹腔、盆腔引流管，术后 2 天鼓励患者下床活动。

（3）术后镇痛：镇痛泵镇痛。

4. 术者在术后 24 小时内完成手术记录，特殊情况可由一助完成，术者签名确认并归入病历。

5. 上级医师在术后 3 天内至少查房 1 次，根据术中和术后情况修订术后治疗计划。

6. 麻醉医师术后 3 天内访视患者，如有特殊情况应详细记录，及时与手术医师或重症监护室医师沟通并迅速处理。

7. 术后护理

（1）按照护理等级进行日常护理，监测患者生命体征，观察各引流管引流情况、切口敷料有无渗出。

（2）指导患者术后体位摆放及功能锻炼：半卧位休息，早日下床活动。

（3）指导患者正确使用腹带，掌握床上排便排尿（使用便器）的方法，防跌倒、防压疮、瘘口护理等。

（十）出院标准

1. 生命体征平稳，无明显心肺、腹部不适。

2. 恢复正常饮食。

3. 切口愈合良好，腹腔、盆腔引流管拔除，切口无感染征象（或可在门诊处理的切口情况）。

4. 回肠造瘘口良好，已扣袋，引流良好。

5. 常规检验指标无明显异常。

6. 无与本病相关的其他并发症或合并症。

（十一）变异及原因分析

1. 医疗原因导致的变异　如改变诊疗方案、转科治疗、操作失误、误诊等。

2. 患者原因导致的变异　如不同意治疗方案、个人原因要求出（转）院、院外服用手术禁忌药、月经期、对诊疗计划不满要求出路径、相关检查检验院外（门诊）已做等。

3. 并发症原因导致的变异　如感染、瘘、出血、血肿、愈合不良、梗阻等。

4. 病情原因导致的变异　如基础疾病复杂、病情恶化、病情平稳好转、抢救、会诊等。

5. 辅诊科室原因导致的变异　如检查、检验、手术、病理等检查（不及时、结果错报、操作部位/方式错误、标本不合格）、报告（不及时、结果错报、标本不合格）等原因延长住院天数、增加费用等。

6. 管理原因导致的变异　如系统暂不支持,系统瘫痪,需要修订流程、制度等。

二、膀胱肿瘤行腹腔镜根治性膀胱切除术临床路径表单

适用对象	第一诊断为膀胱恶性肿瘤(ICD-10:C67) 拟行腹腔镜根治性膀胱切除术(ICD-9-CM-3:57.7104)的患者	
患者基本信息	姓名:_____　性别:____　年龄:____ 门诊号:_____　住院号:_____　过敏史:_____ 住院日期:____年__月__日　出院日期:____年__月__日	住院天数:12～16天

时间		住院第1-4天(术前评估及准备)	住院第5天(手术日)
主要诊疗工作	制度落实	□ 住院2小时内经治或值班医师完成接诊 □ 住院后24小时内主管医师完成检诊 □ 专科医师会诊(必要时) □ 经治医师查房(早、晚) □ 主诊医师查房 □ 完成术前准备 □ 组织术前讨论 □ 麻醉医师术前访视 □ 手术部位标识	□ 三级医师查房 □ 手术安全核查 □ 麻醉医师术后访视
	病情评估	□ 经治医师询问病史及体格检查 □ 完善术前常规检查及会诊 □ 心理评估 □ 营养评估 □ 疼痛评估 □ 康复评估	
	病历书写	□ 住院8小时内完成首次病程记录 □ 住院24小时内完成住院记录 □ 住院48小时内完成主管医师查房记录 □ 完成主诊医师查房记录 □ 完成术前讨论、术前小结	□ 术者或一助术后24小时内完成手术记录(术者签名) □ 术后即刻完成术后首次病程记录
	知情同意	□ 病情告知 □ 患者或其家属在住院记录单签名 □ 术前谈话,告知患者及其家属病情和围术期注意事项并签署麻醉知情同意书、输血知情同意书、手术知情同意书、授权委托书、自费用品协议书(必要时)、军人目录外耗材审批单(必要时)等	□ 告知患者及其家属手术过程概况及术后注意事项
	手术治疗	□ 预约手术	□ 告知患者及其家属手术过程概况及术后注意事项
	其他	□ 及时通知上级医师检诊 □ 经治医师检查整理病历资料 □ 检查住院押金使用情况	□ 麻醉诱导 □ 观察术中出血量、输液量、输血量等 □ 术后病情交接

重点医嘱	长期医嘱	护理类医嘱	□ 按泌尿外科护理常规 □ 二级或三级护理	□ 泌尿外科术后护理常规 □ 一级护理
		处置类医嘱		□ 持续心电、血压、呼吸、血氧饱和度监测 □ 留置输尿管导管并计量 □ 留置腹腔引流并计量 □ 留置盆腔引流并计量 □ 持续胃肠减压
		膳食类医嘱	□ 普食 □ 糖尿病饮食 □ 低盐、低脂饮食 □ 低盐、低脂、糖尿病饮食 □ 术前 1 天清流食,禁食、禁水(22:00 后)	□ 禁食、禁水
		药物类医嘱	□ 自带药(必要时)	□ 抗生素:第一代头孢、第二代头孢或喹诺酮类、甲硝唑 □ 术后止血:巴曲酶 □ 雾化吸入 □ 抑制胃酸、镇吐:奥美拉唑、托烷司琼等 □ 胃肠外营养:脂肪乳、氨基酸、葡萄糖、电解质、维生素等 □ 镇痛药物(必要时)
	临时医嘱	检查检验	□ 血常规 □ 尿常规 □ 粪常规 □ 凝血四项 □ 血清术前八项 □ 血型 □ 血生化 □ 胸部正位 X 线片 □ 心电图 □ 泌尿系超声 □ 肝胆胰脾超声 □ 盆腔 CT 或 MRI □ 膀胱镜检查 □ 静脉肾盂造影 □ 肺功能(必要时) □ 血气分析(必要时) □ 超声心动图(必要时)	□ 血常规 □ 血生化
		药物类医嘱	□ 抗生素皮试 □ 肠道准备药物	□ 镇痛药物(必要时) □ 解热药物(>38℃时)
		手术医嘱	□ 常规准备明日在全身麻醉下行腹腔镜根治性膀胱切除术	

（续　表）

重点医嘱	临时医嘱	处置医嘱	□ 备皮(>30cm²) □ 备血 □ 静脉抽血 □ 清洁灌肠 □ 术晨留置胃管	□ 吸氧 □ 输血(视病情) □ 补液(视病情)
主要护理工作		健康宣教	□ 住院宣教(住院环境、规章制度) □ 进行护理安全指导 □ 进行等级护理、活动范围指导 □ 进行饮食指导 □ 进行关于疾病知识的宣教 □ 检查、检验项目的目的和意义 □ 术前宣教	□ 术后心理疏导 □ 告知患者护理风险 □ 进行压疮预防知识宣教 □ 指导术后康复训练 □ 指导术后注意事项
		护理处置	□ 患者身份核对 □ 佩戴腕带 □ 建立住院病历,通知医师 □ 住院介绍:介绍责任护士,病区环境、设施、规章制度、基础护理服务项目 □ 询问病史,填写护理记录单首页 □ 观察病情 □ 测量基本生命体征 □ 抽血、留取标本 □ 心理与生活护理 □ 根据评估结果采取相应护理措施 □ 通知检查项目及检查注意事项 □ 术前患者准备(术前沐浴、更衣、备皮) □ 检查术前物品准备 □ 指导患者准备术后所需用品、贵重物品交由其家属保管 □ 指导患者进行肠道准备并检查准备效果 □ 告知入手术室前取下活动义齿 □ 备血、皮试	□ 晨起测量生命体征并记录 □ 确认无上呼吸道感染症状,女患者确认无月经来潮 □ 与手术室护士交接病历、影像资料、术中带药等 □ 术前补液(必要时) □ 嘱患者入手术室前膀胱排空 □ 与手术室护士交接 □ 术后按一级护理要求完成基础护理项目 □ 术后心电监护、监测生命体征 □ 留取标本 □ 观察切口疼痛情况、检测镇痛泵运转情况 □ 观察静脉输液情况 □ 观察留置各引流管引流情况 □ 妥善固定各类管道 □ 观察切口引流情况,记录引流量及性状 □ 观察切口敷料,有渗出时报告医师处理 □ 术后心理与生活护理
		护理评估	□ 一般评估:生命体征、神志、皮肤、药物过敏史等 □ 专科评估:生活自理能力 □ 风险评估:评估有无跌倒、坠床、压疮风险 □ 心理评估 □ 营养评估 □ 疼痛评估 □ 康复评估	□ 评估意识情况 □ 评估切口疼痛情况 □ 观察切口敷料有无渗出并报告医师 □ 风险评估:评估有无跌倒、坠床、压疮、导管滑脱、液体外渗的风险

主要护理工作	专科护理	□ 指导患者掌握床上翻身方法 □ 指导患者掌握床上排便、排尿（使用便器）方法	□ 与手术室护士共同评估皮肤、切口敷料、输液及引流情况 □ 指导患者掌握床上翻身方法 □ 指导患者掌握床上排便、排尿（使用便器）方法 □ 指导瘘口护理方法
	饮食指导	□ 根据医嘱通知配餐员准备膳食 □ 协助进餐 □ 术前 1 天通知患者 22：00 后禁食、禁水	□ 禁食、禁水，口干时协助湿润口唇
	活动体位	□ 根据护理等级指导活动	□ 根据手术及麻醉方式安置合适体位 □ 指导患者掌握床上翻身方法
	洗浴要求	□ 协助患者洗澡、更换病号服 □ 协助患者晨、晚间护理 □ 备皮后协助患者清洁备皮部位，更换病号服	□ 告知患者切口保护方法
病情变异记录		□ 无　　□ 有，原因： □ 患者　□ 并发症　□ 医疗 □ 病情　□ 辅诊　□ 管理	□ 无　　□ 有，原因： □ 患者　□ 并发症　□ 医疗 □ 病情　□ 辅诊　□ 管理
护士签名		白班　｜　小夜班　｜　大夜班	白班　｜　小夜班　｜　大夜班
医师签名			

时间		住院第 6－8 天（术后 3 天）	住院第 9－16 天（术后恢复）
主要诊疗工作	制度落实	□ 手术医师查房 □ 主诊医师查房 □ 上级医师查房（主管医师查房每天 1 次） □ 经治医师每天早、晚查房 □ 专科医师会诊（必要时）	□ 上级医师查房（主管医师查房每天 1 次） □ 经治医师每天早、晚查房 □ 上级医师查房进行手术及切口评估，确定有无手术并发症和切口愈合不良情况，明确是否出院 □ 专科医师会诊（必要时）
	病情评估		□ 上级医师进行治疗效果、预后和出院评估 □ 出院宣教
	病历书写	□ 术后连续 3 天病程记录	□ 病情稳定患者每 3 天 1 个病程记录 □ 出院前 1 天有上级医师指示出院的病程记录 □ 出院后 24 小时内完成出院记录 □ 出院后 24 小时内完成病案首页 □ 完成出院介绍信 □ 出具诊断证明书

（续　表）

主要诊疗工作		知情同意		□ 告知患者及其家属出院后注意事项（指导出院后功能锻炼、复诊的时间及地点、发生紧急情况时处理等）
		手术治疗		
		其他	□ 观察引流量及引流液性状 □ 观察切口情况,是否存在渗出、红肿等情况 □ 观察回肠膀胱造瘘口情况 □ 观察体温、血压等生命体征 □ 复查血常规、生化 □ 指导患者下床	□ 观察切口情况,是否存在渗出、红肿等情况 □ 观察体温、血压等 □ 复查血常规、血生化（必要时） □ 追问病理结果 □ 通知出院 □ 出院带药 □ 嘱患者拆线换药、术后1～2个月拔除单J管（根据出院时间决定） □ 门诊复查 □ 如有不适,随时复诊
重点医嘱	长期医嘱	护理类医嘱	□ 泌尿外科术后护理常规 □ 一级护理	泌尿外科术后护理常规 □ 二级或三级护理
		处置类医嘱	□ 停心电监护 □ 测血压 □ 持续胃肠减压	□ 测血压
		膳食类医嘱	□ 禁食 □ 清流食 □ 流食	□ 流食 □ 半流食 □ 普食 □ 糖尿病饮食 □ 低盐、低脂饮食 □ 低盐、低脂、糖尿病饮食
		药物类医嘱	□ 抗生素:第一代头孢、第二代头孢或喹诺酮类、甲硝唑 □ 术后止血:巴曲酶 □ 雾化吸入 □ 抑制胃酸、镇吐:奥美拉唑、托烷司琼等 □ 胃肠外营养:脂肪乳、氨基酸、葡萄糖、电解质、维生素等 □ 镇痛药物（必要时）	□ 抗生素（必要时）
	临时医嘱	检查检验	□ 复查血常规、血生化	□ 复查血常规、血生化（必要时）
		药物类医嘱	□ 镇痛药物（必要时） □ 控制血糖药物（必要时） □ 补液（必要时）	□ 镇痛药物（必要时） □ 控制血糖药物（必要时） □ 补液（必要时）

（续　表）

重点医嘱	临时医嘱	手术医嘱		
		处置医嘱	□ 大换药 □ 拔除腹腔引流管 □ 拔除盆腔引流管 □ 拔除胃管	□ 大换药 □ 出院
主要护理工作		健康宣教	□ 压疮预防知识宣教 □ 跌倒预防知识宣教 □ 告知患者护理风险	□ 压疮预防知识宣教 □ 跌倒预防知识宣教 □ 指导瘘口护理 □ 出院宣教（康复训练方法、用药指导、换药时间及注意事项、复查时间等）
		护理处置	□ 按护理等级完成基础护理项目 □ 监测生命体征 □ 观察切口疼痛情况、检测镇痛泵运转情况 □ 观察静脉输液情况 □ 妥善固定各类管道 □ 观察切口敷料,有渗出时报告医师处理 □ 留取标本 □ 观察切口引流情况,记录引流量及性状 □ 术后心理与生活护理 □ 整理床单位	□ 按护理等级完成基础护理项目 □ 监测生命体征 □ 观察切口敷料,有渗出时报告医师处理 □ 术后心理与生活护理 □ 协助患者办理出院手续 □ 整理床单位
		护理评估	□ 评估跌倒风险 □ 评估压疮风险	
		专科护理	□ 指导患者掌握床上翻身方法 □ 指导患者掌握床上排便排尿（使用便器）方法 □ 指导瘘口护理	□ 术后心理与生活护理
		饮食指导	□ 根据医嘱通知配餐员准备膳食 □ 协助进餐	□ 根据医嘱通知配餐员准备膳食
		活动体位	□ 指导患者掌握床上翻身方法 □ 根据护理等级指导活动	□ 根据护理等级指导活动
		洗浴要求	□ 协助患者晨、晚间护理 □ 告知患者切口保护方法	□ 协助患者晨、晚间护理 □ 告知患者切口保护方法
病情变异记录			□ 无　　□ 有,原因: □ 患者　□ 并发症　□ 医疗 □ 病情　□ 辅诊　□ 管理	□ 无　　□ 有,原因: □ 患者　□ 并发症　□ 医疗 □ 病情　□ 辅诊　□ 管理
护士签名			白班｜小夜班｜大夜班	白班｜小夜班｜大夜班
医师签名				

膀胱肿瘤行机器人辅助腹腔镜根治性膀胱切除术临床路径

一、膀胱肿瘤行机器人辅助腹腔镜根治性膀胱切除术路径标准住院流程

(一)适用对象

1. 第一诊断为膀胱恶性肿瘤(ICD-10:C67)。

2. 拟行机器人辅助腹腔镜根治性膀胱切除术（ICD-9-CM-3:57.7104 伴 00.3504)的患者。

3. 病理提示为高级别浸润性尿路上皮癌。

(二)诊断依据

根据《中国泌尿外科疾病诊断治疗指南》(中华医学会泌尿外科学分会编著,人民卫生出版社,2014 年)。

1. 病史　无痛全程肉眼血尿。

2. 体格检查　无明显阳性体征。

3. 辅助检查　超声、CT 或 MRI 提示膀胱实性占位,血供丰富。膀胱镜检和活检:膀胱菜花样或水草样或块状或地毯样占位,活检提示高级别、浸润性尿路上皮癌。

(三)选择治疗方案的依据

根据《中国泌尿外科疾病诊断治疗指南》(中华医学会泌尿外科学分会编著,人民卫生出版社,2014 年)。

1. 无全身或局部的近期感染。

2. 无严重的合并症。

3. 术前生活质量及活动水平评估。

4. 适合机器人辅助腹腔镜根治性膀胱切除术。

(四)标准住院天数

12～16 天。

(五)纳入路径标准

1. 第一诊断必须符合膀胱恶性肿瘤(ICD-10:C67),拟行机器人辅助腹腔镜根治性膀胱切除术（ICD-9-CM-3:57.7104 伴 00.3504)。

2. 专科指征:超声、CT 或 MRI、膀胱镜提示膀胱占位性病变,考虑恶性。

3. 手术禁忌证:同时伴有高血压、糖尿病、心律失常等慢性病内科评估为手术禁忌证不适宜入径。

(六)术前准备(术前评估)1～4 天

1. 术前评估

（1）检查检验评估：①完成必需的检查检验项目，血常规、尿常规、粪常规、血生化、凝血功能、血型、术前血清八项、肝胆胰脾及泌尿系超声、胸部正位 X 线片、心电图、盆腔增强 CT 或 MRI、静脉肾盂造影、膀胱镜检查等。②根据患者情况可选择的检查检验项目，超声心动图、血气分析、肺功能等。③疾病发展预计的并发症评估。

（2）营养评估：根据《解放军总医院新住院患者营养风险筛查表（NRS－2002）》为新住院患者进行营养评估，评分≥3 分患者给予处置，必要时申请营养科医师会诊。

（3）心理评估：根据新住院患者情况申请心理科医师会诊评估。

（4）疼痛评估：根据《VAS 评分》实施疼痛评估，评分＞7 分患者给予处置，必要时请疼痛科医师会诊。

（5）康复评估：根据《住院患者康复筛查和评估表》在新住院患者住院后 24 小时内进行康复筛查和评估。任何一项结果为"是"，则申请康复科医师会诊。

2. 术前准备

（1）术前评估：术前 24 小时内完成病情评估、必要的检查，做出术前小结、术前讨论。

（2）术前谈话：术者应在术前 1 天与患者及其家属谈话，告知手术方案、相关风险、用血计划、术后转归、置入材料、手术费用和患者及其家属权益，履行书面知情同意手续。告知高值耗材的使用及费用。

（3）通知手术室：准备手术间、手术药品、手术物品及特殊耗材。

（4）护士做心理护理、交代注意事项：防压疮、防跌倒、指导瘘口护理等，进行术前宣教。

（5）手术部位标识：术者、一助或经治医师在术前 1 天应对手术部位做体表标识，急诊手术由接诊医师或会诊外科医师标记，标记过程应有责任护士、患者及其家属共同参与，记入手术安排表。

（6）术前 1 天麻醉医师访视：制订麻醉计划、完成评估、确定麻醉方式，记入《麻醉术前访视记录》，告知患者及其家属麻醉适应证、麻醉目的、风险、可能出现的情况及其处理原则、替代方案等，签署《麻醉知情同意书》并归入病历。

（七）药品选择及使用时机

1. 抗生素　按照《抗菌药物临床应用指导原则》（卫医发〔2015〕）和卫生部办公厅《关于抗菌药物临床应用管理有关问题的通知》（卫办医政发〔2015〕）执行，围术期使用第一代头孢、第二代头孢菌素或喹诺酮类、甲硝唑。

2. 止血药物　术后存在出血风险者。

3. 抑酸、镇吐药物　术后禁食期间应用。

4. 营养支持及调节水、电解质平衡药物　术后禁食期间使用。

5. 镇痛药物　术后疼痛时应用。

6. 增强免疫药物　免疫力低下患者应用。

7. 其他药物　伴随疾病的治疗药物等。

（八）手术日为住院第 5 天

1. 手术安全核对　患者入手术间后由手术医师、麻醉医师、巡回护士和患者本人共同核对患者身份、手术部位与标识、手术方式。手术医师、麻醉医师、巡回护士三方按《手术安全核对表》逐项核对，共同签名。

（1）手术方式：机器人辅助腹腔镜根治性膀胱切除术。

（2）麻醉方式：全身麻醉。

（3）手术置入物：输尿管内单 J 管。

（4）术中用药：麻醉药物、膀胱灌注化疗药。

（5）输血及血液制品：视术中出血情况补充红细胞或血浆。

（6）术中病理：常规，一般无须冷冻快速病理。

2. 经治医师或手术医师　应即刻完成术后首次病程记录，观察术后患者病情变化。

（九）术后住院恢复 7～11 天

1. 必需的复查项目：血常规、血生化。

2. 必要时查血气分析、腹部超声。

3. 术后处理

（1）抗生素：抗生素选择第一代头孢、第二代头孢菌素或喹诺酮类、甲硝唑。

（2）术后康复：术后 3～4 天拔除腹腔、盆腔引流管，术后 2 天鼓励患者下床活动。

（3）术后镇痛：镇痛泵镇痛。

4. 术者在术后 24 小时内完成手术记录，特殊情况可由一助完成，术者签名确认并归入病历。

5. 上级医师在术后 3 天内至少查房 1 次，根据术中和术后情况修订术后治疗计划。

6. 麻醉医师术后 3 天内访视患者，如有特殊情况应详细记录，及时与手术医师或重症监护室医师沟通并迅速处理。

7. 术后护理

（1）按照护理等级进行日常护理，监测患者生命体征，观察各引流管引流情况、切口敷料有无渗出。

（2）指导患者术后体位摆放及功能锻炼：半卧位休息，早日下床活动。

（3）指导患者正确使用腹带，掌握床上排便排尿（使用便器）的方法，防跌倒、防压疮、瘘口护理等。

（十）出院标准

1. 生命体征平稳，无明显心肺、腹部不适。

2. 恢复正常饮食。

3. 切口愈合良好，腹腔、盆腔引流管拔除，切口无感染征象（或可在门诊处理的切口情况）。

4. 回肠造瘘口良好，已扣袋，引流良好。

5. 常规检验指标无明显异常。

6. 无与本病相关的其他并发症或合并症。

（十一）变异及原因分析

1. 医疗原因导致的变异　如改变诊疗方案、转科治疗、操作失误、误诊等。

2. 患者原因导致的变异　如不同意治疗方案、个人原因要求出（转）院、院外服用手术禁忌药、月经期、对诊疗计划不满要求出路径、相关检查检验院外（门诊）已做等。

3. 并发症原因导致的变异　如感染、瘘、出血、血肿、愈合不良、梗阻等。

4. 病情原因导致的变异　如基础疾病复杂、病情恶化、病情平稳好转、抢救、会诊等。

5. 辅诊科室原因导致的变异　如检查、检验、手术、病理等检查（不及时、结果错报、操作部位/方式错误、标本不合格)、报告(不及时、结果错报、标本不合格)等原因延长住院天数、增加费用等。

6. 管理原因导致的变异　如系统暂不支持,系统瘫痪,需要修订流程、制度等。

二、膀胱肿瘤行机器人辅助腹腔镜根治性膀胱切除术临床路径表单

适用对象	第一诊断为膀胱恶性肿瘤(ICD-10:C67) 拟行机器人辅助腹腔镜根治性膀胱切除术(ICD-9-CM-3:57.7104伴00.3504)的患者	
患者基本信息	姓名:_____　性别:____　年龄:____ 门诊号:_____　住院号:_____　过敏史:_____ 住院日期:____年__月__日　出院日期:____年__月__日	住院天数:12～16天

	时间	住院第1～4天(术前评估及准备)	住院第5天(手术日)
主要诊疗工作	制度落实	□ 住院2小时内经治或值班医师完成接诊 □ 住院后24小时内主管医师完成检诊 □ 专科医师会诊(必要时) □ 经治医师查房(早、晚) □ 主诊医师查房 □ 完成术前准备 □ 组织术前讨论 □ 麻醉医师术前访视 □ 手术部位标识	□ 三级医师查房 □ 手术安全核查 □ 麻醉医师术后访视
	病情评估	□ 经治医师询问病史及体格检查 □ 完善术前常规检查及会诊 □ 心理评估 □ 营养评估 □ 疼痛评估 □ 康复评估	
	病历书写	□ 住院8小时内完成首次病程记录 □ 住院24小时内完成住院记录 □ 住院48小时内完成主管医师查房记录 □ 完成主诊医师查房记录 □ 完成术前讨论、术前小结	□ 术者或一助术后24小时内完成手术记录(术者签名) □ 术后即刻完成术后首次病程记录
	知情同意	□ 病情告知 □ 患者或其家属在住院记录单签名 □ 术前谈话,告知患者及其家属病情和围术期注意事项并签署麻醉知情同意书、输血知情同意书、手术知情同意书、授权委托、自费用品协议书(必要时)、军人目录外耗材审批单(必要时)等	□ 告知患者及其家属手术过程概况及术后注意事项

（续　表）

主要诊疗工作	手术治疗		□ 预约手术	□ 告知患者及其家属手术过程概况及术后注意事项
	其他		□ 及时通知上级医师检诊 □ 经治医师检查整理病历资料 □ 检查住院押金使用情况	□ 麻醉诱导 □ 观察术中出血量、输液量、输血量等 □ 术后病情交接
重点医嘱	长期医嘱	护理类医嘱	□ 按泌尿外科护理常规 □ 二级或三级护理	□ 泌尿外科术后护理常规 □ 一级护理
		处置类医嘱		□ 持续心电、血压、呼吸、血氧饱和度监测 □ 留置输尿管导管并计量 □ 留置腹腔引流并计量 □ 留置盆腔引流并计量 □ 持续胃肠减压
		膳食类医嘱	□ 普食 □ 糖尿病饮食 □ 低盐、低脂饮食 □ 低盐、低脂、糖尿病饮食 □ 术前1天清流食,禁食、禁水(22:00后)	□ 禁食、禁水
		药物类医嘱	□ 自带药(必要时)	□ 抗生素:第一代头孢、第二代头孢或喹诺酮类、甲硝唑 □ 术后止血:巴曲酶 □ 雾化吸入 □ 抑制胃酸、镇吐:奥美拉唑、托烷司琼等 □ 胃肠外营养:脂肪乳、氨基酸、葡萄糖、电解质、维生素等 □ 镇痛药物(必要时)
	临时医嘱	检查检验	□ 血常规 □ 尿常规 □ 粪常规 □ 凝血四项 □ 血清术前八项 □ 血型 □ 血生化 □ 胸部正位X线片 □ 心电图 □ 泌尿系超声 □ 肝胆胰脾超声 □ 盆腔CT或MRI □ 膀胱镜检查 □ 静脉肾盂造影 □ 肺功能(必要时) □ 血气分析(必要时) □ 超声心动图(必要时)	□ 血常规 □ 血生化

（续　表）

重点医嘱	临时医嘱	药物类医嘱	□ 抗生素皮试 □ 肠道准备药物
			□ 镇痛药物（必要时） □ 解热药物（>38℃时）
		手术医嘱	□ 常规准备明日在全身麻醉下行机器人辅助腹腔镜根治性膀胱切除术
		处置医嘱	□ 备皮（>30cm²） □ 备血 □ 静脉抽血 □ 清洁灌肠 □ 术晨留置胃管
			□ 吸氧 □ 输血（视病情） □ 补液（视病情）
主要护理工作		健康宣教	□ 住院宣教（住院环境、规章制度） □ 进行护理安全指导 □ 进行等级护理、活动范围指导 □ 进行饮食指导 □ 进行关于疾病知识的宣教 □ 检查、检验项目的目的和意义 □ 术前宣教
			□ 术后心理疏导 □ 告知患者护理风险 □ 进行压疮预防知识宣教 □ 指导术后康复训练 □ 指导术后注意事项
		护理处置	□ 患者身份核对 □ 佩戴腕带 □ 建立住院病历，通知医师 □ 住院介绍：介绍责任护士，病区环境、设施、规章制度、基础护理服务项目 □ 询问病史，填写护理记录单首页 □ 观察病情 □ 测量基本生命体征 □ 抽血、留取标本 □ 心理与生活护理 □ 根据评估结果采取相应护理措施 □ 通知检查项目及检查注意事项 □ 术前患者准备（术前沐浴、更衣、备皮） □ 检查术前物品准备 □ 指导患者准备术后所需用品、贵重物品交由其家属保管 □ 指导患者进行肠道准备并检查准备效果 □ 告知入手术室前取下活动义齿 □ 备血、皮试
			□ 晨起测量生命体征并记录 □ 确认无上呼吸道感染症状，女患者确认无月经来潮 □ 与手术室护士交接病历、影像资料、术中带药等 □ 术前补液（必要时） □ 嘱患者入手术室前膀胱排空 □ 与手术室护士交接 □ 术后按一级护理要求完成基础护理项目 □ 术后心电监护、监测生命体征 □ 留取标本 □ 观察切口疼痛情况、检测镇痛泵运转情况 □ 观察静脉输液情况 □ 观察留置各引流管引流情况 □ 妥善固定各类管道 □ 观察切口引流情况，记录引流量及性状 □ 观察切口敷料，有渗出时报告医师处理 □ 术后心理与生活护理
		护理评估	□ 一般评估：生命体征、神志、皮肤、药物过敏史等 □ 专科评估：生活自理能力 □ 风险评估：评估有无跌倒、坠床、压疮风险 □ 心理评估 □ 营养评估 □ 疼痛评估 □ 康复评估
			□ 评估意识情况 □ 评估切口疼痛情况 □ 观察切口敷料有无渗出并报告医师 □ 风险评估：评估有无跌倒、坠床、压疮、导管滑脱、液体外渗的风险

（续　表）

主要护理工作	专科护理	☐ 指导患者掌握床上翻身方法 ☐ 指导患者掌握床上排便排尿（使用便器）方法	☐ 与手术室护士共同评估皮肤、切口敷料、输液及引流情况 ☐ 指导患者掌握床上翻身方法 ☐ 指导患者掌握床上排便排尿（使用便器）方法 ☐ 指导瘘口护理方法
	饮食指导	☐ 根据医嘱通知配餐员准备膳食 ☐ 协助进餐 ☐ 术前1天通知患者22:00后禁食、禁水	☐ 禁食、禁水，口干时协助湿润口唇
	活动体位	☐ 根据护理等级指导活动	☐ 根据手术及麻醉方式安置合适体位 ☐ 指导患者掌握床上翻身方法
	洗浴要求	☐ 协助患者洗澡、更换病号服 ☐ 协助患者晨、晚间护理 ☐ 备皮后协助患者清洁备皮部位，更换病号服	☐ 告知患者切口保护方法
病情变异记录		☐ 无　　☐ 有，原因： ☐ 患者　☐ 并发症　☐ 医疗 ☐ 病情　☐ 辅诊　☐ 管理	☐ 无　　☐ 有，原因： ☐ 患者　☐ 并发症　☐ 医疗 ☐ 病情　☐ 辅诊　☐ 管理
护士签名		白班　｜　小夜班　｜　大夜班	白班　｜　小夜班　｜　大夜班
医师签名			

时间		住院第6-8天（术后3天）	住院第9-16天（术后恢复）
主要诊疗工作	制度落实	☐ 手术医师查房 ☐ 主诊医师查房 ☐ 上级医师查房（主管医师查房每天1次） ☐ 经治医师每天早、晚查房 ☐ 专科医师会诊（必要时）	☐ 上级医师查房（主管医师查房每天1次） ☐ 经治医师每天早、晚查房 ☐ 上级医师查房进行手术及切口评估，确定有无手术并发症和切口愈合不良情况，明确是否出院 ☐ 专科医师会诊（必要时）
	病情评估		☐ 上级医师进行治疗效果、预后和出院评估 ☐ 出院宣教
	病历书写	☐ 术后连续3天病程记录	☐ 病情稳定患者每3天1个病程记录 ☐ 出院前1天有上级医师指示出院的病程记录 ☐ 出院后24小时内完成出院记录 ☐ 出院后24小时内完成病案首页 ☐ 完成出院介绍信 ☐ 出具诊断证明书

（续　表）

主要诊疗工作	知情同意			☐ 告知患者及其家属出院后注意事项（指导出院后功能锻炼、复诊的时间及地点、发生紧急情况时处理等）
	手术治疗			
	其他		☐ 观察引流量及引流液性状 ☐ 观察切口情况，是否存在渗出、红肿等情况 ☐ 观察回肠膀胱造瘘口情况 ☐ 观察体温、血压等生命体征 ☐ 复查血常规、生化 ☐ 指导患者下床	☐ 观察切口情况，是否存在渗出、红肿等情况 ☐ 观察体温、血压等 ☐ 复查血常规、血生化（必要时） ☐ 追问病理结果 ☐ 通知出院 ☐ 出院带药 ☐ 嘱患者拆线换药、术后1～2个月拔除单J管（根据出院时间决定） ☐ 门诊复查 ☐ 如有不适，随时复诊
重点医嘱	长期医嘱	护理类医嘱	☐ 泌尿外科术后护理常规 ☐ 一级护理	☐ 泌尿外科术后护理常规 ☐ 二级或三级护理
		处置类医嘱	☐ 停心电监护 ☐ 测血压 ☐ 持续胃肠减压	☐ 测血压
		膳食类医嘱	☐ 禁食 ☐ 清流食 ☐ 流食	☐ 流食 ☐ 半流食 ☐ 普食 ☐ 糖尿病饮食 ☐ 低盐、低脂饮食 ☐ 低盐、低脂、糖尿病饮食
		药物类医嘱	☐ 抗生素：第一代头孢、第二代头孢或喹诺酮类、甲硝唑 ☐ 术后止血：巴曲酶 ☐ 雾化吸入 ☐ 抑制胃酸、镇吐：奥美拉唑、托烷司琼等 ☐ 胃肠外营养：脂肪乳、氨基酸、葡萄糖、电解质、维生素等 ☐ 镇痛药物（必要时）	☐ 抗生素（必要时）
	临时医嘱	检查检验	☐ 复查血常规、血生化	☐ 复查血常规、血生化（必要时）
		药物类医嘱	☐ 镇痛药物（必要时） ☐ 控制血糖药物（必要时） ☐ 补液（必要时）	☐ 镇痛药物（必要时） ☐ 控制血糖药物（必要时） ☐ 补液（必要时）
		手术医嘱		
		处置医嘱	☐ 大换药 ☐ 拔除腹腔引流管 ☐ 拔除盆腔引流管 ☐ 拔除胃管	☐ 大换药 ☐ 出院

（续　表）

主要护理工作	健康宣教	□ 压疮预防知识宣教 □ 跌倒预防知识宣教 □ 告知患者护理风险	□ 压疮预防知识宣教 □ 跌倒预防知识宣教 □ 指导瘘口护理 □ 出院宣教（康复训练方法、用药指导、换药时间及注意事项、复查时间等）
	护理处置	□ 按护理等级完成基础护理项目 □ 监测生命体征 □ 观察切口疼痛情况、检测镇痛泵运转情况 □ 观察静脉输液情况 □ 妥善固定各类管道 □ 观察切口敷料，有渗出时报告医师处理 □ 留取标本 □ 观察切口引流情况，记录引流量及性状 □ 术后心理与生活护理 □ 整理床单位	□ 按护理等级完成基础护理项目 □ 监测生命体征 □ 观察切口敷料，有渗出时报告医师处理 □ 术后心理与生活护理 □ 协助患者办理出院手续 □ 整理床单位
	护理评估	□ 评估跌倒风险 □ 评估压疮风险	
	专科护理	□ 指导患者掌握床上翻身方法 □ 指导患者掌握床上排便排尿（使用便器）方法 □ 指导瘘口护理	□ 术后心理与生活护理
	饮食指导	□ 根据医嘱通知配餐员准备膳食 □ 协助进餐	□ 根据医嘱通知配餐员准备膳食
	活动体位	□ 指导患者掌握床上翻身方法 □ 根据护理等级指导活动	□ 根据护理等级指导活动
	洗浴要求	□ 协助患者晨、晚间护理 □ 告知患者切口保护方法	□ 协助患者晨、晚间护理 □ 告知患者切口保护方法
病情变异记录		□ 无　　□ 有，原因： □ 患者　□ 并发症　□ 医疗 □ 病情　□ 辅诊　□ 管理	□ 无　　□ 有，原因： □ 患者　□ 并发症　□ 医疗 □ 病情　□ 辅诊　□ 管理
护士签名		白班　　小夜班　　大夜班	白班　　小夜班　　大夜班
医师签名			

肾盂输尿管连接部狭窄行后腹腔镜肾盂输尿管成形术临床路径

一、肾盂输尿管连接部狭窄行后腹腔镜肾盂输尿管成形术路径标准住院流程

(一)适用对象

1. 第一诊断为肾盂输尿管连接部狭窄(ICD-10:Q62.102/N13.001/N13.501)。

2. 拟行后腹腔镜肾盂输尿管成形术(ICD-9-CM-3:55.8704)的患者。

3. 排除连接部肿瘤可能。

(二)诊断依据

根据《吴阶平泌尿外科学》(山东科技出版社,2013年)。

1. 病史　体格检查发现肾积水,伴有腰部酸胀不适。

2. 体格检查　无明显阳性体征。

3. 辅助检查　超声、逆行造影、CT或MRI提示肾积水、肾盂输尿管连接部梗阻。

(三)选择治疗方案的依据

根据《吴阶平泌尿外科学》(山东科技出版社,2013年)。

1. 无全身或局部的近期感染。

2. 无严重的合并症。

3. 术前生活质量及活动水平评估。

4. 适合后腹腔镜肾盂输尿管成形术。

(四)标准住院天数

8～9天。

(五)纳入路径标准

1. 第一诊断必须符合肾盂输尿管连接部狭窄(ICD-10:Q62.102/N13.001/N13.501),拟行后腹腔镜肾盂输尿管成形术(ICD-9-CM-3:55.8704)。

2. 专科指征:超声、逆行造影、CT或MRI提示肾积水、肾盂输尿管连接部梗阻。

3. 手术禁忌证:同时伴有高血压、糖尿病、心律失常等慢性病内科评估为手术禁忌证不适宜入径。

(六)术前准备(术前评估)1～3天

1. 术前评估

(1)检查检验评估:①完成必需的检查检验项目,血常规、尿常规、粪常规、血生化、凝血功能、血型、术前血清八项、肝胆胰脾及泌尿系超声、胸部正位X线片、心电图、IVU、逆行肾盂造影或MRU等。②根据患者情况可选择的检查检验项目,超声心动图、血气分析、肺功能等。

③疾病发展预计的并发症评估。

(2)营养评估:根据《解放军总医院新住院患者营养风险筛查表(NRS—2002)》为新住院患者进行营养评估,评分≥3分患者给予处置,必要时申请营养科医师会诊。

(3)心理评估:根据新住院患者情况申请心理科医师会诊评估。

(4)疼痛评估:根据《VAS评分》实施疼痛评估,评分>7分患者给予处置,必要时请疼痛科医师会诊。

(5)康复评估:根据《住院患者康复筛查和评估表》在新住院患者住院后24小时内进行康复筛查和评估。任何一项结果为"是",则申请康复科医师会诊。

2. 术前准备

(1)术前评估:术前24小时内完成病情评估、必要的检查,做出术前小结、术前讨论。

(2)术前谈话:术者应在术前1天与患者及其家属谈话,告知手术方案、相关风险、用血计划、术后转归、置入材料、手术费用和患者及其家属权益,履行书面知情同意手续。告知高值耗材的使用及费用。

(3)通知手术室:准备手术间、手术药品、手术物品及特殊耗材。

(4)护士做心理护理、交代注意事项:防压疮、防跌倒等,进行术前宣教。

(5)手术部位标识:术者、一助或经治医师在术前1天应对手术部位做体表标识,急诊手术由接诊医师或会诊外科医师标记,标记过程应有责任护士、患者及其家属共同参与,记入手术安排表。

(6)术前1天麻醉医师访视:制订麻醉计划、完成评估、确定麻醉方式,记入《麻醉术前访视记录》,告知患者及其家属麻醉适应证、麻醉目的、风险、可能出现的情况及其处理原则、替代方案等,签署《麻醉知情同意书》并归入病历。

(七)药品选择及使用时机

1. 抗生素　按照《抗菌药物临床应用指导原则》(卫医发〔2015〕)和卫生部办公厅《关于抗菌药物临床应用管理有关问题的通知》(卫办医政发〔2015〕)执行,围术期使用第一代头孢、第二代头孢菌素或喹诺酮类。

2. 止血药物　术后存在出血风险者。

3. 抑酸、镇吐药物　术后禁食期间应用。

4. 营养支持及调节水、电解质平衡药物　术后禁食期间使用。

5. 镇痛药物　术后疼痛时应用。

6. 增强免疫药物　免疫力低下患者应用。

7. 其他药物　伴随疾病的治疗药物等。

(八)手术日为住院第4天

1. **手术安全核对**　患者入手术间后由手术医师、麻醉医师、巡回护士和患者本人共同核对患者身份、手术部位与标识、手术方式。手术医师、麻醉医师、巡回护士三方按《手术安全核对表》逐项核对,共同签名。

(1)手术方式:后腹腔镜肾盂输尿管成形术。

(2)麻醉方式:全身麻醉。

(3)手术置入物:输尿管内支架管(双J管)。

(4)术中用药:麻醉用药。

(5)输血及血液制品:视术中出血情况补充红细胞或血浆。

(6)术中病理:常规,一般无须冷冻快速病理。

2. 经治医师或手术医师　应即刻完成术后首次病程记录,观察术后患者病情变化。

(九)术后住院恢复2~5天

1. 必需的复查项目:血常规、血生化。

2. 必要时查血气分析、腹部超声。

3. 术后处理

(1)抗生素:抗生素选择第一代头孢、第二代头孢或喹诺酮类。

(2)术后康复:术后2天鼓励患者下床活动。术后2~3天拔除腹膜后引流管,术后1周拔除导尿管,术后4~6周门诊膀胱镜下拔除输尿管内双J管。

(3)术后镇痛:镇痛泵镇痛。

4. 术者在术后24小时内完成手术记录,特殊情况可由一助完成,术者签名确认并归入病历。

5. 上级医师在术后3天内至少查房1次,根据术中和术后情况修订术后治疗计划。

6. 麻醉医师术后3天内访视患者,如有特殊情况应详细记录,及时与手术医师或重症监护室医师沟通并迅速处理。

7. 术后护理

(1)按照护理等级进行日常护理,监测患者生命体征,观察引流管引流情况、切口敷料有无渗出。

(2)指导患者术后体位摆放及功能锻炼:半卧位休息,早日下床活动。

(3)指导患者正确使用腹带,掌握床上排便排尿(使用便器)的方法,防跌倒、防压疮护理等。

(十)出院标准

1. 生命体征平稳,无明显心肺、腹部不适。

2. 恢复正常饮食。

3. 切口愈合良好,引流管拔除,切口无感染征象(或可在门诊处理的切口情况)。

4. 常规检验指标无明显异常。

5. 无与本病相关的其他并发症或合并症。

(十一)变异及原因分析

1. 医疗原因导致的变异　如改变诊疗方案、转科治疗、操作失误、误诊等。

2. 患者原因导致的变异　如不同意治疗方案、个人原因要求出(转)院、院外服用手术禁忌药、月经期、对诊疗计划不满要求出路径、相关检查检验院外(门诊)已做等。

3. 并发症原因导致的变异　如感染、梗阻未缓解、漏尿、出血、血肿、愈合不良等。

4. 病情原因导致的变异　如基础疾病复杂、病情恶化、病情平稳好转、抢救、会诊等。

5. 辅诊科室原因导致的变异　如检查、检验、手术、病理等检查(不及时、结果错报、操作部位/方式错误、标本不合格)、报告(不及时、结果错报、标本不合格)等原因延长住院天数、增加费用等。

6. 管理原因导致的变异　如系统暂不支持,系统瘫痪,需要修订流程、制度等。

二、肾盂输尿管连接部狭窄行后腹腔镜肾盂输尿管成形术临床路径表单

适用对象	第一诊断为肾盂输尿管连接部狭窄（ICD-10：Q62.102/N13.001/N13.501）拟行后腹腔镜肾盂输尿管成形术（ICD-9-CM-3：55.8704）的患者	
患者基本信息	姓名：_____ 性别：____ 年龄：____ 门诊号：_____ 住院号：_____ 过敏史：_____ 住院日期：____年__月__日 出院日期：____年__月__日	住院天数：8～9 天

时间		住院第 1—3 天（术前评估及准备）	住院第 4 天（手术日）
主要诊疗工作	制度落实	□ 住院 2 小时内经治或值班医师完成接诊 □ 住院后 24 小时内主管医师完成检诊 □ 专科医师会诊（必要时） □ 经治医师查房（早、晚） □ 主诊医师查房 □ 完成术前准备 □ 组织术前讨论 □ 麻醉医师术前访视 □ 手术部位标识	□ 三级医师查房 □ 手术安全核查 □ 麻醉医师术后访视
	病情评估	□ 经治医师询问病史及体格检查 □ 完善术前常规检查及会诊 □ 心理评估 □ 营养评估 □ 疼痛评估 □ 康复评估	
	病历书写	□ 住院 8 小时内完成首次病程记录 □ 住院 24 小时内完成住院记录 □ 住院 48 小时内完成主管医师查房记录 □ 完成主诊医师查房记录 □ 完成术前讨论、术前小结	□ 术者或一助术后 24 小时内完成手术记录（术者签名） □ 术后即刻完成术后首次病程记录
	知情同意	□ 病情告知 □ 患者或其家属在住院记录单签名 □ 术前谈话，告知患者及其家属病情和围术期注意事项并签署麻醉知情同意书、输血知情同意书、手术知情同意书、授权委托书、自费用品协议书（必要时）、军人目录外耗材审批单（必要时）等	□ 告知患者及其家属手术过程概况及术后注意事项
	手术治疗	□ 预约手术	□ 告知患者及其家属手术过程概况及术后注意事项
	其他	□ 及时通知上级医师检诊 □ 经治医师检查整理病历资料 □ 检查住院押金使用情况	□ 麻醉诱导 □ 观察术中出血量、输液量、输血量等 □ 术后病情交接

（续　表）

重点医嘱	长期医嘱	护理类 医嘱	□ 按泌尿外科护理常规 □ 二级或三级护理	□ 泌尿外科术后护理常规 □ 一级护理
		处置类 医嘱		□ 持续心电、血压、呼吸、血氧饱和度监测 □ 留置导尿并计量 □ 留置切口引流并计量
		膳食类 医嘱	□ 普食 □ 糖尿病饮食 □ 低盐、低脂饮食 □ 低盐、低脂、糖尿病饮食 □ 术前1天禁食、禁水（22:00后）	□ 禁食、禁水
		药物类 医嘱	□ 自带药（必要时）	□ 抗生素：第一代头孢、第二代头孢或喹诺酮类 □ 术后止血：巴曲酶 □ 雾化吸入 □ 抑制胃酸、镇吐：奥美拉唑、托烷司琼等 □ 胃肠外营养：脂肪乳、氨基酸、葡萄糖、电解质、维生素等 □ 镇痛药物（必要时）
	临时医嘱	检查检验	□ 血常规 □ 尿常规 □ 粪常规 □ 凝血四项 □ 血清术前八项 □ 血型 □ 血生化 □ 胸部正位X线片 □ 心电图 □ 泌尿系超声 □ 肝胆胰脾超声 □ CT或MRU □ 逆行尿路造影 □ 静脉肾盂造影 □ 肺功能（必要时） □ 血气分析（必要时） □ 超声心动图（必要时）	□ 血常规 □ 血生化
		药物类 医嘱	□ 抗生素皮试 □ 肠道准备药物	□ 镇痛药物（必要时） □ 解热药物（>38℃时）
		手术医嘱	□ 常规准备明日在全身麻醉下行后腹腔镜肾盂输尿管成形术	
		处置医嘱	□ 备皮（>30cm²）	□ 吸氧 □ 输血（视病情） □ 补液（视病情）

主要护理工作	健康宣教	☐ 住院宣教(住院环境、规章制度) ☐ 进行护理安全指导 ☐ 按护理等级进行护理、活动范围指导 ☐ 进行饮食指导 ☐ 进行关于疾病知识的宣教 ☐ 检查、检验项目的目的和意义 ☐ 术前宣教	☐ 术后心理疏导 ☐ 告知患者护理风险 ☐ 进行压疮预防知识宣教 ☐ 指导术后康复训练 ☐ 指导术后注意事项
	护理处置	☐ 患者身份核对 ☐ 佩戴腕带 ☐ 建立住院病历,通知医师 ☐ 住院介绍:介绍责任护士,病区环境、设施、规章制度、基础护理服务项目 ☐ 询问病史,填写护理记录单首页 ☐ 观察病情 ☐ 测量基本生命体征 ☐ 抽血、留取标本 ☐ 心理与生活护理 ☐ 根据评估结果采取相应护理措施 ☐ 通知检查项目及检查注意事项 ☐ 术前患者准备(术前沐浴、更衣、备皮) ☐ 检查术前物品准备 ☐ 指导患者准备术后所需用品、贵重物品交由其家属保管 ☐ 指导患者进行肠道准备并检查准备效果 ☐ 告知入手术室前取下活动义齿 ☐ 备血、皮试	☐ 晨起测量生命体征并记录 ☐ 确认无上呼吸道感染症状,女患者确认无月经来潮 ☐ 与手术室护士交接病历、影像资料、术中带药等 ☐ 术前补液(必要时) ☐ 嘱患者入手术室前膀胱排空 ☐ 与手术室护士交接 ☐ 术后按一级护理要求完成基础护理项目 ☐ 术后心电监护、监测生命体征 ☐ 留取标本 ☐ 观察切口疼痛情况、检测镇痛泵运转情况 ☐ 观察静脉输液情况 ☐ 观察留置尿管引流情况 ☐ 妥善固定各类管道 ☐ 观察切口引流情况,记录引流量及性状 ☐ 观察切口敷料,有渗出时报告医师处理 ☐ 术后心理与生活护理
	护理评估	☐ 一般评估:生命体征、神志、皮肤、药物过敏史等 ☐ 专科评估:生活自理能力 ☐ 风险评估:评估有无跌倒、坠床、压疮风险 ☐ 心理评估 ☐ 营养评估 ☐ 疼痛评估 ☐ 康复评估	☐ 评估意识情况 ☐ 评估切口疼痛情况 ☐ 观察切口敷料有无渗出并报告医师 ☐ 风险评估:评估有无跌倒、坠床、压疮、导管滑脱、液体外渗的风险
	专科护理	☐ 指导患者掌握床上翻身方法 ☐ 指导患者掌握床上排便排尿(使用便器)方法	☐ 与手术室护士共同评估皮肤、切口敷料、输液及引流情况 ☐ 指导患者掌握床上翻身方法 ☐ 指导患者掌握床上排便排尿(使用便器)方法
	饮食指导	☐ 根据医嘱通知配餐员准备膳食 ☐ 协助进餐 ☐ 术前1天通知患者22:00后禁食、禁水	☐ 禁食、禁水,口干时协助湿润口唇 ☐ 排气后指导患者间断、少量饮用温开水

（续 表）

主要护理工作	活动体位	□ 根据护理等级指导活动	□ 根据手术及麻醉方式安置合适体位 □ 指导患者掌握床上翻身方法
	洗浴要求	□ 协助患者洗澡、更换病号服 □ 协助患者晨、晚间护理 □ 备皮后协助患者清洁备皮部位，更换病号服	□ 告知患者切口保护方法
病情变异记录		□ 无　　□ 有,原因： □ 患者　□ 并发症　□ 医疗 □ 病情　□ 辅诊　□ 管理	□ 无　　□ 有,原因： □ 患者　□ 并发症　□ 医疗 □ 病情　□ 辅诊　□ 管理

护士签名	白班	小夜班	大夜班	白班	小夜班	大夜班

医师签名						

	时间	住院第 5—7 天(术后 3 天)	住院第 8—9 天(恢复出院)
主要诊疗工作	制度落实	□ 手术医师查房 □ 主诊医师查房 □ 上级医师查房(主管医师查房每天 1 次) □ 经治医师每天早、晚查房 □ 专科医师会诊(必要时)	□ 上级医师查房(主管医师查房每天 1 次) □ 经治医师每天早、晚查房 □ 上级医师查房进行手术及切口评估,确定有无手术并发症和切口愈合不良情况,明确是否出院 □ 专科医师会诊(必要时)
	病情评估		□ 上级医师进行治疗效果、预后和出院评估 □ 出院宣教
	病历书写	□ 术后连续 3 天病程记录	□ 病情稳定患者每 3 天 1 个病程记录 □ 出院前 1 天有上级医师指示出院的病程记录 □ 出院后 24 小时内完成出院记录 □ 出院后 24 小时内完成病案首页 □ 完成出院介绍信 □ 出具诊断证明书
	知情同意		□ 告知患者及其家属出院后注意事项(指导出院后功能锻炼、复诊的时间及地点、发生紧急情况时处理等)
	手术治疗		
	其他	□ 观察引流量及引流液性状 □ 观察切口情况,是否存在渗出、红肿等情况 □ 观察体温、血压等生命体征 □ 复查血常规、生化 □ 指导患者下床	□ 观察切口情况,是否存在渗出、红肿等情况 □ 观察体温、血压等 □ 复查血常规、血生化(必要时) □ 追问病理结果 □ 通知出院 □ 出院带药 □ 嘱患者拆线换药、术后 1 周拔除导尿管,术后 4～6 周拔除双 J 管(根据出院时间决定) □ 门诊复查 □ 如有不适,随时复诊

（续　表）

重点医嘱	长期医嘱	护理类医嘱	□ 泌尿外科术后护理常规 □ 一级或二级护理	□ 泌尿外科术后护理常规 □ 二级或三级护理
		处置类医嘱	□ 停心电监护 □ 测血压 □ 留置尿管	□ 测血压
		膳食类医嘱	□ 流食 □ 半流食 □ 普食 □ 糖尿病饮食 □ 低盐、低脂饮食 □ 低盐、低脂、糖尿病饮食	□ 普食 □ 糖尿病饮食 □ 低盐、低脂饮食 □ 低盐、低脂、糖尿病饮食
		药物类医嘱	□ 抗生素：第一代头孢、第二代头孢或喹诺酮类 □ 术后止血：巴曲酶 □ 雾化吸入 □ 抑制胃酸、镇吐：奥美拉唑、托烷司琼等 □ 胃肠外营养：脂肪乳、氨基酸、葡萄糖、电解质、维生素等 □ 镇痛药物（必要时）	□ 抗生素（必要时）
	临时医嘱	检查检验	□ 复查血常规、血生化	□ 复查血常规、血生化（必要时）
		药物类医嘱	□ 镇痛药物（必要时） □ 控制血糖药物（必要时） □ 补液（必要时）	□ 镇痛药物（必要时） □ 控制血糖药物（必要时） □ 补液（必要时）
		手术医嘱		
		处置医嘱	□ 大换药 □ 拔除切口引流	□ 大换药 □ 拔除尿管 □ 出院
主要护理工作		健康宣教	□ 压疮预防知识宣教 □ 跌倒预防知识宣教 □ 告知患者护理风险	□ 压疮预防知识宣教 □ 跌倒预防知识宣教 □ 出院宣教（康复训练方法、用药指导、换药时间及注意事项、复查时间等）
		护理处置	□ 按护理等级完成基础护理项目 □ 监测生命体征 □ 观察切口疼痛情况、检测镇痛泵运转情况 □ 观察静脉输液情况 □ 妥善固定各类管道 □ 观察切口敷料，有渗出时报告医师处理 □ 留取标本 □ 观察切口引流情况，记录引流量及性状 □ 术后心理与生活护理 □ 整理床单位	□ 按护理等级完成基础护理项目 □ 监测生命体征 □ 观察切口敷料，有渗出时报告医师处理 □ 术后心理与生活护理 □ 协助患者办理出院手续 □ 整理床单位

主要护理工作	护理评估	□ 评估跌倒风险 □ 评估压疮风险	
	专科护理	□ 指导患者掌握床上翻身方法 □ 指导患者掌握床上排便排尿（使用便器）方法	□ 术后心理与生活护理
	饮食指导	□ 根据医嘱通知配餐员准备膳食 □ 协助进餐	□ 根据医嘱通知配餐员准备膳食
	活动体位	□ 指导患者掌握床上翻身方法 □ 根据护理等级指导活动	□ 根据护理等级指导活动
	洗浴要求	□ 协助患者晨、晚间护理 □ 告知患者切口保护方法	□ 协助患者晨、晚间护理 □ 告知患者切口保护方法
病情变异记录		□ 无　　□ 有,原因： □ 患者　□ 并发症　□ 医疗 □ 病情　□ 辅诊　□ 管理	□ 无　　□ 有,原因： □ 患者　□ 并发症　□ 医疗 □ 病情　□ 辅诊　□ 管理

护士签名	白班	小夜班	大夜班	白班	小夜班	大夜班
医师签名						

肾盂输尿管连接部狭窄行机器人辅助腹腔镜肾盂输尿管成形术临床路径

一、肾盂输尿管连接部狭窄行机器人辅助腹腔镜肾盂输尿管成形术路径标准住院流程

(一)适用对象

1. 第一诊断为肾盂输尿管连接部狭窄(ICD-10:Q62.102/N13.001/N13.501)。

2. 拟行机器人辅助腹腔镜肾盂输尿管成形术（ICD-9-CM-3:55.8704 伴 00.3504）的患者。

3. 排除连接部肿瘤可能。

(二)诊断依据

根据《吴阶平泌尿外科学》(山东科技出版社,2013 年)。

1. 病史　体格检查发现肾积水,伴有腰部酸胀不适。

2. 体格检查　无明显阳性体征。

3. 辅助检查　超声、逆行造影、CT 或 MRI 提示肾积水、肾盂输尿管连接部梗阻。

(三)选择治疗方案的依据

根据《吴阶平泌尿外科学》(山东科技出版社,2013 年)。

1. 无全身或局部的近期感染。

2. 无严重的合并症。

3. 术前生活质量及活动水平评估。

4. 适合行机器人辅助腹腔镜肾盂输尿管成形术。

(四)标准住院天数

8～9 天。

(五)纳入路径标准

1. 第一诊断必须符合(ICD-10:Q62.102/N13.001/N13.501)肾盂输尿管连接部狭窄。

2. 专科指征:超声、逆行造影、CT 或 MRI 提示肾积水、肾盂输尿管连接部梗阻。

3. 手术禁忌证:同时伴有高血压、糖尿病、心律失常等慢性病内科评估为手术禁忌证不适宜入径。

(六)术前准备(术前评估)1～3 天

1. 术前评估

(1)检查检验评估:①完成必需的检查检验项目,血常规、尿常规、粪常规、血生化、凝血功能、血型、术前血清八项、肝胆胰脾及泌尿系超声、胸部正位 X 线片、心电图、IVU、逆行肾盂造影或 MRU 等。②根据患者情况可选择的检查检验项目,超声心动图、血气分析、肺功能等。

③疾病发展预计的并发症评估。

（2）营养评估：根据《解放军总医院新住院患者营养风险筛查表（NRS－2002）》为新住院患者进行营养评估，评分≥3分患者给予处置，必要时申请营养科医师会诊。

（3）心理评估：根据新住院患者情况申请心理科医师会诊评估。

（4）疼痛评估：根据《VAS评分》实施疼痛评估，评分＞7分患者给予处置，必要时请疼痛科医师会诊。

（5）康复评估：根据《住院患者康复筛查和评估表》在新住院患者住院后24小时内进行康复筛查和评估。任何一项结果为"是"，则申请康复科医师会诊。

2. 术前准备

（1）术前评估：术前24小时内完成病情评估、必要的检查，做出术前小结、术前讨论。

（2）术前谈话：术者应在术前1天与患者及其家属谈话，告知手术方案、相关风险、用血计划、术后转归、置入材料、手术费用和患者及其家属权益，履行书面知情同意手续。告知高值耗材的使用及费用。

（3）通知手术室：准备手术间、手术药品、手术物品及特殊耗材。

（4）护士做心理护理、交代注意事项：防压疮、防跌倒等，进行术前宣教。

（5）手术部位标识：术者、一助或经治医师在术前1天应对手术部位做体表标识，急诊手术由接诊医师或会诊外科医师标记，标记过程应有责任护士、患者及其家属共同参与，记入手术安排表。

（6）术前1天麻醉医师访视：制订麻醉计划、完成评估、确定麻醉方式，记入《麻醉术前访视记录》，告知患者及其家属麻醉适应证、麻醉目的、风险、可能出现的情况及其处理原则、替代方案等，签署《麻醉知情同意书》并归入病历。

（七）药品选择及使用时机

1. 抗生素　按照《抗菌药物临床应用指导原则》（卫医发〔2015〕）和卫生部办公厅《关于抗菌药物临床应用管理有关问题的通知》（卫办医政发〔2015〕）执行，围术期使用第一代头孢、第二代头孢菌素或喹诺酮类。

2. 止血药物　术后存在出血风险者。

3. 抑酸、镇吐药物　术后禁食期间应用。

4. 营养支持及调节水、电解质平衡药物　术后禁食期间使用。

5. 镇痛药物　术后疼痛时应用。

6. 增强免疫药物　免疫力低下患者应用。

7. 其他药物　伴随疾病的治疗药物等。

（八）手术日为住院第4天

1. 手术安全核对　患者入手术间后由手术医师、麻醉医师、巡回护士和患者本人共同核对患者身份、手术部位与标识、手术方式。手术医师、麻醉医师、巡回护士三方按《手术安全核对表》逐项核对，共同签名。

（1）手术方式：机器人辅助腹腔镜肾盂输尿管成形术。

（2）麻醉方式：全身麻醉。

（3）手术置入物：输尿管内支架管（双J管）。

（4）术中用药：麻醉用药。

(5)输血及血液制品:视术中出血情况补充红细胞或血浆。

(6)术中病理:常规,一般无须冷冻快速病理。

2. 经治医师或手术医师　应即刻完成术后首次病程记录,观察术后患者病情变化。

(九)术后住院恢复 2～5 天

1. 必需的复查项目:血常规、血生化。

2. 必要时查血气分析、腹部超声。

3. 术后处理

(1)抗生素:抗生素选择第一代头孢、第二代头孢或喹诺酮类抗生素。

(2)术后康复:术后 2 天鼓励患者下床活动。术后 2～3 天拔除腹膜后引流管,术后 1 周拔除导尿管,术后 4～6 周门诊膀胱镜下拔除输尿管内双 J 管。

(3)术后镇痛:镇痛泵镇痛。

4. 术者在术后 24 小时内完成手术记录,特殊情况可由一助完成,术者签名确认并归入病历。

5. 上级医师在术后 3 天内至少查房 1 次,根据术中和术后情况修订术后治疗计划。

6. 麻醉医师术后 3 天内访视患者,如有特殊情况应详细记录,及时与手术医师或重症监护室医师沟通并迅速处理。

7. 术后护理

(1)按照护理等级进行日常护理,监测患者生命体征,观察引流管引流情况、切口敷料有无渗出。

(2)指导患者术后体位摆放及功能锻炼:半卧位休息,早日下床活动。

(3)指导患者正确使用腹带,掌握床上排便排尿(使用便器)的方法,防跌倒、防压疮护理等。

(十)出院标准

1. 生命体征平稳,无明显心肺、腹部不适。

2. 恢复正常饮食。

3. 切口愈合良好,引流管拔除,切口无感染征象(或可在门诊处理的切口情况)。

4. 常规检验指标无明显异常。

5. 无与本病相关的其他并发症或合并症。

(十一)变异及原因分析

1. 医疗原因导致的变异　如改变诊疗方案、转科治疗、操作失误、误诊等。

2. 患者原因导致的变异　如不同意治疗方案、个人原因要求出(转)院、院外服用手术禁忌药、月经期、对诊疗计划不满要求出路径、相关检查检验院外(门诊)已做等。

3. 并发症原因导致的变异　如感染、梗阻未缓解、漏尿、出血、血肿、愈合不良等。

4. 病情原因导致的变异　如基础疾病复杂、病情恶化、病情平稳好转、抢救、会诊等。

5. 辅诊科室原因导致的变异　如检查、检验、手术、病理等检查(不及时、结果错报、操作部位/方式错误、标本不合格)、报告(不及时、结果错报、标本不合格)等原因延长住院天数、增加费用等。

6. 管理原因导致的变异　如系统暂不支持,系统瘫痪,需要修订流程、制度等。

二、肾盂输尿管连接部狭窄行机器人辅助腹腔镜
肾盂输尿管成形术临床路径表单

适用对象	第一诊断为肾盂输尿管连接部狭窄（ICD-10：Q62.102/N13.001/N13.501） 拟行机器人辅助腹腔镜肾盂输尿管成形术（ICD-9-CM-3：55.8704 伴 00.3504）的患者	
患者基本信息	姓名：_____ 性别：___ 年龄：___ 门诊号：_____ 住院号：_____ 过敏史：_____ 住院日期：___年__月__日 出院日期：___年__月__日	住院天数：8～9 天

	时间	住院第 1—3 天（术前评估及准备）	住院第 4 天（手术日）
主要诊疗工作	制度落实	□ 住院 2 小时内经治或值班医师完成接诊 □ 住院后 24 小时内主管医师完成检诊 □ 专科医师会诊（必要时） □ 经治医师查房（早、晚） □ 主诊医师查房 □ 完成术前准备 □ 组织术前讨论 □ 麻醉医师术前访视 □ 手术部位标识	□ 三级医师查房 □ 手术安全核查 □ 麻醉医师术后访视
	病情评估	□ 经治医师询问病史及体格检查 □ 完善术前常规检查及会诊 □ 心理评估 □ 营养评估 □ 疼痛评估 □ 康复评估	
	病历书写	□ 住院 8 小时内完成首次病程记录 □ 住院 24 小时内完成住院记录 □ 住院 48 小时内完成主管医师查房记录 □ 完成主诊医师查房记录 □ 完成术前讨论、术前小结	□ 术者或一助术后 24 小时内完成手术记录（术者签名） □ 术后即刻完成术后首次病程记录
	知情同意	□ 病情告知 □ 患者或其家属在住院记录单签名 □ 术前谈话，告知患者及其家属病情和围术期注意事项并签署麻醉知情同意书、输血知情同意书、手术知情同意书、授权委托书、自费用品协议书（必要时）、军人目录外耗材审批单（必要时）等	□ 告知患者及其家属手术过程概况及术后注意事项
	手术治疗	□ 预约手术	□ 告知患者及其家属手术过程概况及术后注意事项
	其他	□ 及时通知上级医师检诊 □ 经治医师检查整理病历资料 □ 检查住院押金使用情况	□ 麻醉诱导 □ 观察术中出血量、输液量、输血量等 □ 术后病情交接

（续　表）

重点医嘱	长期医嘱	护理类医嘱	☐ 按泌尿外科护理常规 ☐ 二级或三级护理	☐ 泌尿外科术后护理常规 ☐ 一级护理
		处置类医嘱		☐ 持续心电、血压、呼吸、血氧饱和度监测 ☐ 留置导尿并计量 ☐ 留置切口引流并计量 ☐ 持续胃肠减压
		膳食类医嘱	☐ 普食 ☐ 糖尿病饮食 ☐ 低盐、低脂饮食 ☐ 低盐、低脂、糖尿病饮食 ☐ 术前1天禁食、禁水（22:00后）	☐ 禁食、禁水
		药物类医嘱	☐ 自带药（必要时）	☐ 抗生素:第一代头孢、第二代头孢或喹诺酮类 ☐ 术后止血:巴曲酶 ☐ 雾化吸入 ☐ 抑制胃酸、镇吐:奥美拉唑、托烷司琼等 ☐ 胃肠外营养:脂肪乳、氨基酸、葡萄糖、电解质、维生素等 ☐ 镇痛药物（必要时）
	临时医嘱	检查检验	☐ 血常规 ☐ 尿常规 ☐ 粪常规 ☐ 凝血四项 ☐ 血清术前八项 ☐ 血型 ☐ 血生化 ☐ 胸部正位X线片 ☐ 心电图 ☐ 泌尿系超声 ☐ 肝胆胰脾超声 ☐ CT或MRU ☐ 逆行尿路造影 ☐ 静脉肾盂造影 ☐ 肺功能（必要时） ☐ 血气分析（必要时） ☐ 超声心动图（必要时）	☐ 血常规 ☐ 血生化
		药物类医嘱	☐ 抗生素皮试 ☐ 肠道准备药物	☐ 镇痛药物（必要时） ☐ 解热药物（>38℃时）
		手术医嘱	☐ 常规准备明日在全麻下行机器人辅助腹腔镜肾盂输尿管成形术	
		处置医嘱	☐ 备皮（>30cm²） ☐ 术晨留置胃管	☐ 吸氧 ☐ 输血（视病情） ☐ 补液（视病情）

主要护理工作	健康宣教	□ 住院宣教(住院环境、规章制度) □ 进行护理安全指导 □ 进行等级护理、活动范围指导 □ 进行饮食指导 □ 进行关于疾病知识的宣教 □ 检查、检验项目的目的和意义 □ 术前宣教	□ 术后心理疏导 □ 告知患者护理风险 □ 进行压疮预防知识宣教 □ 指导术后康复训练 □ 指导术后注意事项
	护理处置	□ 患者身份核对 □ 佩戴腕带 □ 建立住院病历,通知医师 □ 住院介绍:介绍责任护士,病区环境、设施、规章制度、基础护理服务项目 □ 询问病史,填写护理记录单首页 □ 观察病情 □ 测量基本生命体征 □ 抽血、留取标本 □ 心理与生活护理 □ 根据评估结果采取相应护理措施 □ 通知检查项目及检查注意事项 □ 术前患者准备(术前沐浴、更衣、备皮) □ 检查术前物品准备 □ 指导患者准备术后所需用品、贵重物品交由其家属保管 □ 指导患者进行肠道准备并检查准备效果 □ 告知入手术室前取下活动义齿 □ 备血、皮试	□ 晨起测量生命体征并记录 □ 确认无上呼吸道感染症状,女患者确认无月经来潮 □ 与手术室护士交接病历、影像资料、术中带药等 □ 术前补液(必要时) □ 嘱患者入手术室前膀胱排空 □ 与手术室护士交接 □ 术后按一级护理要求完成基础护理项目 □ 术后心电监护、监测生命体征 □ 留取标本 □ 观察切口疼痛情况、检测镇痛泵运转情况 □ 观察静脉输液情况 □ 观察留置尿管、胃管引流情况 □ 妥善固定各类管道 □ 观察切口引流情况,记录引流量及性状 □ 观察切口敷料,有渗出时报告医师处理 □ 术后心理与生活护理
	护理评估	□ 一般评估:生命体征、神志、皮肤、药物过敏史等 □ 专科评估:生活自理能力 □ 风险评估:评估有无跌倒、坠床、压疮风险 □ 心理评估 □ 营养评估 □ 疼痛评估 □ 康复评估	□ 评估意识情况 □ 评估切口疼痛情况 □ 观察切口敷料有无渗出并报告医师 □ 风险评估:评估有无跌倒、坠床、压疮、导管滑脱、液体外渗的风险
	专科护理	□ 指导患者掌握床上翻身方法 □ 指导患者掌握床上排便排尿(使用便器)方法	□ 与手术室护士共同评估皮肤、切口敷料、输液及引流情况 □ 指导患者掌握床上翻身方法 □ 指导患者掌握床上排便排尿(使用便器)方法
	饮食指导	□ 根据医嘱通知配餐员准备膳食 □ 协助进餐 □ 术前1天通知患者22:00后禁食、禁水	□ 禁食、禁水,口干时协助湿润口唇 □ 排气后拔除胃管并指导患者间断、少量饮用温开水

（续　表）

主要护理工作	活动体位	☐ 根据护理等级指导活动	☐ 根据手术及麻醉方式安置合适体位 ☐ 指导患者掌握床上翻身方法
	洗浴要求	☐ 协助患者洗澡、更换病号服 ☐ 协助患者晨、晚间护理 ☐ 备皮后协助患者清洁备皮部位,更换病号服	☐ 告知患者切口保护方法
病情变异记录		☐ 无　　☐ 有,原因: ☐ 患者　☐ 并发症　☐ 医疗 ☐ 病情　☐ 辅诊　☐ 管理	☐ 无　　☐ 有,原因: ☐ 患者　☐ 并发症　☐ 医疗 ☐ 病情　☐ 辅诊　☐ 管理

护士签名	白班	小夜班	大夜班	白班	小夜班	大夜班

医师签名		

时间		住院第5—7天(术后3天)	住院第8—9天(恢复出院)
主要诊疗工作	制度落实	☐ 手术医师查房 ☐ 主诊医师查房 ☐ 上级医师查房(主管医师查房每天1次) ☐ 经治医师每天早、晚查房 ☐ 专科医师会诊(必要时)	☐ 上级医师查房(主管医师查房每天1次) ☐ 经治医师每天早、晚查房 ☐ 上级医师查房进行手术及切口评估,确定有无手术并发症和切口愈合不良情况,明确是否出院 ☐ 专科医师会诊(必要时)
	病情评估		☐ 上级医师进行治疗效果、预后和出院评估 ☐ 出院宣教
	病历书写	☐ 术后连续3天病程记录	☐ 病情稳定患者每3天1个病程记录 ☐ 出院前1天有上级医师指示出院的病程记录 ☐ 出院后24小时内完成出院记录 ☐ 出院后24小时内完成病案首页 ☐ 完成出院介绍信 ☐ 出具诊断证明书
	知情同意		☐ 告知患者及其家属出院后注意事项(指导出院后功能锻炼、复诊的时间及地点、发生紧急情况时处理等)
	手术治疗		
	其他	☐ 观察引流量及引流液性状 ☐ 观察切口情况,是否存在渗出、红肿等情况 ☐ 观察体温、血压等生命体征 ☐ 复查血常规、生化 ☐ 指导患者下床	☐ 观察切口情况,是否存在渗出、红肿等情况 ☐ 观察体温、血压等 ☐ 复查血常规、血生化(必要时) ☐ 追问病理结果 ☐ 通知出院 ☐ 出院带药 ☐ 嘱患者拆线换药、术后1周拔除导尿管,术后4~6周拔除双J管(根据出院时间决定) ☐ 门诊复查 ☐ 如有不适,随时复诊

重点医嘱	长期医嘱	护理类医嘱	□ 泌尿外科术后护理常规 □ 一级或二级护理	□ 泌尿外科术后护理常规 □ 二级或三级护理
		处置类医嘱	□ 停心电监护 □ 测血压 □ 留置尿管	□ 测血压
		膳食类医嘱	□ 流食 □ 半流食 □ 普食 □ 糖尿病饮食 □ 低盐、低脂饮食 □ 低盐、低脂、糖尿病饮食	□ 普食 □ 糖尿病饮食 □ 低盐、低脂饮食 □ 低盐、低脂、糖尿病饮食
		药物类医嘱	□ 抗生素：第一代头孢、第二代头孢或喹诺酮类 □ 术后止血：巴曲酶 □ 雾化吸入 □ 抑制胃酸、镇吐：奥美拉唑、托烷司琼等 □ 胃肠外营养：脂肪乳、氨基酸、葡萄糖、电解质、维生素等 □ 镇痛药物（必要时）	□ 抗生素（必要时）
	临时医嘱	检查检验	□ 复查血常规、血生化	□ 复查血常规、血生化（必要时）
		药物类医嘱	□ 镇痛药物（必要时） □ 控制血糖药物（必要时） □ 补液（必要时）	□ 镇痛药物（必要时） □ 控制血糖药物（必要时） □ 补液（必要时）
		手术医嘱		
		处置医嘱	□ 大换药 □ 拔除切口引流 □ 拔除胃管	□ 大换药 □ 拔除尿管 □ 出院
主要护理工作		健康宣教	□ 压疮预防知识宣教 □ 跌倒预防知识宣教 □ 告知患者护理风险	□ 压疮预防知识宣教 □ 跌倒预防知识宣教 □ 出院宣教（康复训练方法、用药指导、换药时间及注意事项、复查时间等）
		护理处置	□ 按护理等级完成基础护理项目 □ 监测生命体征 □ 观察切口疼痛情况、检测镇痛泵运转情况 □ 观察静脉输液情况 □ 妥善固定各类管道 □ 观察切口敷料，有渗出时报告医师处理 □ 留取标本 □ 观察切口引流情况，记录引流量及性状 □ 术后心理护理与生活护理 □ 整理床单位	□ 按护理等级完成基础护理项目 □ 监测生命体征 □ 观察切口敷料，有渗出时报告医师处理 □ 术后心理与生活护理 □ 协助患者办理出院手续 □ 整理床单位

主要护理工作	护理评估	□ 评估跌倒风险 □ 评估压疮风险	
	专科护理	□ 指导患者掌握床上翻身方法 □ 指导患者掌握床上排便排尿(使用便器)方法	□ 术后心理护理与生活护理
	饮食指导	□ 根据医嘱通知配餐员准备膳食 □ 协助进餐	□ 根据医嘱通知配餐员准备膳食
	活动体位	□ 指导患者掌握床上翻身方法 □ 根据护理等级指导活动	□ 根据护理等级指导活动
	洗浴要求	□ 协助患者晨、晚间护理 □ 告知患者切口保护方法	□ 协助患者晨、晚间护理 □ 告知患者切口保护方法
病情变异记录		□ 无　　□ 有,原因: □ 患者　□ 并发症　□ 医疗 □ 病情　□ 辅诊　□ 管理	□ 无　　□ 有,原因: □ 患者　□ 并发症　□ 医疗 □ 病情　□ 辅诊　□ 管理

护士签名	白班	小夜班	大夜班	白班	小夜班	大夜班

医师签名		

输尿管末端狭窄行腹腔镜输尿管膀胱再植术临床路径

一、输尿管末端狭窄行腹腔镜输尿管膀胱再植术路径标准住院流程

(一)适用对象

1. 第一诊断为输尿管末端狭窄(ICD-10:N13.502/Q62.101)。

2. 拟行腹腔镜输尿管膀胱再植术(ICD-9-CM-3:56.8908)的患者。

3. 排除输尿管末端肿瘤。

(二)诊断依据

根据《坎贝尔——沃尔什泌尿外科学》(郭应禄,周立群,主译·北京:北京大学医学出版社)。

1. 病史　体格检查发现肾盂积水、输尿管扩张。

2. 体格检查　无明显阳性体征。

3. 辅助检查　超声、静脉肾盂造影、CT 或 MRI 提示输尿管末端狭窄、肾盂积水。

(三)选择治疗方案的依据

根据《坎贝尔——沃尔什泌尿外科学》(郭应禄,周立群,主译·北京:北京大学医学出版社)。

1. 无全身或局部的近期感染。

2. 无严重的合并症。

3. 术前生活质量及活动水平评估。

4. 适合腹腔镜输尿管膀胱再植术。

(四)标准住院天数

8～9 天。

(五)纳入路径标准

1. 第一诊断必须符合输尿管末端狭窄(ICD-10:N13.502/Q62.101),拟行腹腔镜输尿管膀胱再植术(ICD-9-CM-3:56.8908)。

2. 专科指征:超声、静脉肾盂造影、CT 或 MRI 提示输尿管末端狭窄。

3. 手术禁忌证:同时伴有高血压、糖尿病、心律失常等慢性病内科评估为手术禁忌证不适宜入径。

(六)术前准备(术前评估)1～3 天

1. 术前评估

(1)检查检验评估:①完成必需的检查检验项目,血常规、尿常规、粪常规、血生化、凝血功

能、血型、术前血清八项、肝胆胰脾及泌尿系超声、胸部正位 X 线片、心电图、静脉肾盂造影、肾图、盆腔增强 CT 或 MRI 等。②根据患者情况可选择的检查检验项目,超声心动图、血气分析、肺功能等。③疾病发展预计的并发症评估。

(2)营养评估:根据《解放军总医院新住院患者营养风险筛查表(NRS—2002)》为新住院患者进行营养评估,评分≥3 分患者给予处置,必要时申请营养科医师会诊。

(3)心理评估:根据新住院患者情况申请心理科医师会诊评估。

(4)疼痛评估:根据《VAS 评分》实施疼痛评估,评分>7 分患者给予处置,必要时请疼痛科医师会诊。

(5)康复评估:根据《住院患者康复筛查和评估表》在新住院患者住院后 24 小时内进行康复筛查和评估。任何一项结果为"是",则申请康复科医师会诊。

2. 术前准备

(1)术前评估:术前 24 小时内完成病情评估、必要的检查,做出术前小结、术前讨论。

(2)术前谈话:术者应在术前 1 天与患者及其家属谈话,告知手术方案、相关风险、用血计划、术后转归、置入材料、手术费用和患者及其家属权益,履行书面知情同意手续。告知高值耗材的使用及费用。

(3)通知手术室:准备手术间、手术药品、手术物品及特殊耗材。

(4)护士做心理护理、交代注意事项:防压疮、防跌倒等,进行术前宣教。

(5)手术部位标识:术者、一助或经治医师在术前 1 天应对手术部位做体表标识,急诊手术由接诊医师或会诊外科医师标记,标记过程应有责任护士、患者及其家属共同参与,记入手术安排表。

(6)术前 1 天麻醉医师访视:制订麻醉计划、完成评估、确定麻醉方式,记入《麻醉术前访视记录》,告知患者及其家属麻醉适应证、麻醉目的、风险、可能出现的情况及其处理原则、替代方案等,签署《麻醉知情同意书》并归入病历。

(七)药品选择及使用时机

1. 抗生素　按照《抗菌药物临床应用指导原则》(卫医发〔2015〕)和卫生部办公厅《关于抗菌药物临床应用管理有关问题的通知》(卫办医政发〔2015〕)执行,围术期使用第一代头孢、第二代头孢菌素或喹诺酮类。

2. 止血药物　术后存在出血风险者。

3. 抑酸、镇吐药物　术后禁食期间应用。

4. 营养支持及调节水、电解质平衡药物　术后禁食期间使用。

5. 镇痛药物　术后疼痛时应用。

6. 增强免疫药物　免疫力低下患者应用。

7. 其他药物　伴随疾病的治疗药物等。

(八)手术日为住院第 4 天

1. 手术安全核对　患者入手术间后由手术医师、麻醉医师、巡回护士和患者本人共同核对患者身份、手术部位与标识、手术方式。手术医师、麻醉医师、巡回护士三方按《手术安全核对表》逐项核对,共同签名。

(1)手术方式:腹腔镜输尿管膀胱再植术。

(2)麻醉方式:全身麻醉。

(3)手术置入物:输尿管内支架管(双 J 管)。

(4)术中用药:麻醉用药。

(5)输血及血液制品:视术中出血情况补充红细胞或血浆。

(6)术中病理:常规,一般无须冷冻快速病理。

2. 经治医师或手术医师　应即刻完成术后首次病程记录,观察术后患者病情变化。

(九)术后住院恢复 2~5 天

1. 必需的复查项目:血常规、血生化。

2. 必要时查血气分析、腹部超声。

3. 术后处理

(1)抗生素:抗生素选择第一代头孢、第二代头孢或喹诺酮类。

(2)术后康复:排气后拔除胃管、术后 2~3 天拔除引流管,术后 2 天鼓励患者下床活动,术后 1 周拔除尿管。

(3)术后镇痛:镇痛泵镇痛。

4. 术者在术后 24 小时内完成手术记录,特殊情况可由一助完成,术者签名确认并归入病历。

5. 上级医师在术后 3 天内至少查房 1 次,根据术中和术后情况修订术后治疗计划。

6. 麻醉医师术后 3 天内访视患者,如有特殊情况应详细记录,及时与手术医师或重症监护室医师沟通并迅速处理。

7. 术后护理

(1)按照护理等级进行日常护理,监测患者生命体征,观察引流管引流情况、切口敷料有无渗出。

(2)指导患者术后体位摆放及功能锻炼:半卧位休息,早日下床活动。

(3)指导患者正确使用腹带,掌握床上排便排尿(使用便器)的方法,防跌倒、防压疮护理等。

(十)出院标准

1. 生命体征平稳,无明显心肺、腹部不适。

2. 恢复正常饮食。

3. 切口愈合良好,引流管拔除,切口无感染征象(或可在门诊处理的切口情况)。

4. 常规检验指标无明显异常。

5. 无与本病相关的其他并发症或合并症。

(十一)变异及原因分析

1. 医疗原因导致的变异　如改变诊疗方案、转科治疗、操作失误、误诊等。

2. 患者原因导致的变异　如不同意治疗方案、个人原因要求出(转)院、院外服用手术禁忌药、月经期、对诊疗计划不满要求出路径、相关检查检验院外(门诊)已做等。

3. 并发症原因导致的变异　如感染、瘘、出血、血肿、愈合不良、梗阻等。

4. 病情原因导致的变异　如基础疾病复杂、病情恶化、病情平稳好转、抢救、会诊等。

5. 辅诊科室原因导致的变异　如检查、检验、手术、病理等检查(不及时、结果错报、操作部位/方式错误、标本不合格)、报告(不及时、结果错报、标本不合格)等原因延长住院天数、增加费用等。

6. 管理原因导致的变异　如系统暂不支持,系统瘫痪,需要修订流程、制度等。

二、输尿管末端狭窄行腹腔镜输尿管膀胱再植术临床路径表单

适用对象	第一诊断为输尿管末端狭窄（ICD-10：N13.502/Q62.101） 拟行腹腔镜输尿管膀胱再植术（ICD-9-CM-3：56.8908）的患者	
患者基本信息	姓名：_____ 性别：____ 年龄：____ 门诊号：_____ 住院号：_____ 过敏史：_____ 住院日期：____年__月__日 出院日期：____年__月__日	住院天数：8～9 天

	时间	住院第 1－3 天（术前评估及准备）	住院第 4 天（手术日）
主要诊疗工作	制度落实	□ 住院 2 小时内经治或值班医师完成接诊 □ 住院后 24 小时内主管医师完成检诊 □ 专科医师会诊（必要时） □ 经治医师查房（早、晚） □ 主诊医师查房 □ 完成术前准备 □ 组织术前讨论 □ 麻醉医师术前访视 □ 手术部位标识	□ 三级医师查房 □ 手术安全核查 □ 麻醉医师术后访视
	病情评估	□ 经治医师询问病史及体格检查 □ 完善术前常规检查及会诊 □ 心理评估 □ 营养评估 □ 疼痛评估 □ 康复评估	
	病历书写	□ 住院 8 小时内完成首次病程记录 □ 住院 24 小时内完成住院记录 □ 住院 48 小时内完成主管医师查房记录 □ 完成主诊医师查房记录 □ 完成术前讨论、术前小结	□ 术者或一助术后 24 小时内完成手术记录（术者签名） □ 术后即刻完成术后首次病程记录
	知情同意	□ 病情告知 □ 患者或其家属在住院记录单签名 □ 术前谈话，告知患者及其家属病情和围术期注意事项并签署麻醉知情同意书、输血知情同意书、手术知情同意书、授权委托书、自费用品协议书（必要时）、军人目录外耗材审批单（必要时）等	□ 告知患者及其家属手术过程概况及术后注意事项
	手术治疗	□ 预约手术	□ 告知患者及其家属手术过程概况及术后注意事项
	其他	□ 及时通知上级医师检诊 □ 经治医师检查整理病历资料 □ 检查住院押金使用情况	□ 麻醉诱导 □ 观察术中出血量、输液量、输血量等 □ 术后病情交接

长期医嘱	护理类医嘱	☐ 按泌尿外科护理常规 ☐ 二级或三级护理	☐ 泌尿外科术后护理常规 ☐ 一级护理	
	处置类医嘱		☐ 持续心电、血压、呼吸、血氧饱和度监测 ☐ 留置导尿并计量 ☐ 留置切口引流并计量 ☐ 持续低流量吸氧 ☐ 持续胃肠减压	
	膳食类医嘱	☐ 普食 ☐ 糖尿病饮食 ☐ 低盐、低脂饮食 ☐ 低盐、低脂、糖尿病饮食 ☐ 术前 1 天禁食、禁水（22:00 生）	☐ 禁食、禁水	
	药物类医嘱	☐ 自带药（必要时）	☐ 抗生素:第一代头孢、第二代头孢或喹诺酮类 ☐ 术后止血:巴曲酶 ☐ 雾化吸入 ☐ 抑制胃酸、镇吐:奥美拉唑、托烷司琼等 ☐ 胃肠外营养:脂肪乳、氨基酸、葡萄糖、电解质、维生素等 ☐ 镇痛药物（必要时）	
重点医嘱	临时医嘱	检查检验	☐ 血常规 ☐ 尿常规 ☐ 粪常规 ☐ 凝血四项 ☐ 血清术前八项 ☐ 血型 ☐ 血生化 ☐ 胸部正位 X 线片 ☐ 心电图 ☐ 泌尿系超声 ☐ 肝胆胰脾超声 ☐ 盆腔 CT 或 MRI ☐ 静脉肾盂造影 ☐ 肾图 ☐ 肺功能（必要时） ☐ 血气分析（必要时） ☐ 超声心动图（必要时）	☐ 血常规 ☐ 血生化
		药物类医嘱	☐ 抗生素皮试 ☐ 肠道准备药物	☐ 镇痛药物（必要时） ☐ 解热药物（>38℃时）
		手术医嘱	☐ 常规准备明日在全身麻醉下行腹腔镜输尿管膀胱再植术	
		处置医嘱	☐ 备皮（>30cm²） ☐ 备血 ☐ 静脉抽血 ☐ 术晨留置胃管	☐ 吸氧 ☐ 输血（视病情） ☐ 补液（视病情）

（续　表）

主要护理工作	健康宣教	□ 住院宣教（住院环境、规章制度） □ 进行护理安全指导 □ 进行等级护理、活动范围指导 □ 进行饮食指导 □ 进行关于疾病知识的宣教 □ 检查、检验项目的目的和意义 □ 术前宣教	□ 术后心理疏导 □ 告知患者护理风险 □ 进行压疮预防知识宣教 □ 指导术后康复训练 □ 指导术后注意事项
	护理处置	□ 患者身份核对 □ 佩戴腕带 □ 建立住院病历，通知医师 □ 住院介绍：介绍责任护士，病区环境、设施、规章制度、基础护理服务项目 □ 询问病史，填写护理记录单首页 □ 观察病情 □ 测量基本生命体征 □ 抽血、留取标本 □ 心理与生活护理 □ 根据评估结果采取相应护理措施 □ 通知检查项目及检查注意事项 □ 术前患者准备（术前沐浴、更衣、备皮） □ 检查术前物品准备 □ 指导患者准备术后所需用品、贵重物品交由其家属保管 □ 指导患者进行肠道准备并检查准备效果 □ 告知入手术室前取下活动义齿 □ 备血、皮试	□ 晨起测量生命体征并记录 □ 确认无上呼吸道感染症状，女患者确认无月经来潮 □ 与手术室护士交接病历、影像资料、术中带药等 □ 术前补液（必要时） □ 嘱患者入手术室前膀胱排空 □ 与手术室护士交接 □ 术后按一级护理要求完成基础护理项目 □ 术后心电监护、监测生命体征 □ 留取标本 □ 观察切口疼痛情况、检测镇痛泵运转情况 □ 观察静脉输液情况 □ 观察留置尿管、胃管引流情况 □ 妥善固定各类管道 □ 观察切口引流情况，记录引流量及性状 □ 观察切口敷料，有渗出时报告医师处理 □ 术后心理与生活护理
	护理评估	□ 一般评估：生命体征、神志、皮肤、药物过敏史等 □ 专科评估：生活自理能力 □ 风险评估：评估有无跌倒、坠床、压疮风险 □ 心理评估 □ 营养评估 □ 疼痛评估 □ 康复评估	□ 评估意识情况 □ 评估切口疼痛情况 □ 观察切口敷料有无渗出并报告医师 □ 风险评估：评估有无跌倒、坠床、压疮、导管滑脱、液体外渗的风险
	专科护理	□ 指导患者掌握床上翻身方法 □ 指导患者掌握床上排便排尿（使用便器）方法	□ 与手术室护士共同评估皮肤、切口敷料、输液及引流情况 □ 指导患者掌握床上翻身方法 □ 指导患者掌握床上排便排尿（使用便器）方法

（续　表）

主要护理工作	饮食指导	□ 根据医嘱通知配餐员准备膳食 □ 协助进餐 □ 术前1天通知患者22:00后禁食、禁水	□ 禁食、禁水,口干时协助湿润口唇 □ 排气后拔除胃管并指导患者间断、少量饮用温开水
	活动体位	□ 根据护理等级指导活动	□ 根据手术及麻醉方式安置合适体位 □ 指导患者掌握床上翻身方法
	洗浴要求	□ 协助患者洗澡、更换病号服 □ 协助患者晨、晚间护理 □ 备皮后协助患者清洁备皮部位,更换病号服	□ 告知患者切口保护方法
病情变异记录		□ 无　　□ 有,原因: □ 患者　□ 并发症　□ 医疗 □ 病情　□ 辅诊　□ 管理	□ 无　　□ 有,原因: □ 患者　□ 并发症　□ 医疗 □ 病情　□ 辅诊　□ 管理

护士签名	白班	小夜班	大夜班	白班	小夜班	大夜班

医师签名		

时间	住院第5—7天(术后3天)	住院第8—9天(恢复出院)
主要诊疗工作 制度落实	□ 手术医师查房 □ 主诊医师查房 □ 上级医师查房(主管医师查房每天1次) □ 经治医师每天早、晚查房 □ 专科医师会诊(必要时)	□ 上级医师查房(主管医师查房每天1次) □ 经治医师每天早、晚查房 □ 上级医师查房进行手术及切口评估,确定有无手术并发症和切口愈合不良情况,明确是否出院 □ 专科医师会诊(必要时)
病情评估		□ 上级医师进行治疗效果、预后和出院评估 □ 出院宣教
病历书写	□ 术后连续3天病程记录 □ 病情稳定患者每3天1个病程记录 □ 主管医师每周查房记录 □ 主诊医师每周查房记录	□ 病情稳定患者每3天1个病程记录 □ 出院前1天有上级医师指示出院的病程记录 □ 出院后24小时内完成出院记录 □ 出院后24小时内完成病案首页 □ 完成出院介绍信 □ 出具诊断证明书
知情同意		□ 告知患者及其家属出院后注意事项(指导出院后功能锻炼、复诊的时间及地点、发生紧急情况时处理等)
手术治疗		

(续 表)

主要诊疗工作	其他	□ 观察引流量及引流液性状 □ 观察切口情况,是否存在渗出、红肿等情况 □ 观察体温、血压等生命体征 □ 复查血常规、生化 □ 指导患者下床		□ 观察切口情况,是否存在渗出、红肿等情况 □ 观察体温、血压等 □ 复查血常规、血生化(必要时) □ 追问病理结果 □ 通知出院 □ 出院带药 □ 嘱患者拆线换药、术后1周拔除尿管、术后1～2个月拔除双J管(根据出院时间决定) □ 门诊复查 □ 如有不适,随时复诊
重点医嘱	长期医嘱	护理类医嘱	□ 泌尿外科术后护理常规 □ 一级或二级护理	□ 泌尿外科术后护理常规 □ 二级或三级护理
		处置类医嘱	□ 停心电监护 □ 测血压 □ 留置尿管	□ 测血压 □ 留置尿管
		膳食类医嘱	□ 流食 □ 半流食 □ 普食 □ 糖尿病饮食 □ 低盐、低脂饮食 □ 低盐、低脂、糖尿病饮食	□ 普食 □ 糖尿病饮食 □ 低盐、低脂饮食 □ 低盐、低脂、糖尿病饮食
		药物类医嘱	□ 抗生素:第一代头孢、第二代头孢或喹诺酮类 □ 术后止血:巴曲酶 □ 雾化吸入 □ 抑制胃酸、镇吐:奥美拉唑、托烷司琼等 □ 胃肠外营养:脂肪乳、氨基酸、葡萄糖、电解质、维生素等 □ 镇痛药物(必要时)	□ 抗生素(必要时)
	临时医嘱	检查检验	□ 复查血常规、血生化	□ 复查血常规、血生化(必要时)
		药物类医嘱	□ 镇痛药物(必要时) □ 控制血糖药物(必要时) □ 补液(必要时)	□ 镇痛药物(必要时) □ 控制血糖药物(必要时) □ 补液(必要时)
		手术医嘱		
		处置医嘱	□ 大换药 □ 拔除切口引流 □ 拔除胃管	□ 大换药 □ 出院

（续　表）

主要护理工作	健康宣教	□ 压疮预防知识宣教 □ 跌倒预防知识宣教 □ 告知患者护理风险	□ 压疮预防知识宣教 □ 跌倒预防知识宣教 □ 出院宣教（康复训练方法、用药指导、换药时间及注意事项、复查时间等）
	护理处置	□ 按护理等级完成基础护理项目 □ 监测生命体征 □ 观察切口疼痛情况、检测镇痛泵运转情况 □ 观察静脉输液情况 □ 妥善固定各类管道 □ 观察切口敷料，有渗出时报告医师处理 □ 留取标本 □ 观察切口引流情况，记录引流量及性状 □ 术后心理与生活护理 □ 整理床单位	□ 按护理等级完成基础护理项目 □ 监测生命体征 □ 观察切口敷料，有渗出时报告医师处理 □ 术后心理与生活护理 □ 协助患者办理出院手续 □ 整理床单位
	护理评估	□ 评估跌倒风险 □ 评估压疮风险	
	专科护理	□ 指导患者掌握床上翻身方法 □ 指导患者掌握床上排便排尿（使用便器）方法	□ 术后心理与生活护理
	饮食指导	□ 根据医嘱通知配餐员准备膳食 □ 协助进餐	□ 根据医嘱通知配餐员准备膳食
	活动体位	□ 指导患者掌握床上翻身方法 □ 根据护理等级指导活动	□ 根据护理等级指导活动
	洗浴要求	□ 协助患者晨、晚间护理 □ 告知患者切口保护方法	□ 协助患者晨、晚间护理 □ 告知患者切口保护方法
病情变异记录		□ 无　　□ 有，原因： □ 患者　□ 并发症　□ 医疗 □ 病情　□ 辅诊　□ 管理	□ 无　　□ 有，原因： □ 患者　□ 并发症　□ 医疗 □ 病情　□ 辅诊　□ 管理

护士签名	白班	小夜班	大夜班	白班	小夜班	大夜班
医师签名						

输尿管末端狭窄行机器人辅助腹腔镜
输尿管膀胱再植术临床路径

一、输尿管末端狭窄行机器人辅助腹腔镜输尿管膀胱再植术路径标准住院流程

(一)适用对象

1. 第一诊断为输尿管末端狭窄(ICD-10:N13.502/Q62.101)。

2. 拟行机器人辅助腹腔镜输尿管膀胱再植术(ICD-9-CM-3:56.8908伴00.3504)的患者。

3. 排除输尿管末端肿瘤。

(二)诊断依据

根据《坎贝尔——沃尔什泌尿外科学》(郭应禄,周立群,主译.北京:北京大学医学出版社)。

1. 病史　体格检查发现肾盂积水、输尿管扩张。

2. 体格检查　无明显阳性体征。

3. 辅助检查　超声、静脉肾盂造影、CT 或 MRI 提示输尿管末端狭窄、肾盂积水。

(三)选择治疗方案的依据

根据《坎贝尔——沃尔什泌尿外科学》(郭应禄,周立群,主译.北京,北京大学医学出版社)

1. 无全身或局部的近期感染。

2. 无严重的并发症。

3. 术前生活质量及活动水平评估。

4. 适合机器人辅助腹腔镜输尿管膀胱再植术。

(四)标准住院天数

8~9 天。

(五)纳入路径标准

1. 第一诊断必须符合输尿管末端狭窄(ICD-10:N13.502/Q62.101),拟行机器人辅助腹腔镜输尿管膀胱再植术(ICD-9-CM-3:56.8908伴00.3504)。

2. 专科指征:超声、静脉肾盂造影、CT 或 MRI 提示输尿管末端狭窄。

3. 手术禁忌证:同时伴有高血压、糖尿病、心律失常等慢性病内科评估为手术禁忌证不适宜入径。

(六)术前准备(术前评估)1~3 天

1. 术前评估

(1)检查检验评估:①完成必需的检查检验项目,血常规、尿常规、粪常规、血生化、凝血功能、血型、术前血清八项、肝胆胰脾及泌尿系超声、胸部正位 X 线片、心电图、静脉肾盂造影、肾

图、盆腔增强 CT 或 MRI 等。②根据患者情况可选择的检查检验项目,超声心动图、血气分析、肺功能等。③疾病发展预计的并发症评估。

(2)营养评估:根据《解放军总医院新住院患者营养风险筛查表(NRS－2002)》为新住院患者进行营养评估,评分≥3 分患者给予处置,必要时申请营养科医师会诊。

(3)心理评估:根据新住院患者情况申请心理科医师会诊评估。

(4)疼痛评估:根据《VAS 评分》实施疼痛评估,评分＞7 分患者给予处置,必要时请疼痛科医师会诊。

(5)康复评估:根据《住院患者康复筛查和评估表》在新住院患者住院后 24 小时内进行康复筛查和评估。任何一项结果为"是",则申请康复科医师会诊。

2. 术前准备

(1)术前评估:术前 24 小时内完成病情评估、必要的检查,做出术前小结、术前讨论。

(2)术前谈话:术者应在术前 1 天与患者及其家属谈话,告知手术方案、相关风险、用血计划、术后转归、置入材料、手术费用和患者及其家属权益,履行书面知情同意手续。告知高值耗材的使用及费用。

(3)通知手术室:准备手术间、手术药品、手术物品及特殊耗材。

(4)护士做心理护理、交代注意事项:防压疮、防跌倒等,进行术前宣教。

(5)手术部位标识:术者、一助或经治医师在术前 1 天应对手术部位做体表标识,急诊手术由接诊医师或会诊外科医师标记,标记过程应有责任护士、患者及其家属共同参与,记入手术安排表。

(6)术前 1 天麻醉医师访视:制订麻醉计划、完成评估、确定麻醉方式,记入《麻醉术前访视记录》,告知患者及其家属麻醉适应证、麻醉目的、风险、可能出现的情况及其处理原则、替代方案等,签署《麻醉知情同意书》并归入病历。

(七)药品选择及使用时机

1. **抗生素** 按照《抗菌药物临床应用指导原则》(卫医发〔2015〕)和卫生部办公厅《关于抗菌药物临床应用管理有关问题的通知》(卫办医政发〔2015〕)执行,围术期使用第一代头孢、第二代头孢菌素或喹诺酮类。

2. **止血药物** 术后存在出血风险者。

3. **抑酸、镇吐药物** 术后禁食期间应用。

4. **营养支持及调节水、电解质平衡药物** 术后禁食期间使用。

5. **镇痛药物** 术后疼痛时应用。

6. **增强免疫药物** 免疫力低下患者应用。

7. **其他药物** 伴随疾病的治疗药物等。

(八)手术日为住院第 4 天

1. **手术安全核对** 患者入手术间后由手术医师、麻醉医师、巡回护士和患者本人共同核对患者身份、手术部位与标识、手术方式。手术医师、麻醉医师、巡回护士三方按《手术安全核对表》逐项核对,共同签名。

(1)手术方式:机器人辅助腹腔镜输尿管膀胱再植术。

(2)麻醉方式:全身麻醉。

(3)手术置入物:输尿管内支架管(双 J 管)。

(4)术中用药:麻醉用药。

(5)输血及血液制品:视术中出血情况补充红细胞或血浆。

(6)术中病理:常规,一般无须冷冻快速病理。

2. 经治医师或手术医师　应即刻完成术后首次病程记录,观察术后患者病情变化。

(九)术后住院恢复2~5天

1. 必需的复查项目:血常规、血生化。

2. 必要时查血气分析、腹部超声。

3. 术后处理

(1)抗生素:抗生素选择第一代头孢、第二代头孢或喹诺酮类。

(2)术后康复:排气后拔除胃管、术后2~3天拔除引流管,术后2天鼓励患者下床活动。

(3)术后镇痛:镇痛泵镇痛。

4. 术者在术后24小时内完成手术记录,特殊情况可由一助完成,术者签名确认并归入病历。

5. 上级医师在术后3天内至少查房1次,根据术中和术后情况修订术后治疗计划。

6. 麻醉医师术后3天内访视患者,如有特殊情况应详细记录,及时与手术医师或重症监护室医师沟通并迅速处理。

7. 术后护理

(1)按照护理等级进行日常护理,监测患者生命体征,观察引流管引流情况、切口敷料有无渗出。

(2)指导患者术后体位摆放及功能锻炼:半卧位休息,早日下床活动。

(3)指导患者正确使用腹带,掌握床上排便排尿(使用便器)的方法,防跌倒、防压疮护理等。

(十)出院标准

1. 生命体征平稳,无明显心肺、腹部不适。

2. 恢复正常饮食。

3. 切口愈合良好,引流管拔除,切口无感染征象(或可在门诊处理的切口情况)。

4. 常规检验指标无明显异常。

5. 无与本病相关的其他并发症或合并症。

(十一)变异及原因分析

1. 医疗原因导致的变异　如改变诊疗方案、转科治疗、操作失误、误诊等。

2. 患者原因导致的变异　如不同意治疗方案、个人原因要求出(转)院、院外服用手术禁忌药、月经期、对诊疗计划不满要求出路径、相关检查检验院外(门诊)已做等。

3. 并发症原因导致的变异　如感染、瘘、出血、血肿、愈合不良、梗阻等。

4. 病情原因导致的变异　如基础疾病复杂、病情恶化、病情平稳好转、抢救、会诊等。

5. 辅诊科室原因导致的变异　如检查、检验、手术、病理等检查(不及时、结果错报、操作部位/方式错误、标本不合格)、报告(不及时、结果错报、标本不合格)等原因延长住院天数、增加费用等。

6. 管理原因导致的变异　如系统暂不支持,系统瘫痪,需要修订流程、制度等。

二、输尿管末端狭窄行机器人辅助腹腔镜输尿管膀胱再植术临床路径表单

适用对象	第一诊断为输尿管末端狭窄(ICD-10:N13.502/Q62.101) 拟行机器人辅助腹腔镜输尿管膀胱再植术(ICD-9-CM-3:56.8908 伴 00.3504)的患者	
患者基本信息	姓名:_____ 性别:____ 年龄:____ 门诊号:_____ 住院号:_____ 过敏史:_____ 住院日期:____年__月__日 出院日期:____年__月__日	住院天数:8～9 天

	时间	住院第1－3天(术前评估及准备)	住院第4天(手术日)
主要诊疗工作	制度落实	□ 住院 2 小时内经治或值班医师完成接诊 □ 住院后 24 小时内主管医师完成检诊 □ 专科医师会诊(必要时) □ 经治医师查房(早、晚) □ 主诊医师查房 □ 完成术前准备 □ 组织术前讨论 □ 麻醉医师术前访视 □ 手术部位标识	□ 三级医师查房 □ 手术安全核查 □ 麻醉医师术后访视
	病情评估	□ 经治医师询问病史及体格检查 □ 完善术前常规检查及会诊 □ 心理评估 □ 营养评估 □ 疼痛评估 □ 康复评估	
	病历书写	□ 住院 8 小时内完成首次病程记录 □ 住院 24 小时内完成住院记录 □ 住院 48 小时内完成主管医师查房记录 □ 完成主诊医师查房记录 □ 完成术前讨论、术前小结	□ 术者或一助术后 24 小时内完成手术记录(术者签名) □ 术后即刻完成术后首次病程记录
	知情同意	□ 病情告知 □ 患者或其家属在住院记录单签名 □ 术前谈话,告知患者及其家属病情和围术期注意事项并签署麻醉知情同意书、输血知情同意书、手术知情同意书、授权委托书、自费用品协议书(必要时)、军人目录外耗材审批单(必要时)等	□ 告知患者及其家属手术过程概况及术后注意事项
	手术治疗	□ 预约手术	□ 告知患者及其家属手术过程概况及术后注意事项
	其他	□ 及时通知上级医师检诊 □ 经治医师检查整理病历资料 □ 检查住院押金使用情况	□ 麻醉诱导 □ 观察术中出血量、输液量、输血量等 □ 术后病情交接

重点医嘱	长期医嘱	护理类医嘱	☐ 按泌尿外科护理常规 ☐ 二级或三级护理	☐ 泌尿外科术后护理常规 ☐ 一级护理
		处置类医嘱		☐ 持续心电、血压、呼吸、血氧饱和度监测 ☐ 留置导尿并计量 ☐ 留置切口引流并计量 ☐ 持续低流量吸氧 ☐ 持续胃肠减压
		膳食类医嘱	☐ 普食 ☐ 糖尿病饮食 ☐ 低盐、低脂饮食 ☐ 低盐、低脂、糖尿病饮食 ☐ 术前1天禁食、禁水(22:00后)	☐ 禁食、禁水
		药物类医嘱	☐ 自带药(必要时)	☐ 抗生素:第一代头孢、第二代头孢或喹诺酮类 ☐ 术后止血:巴曲酶 ☐ 雾化吸入 ☐ 抑制胃酸、镇吐:奥美拉唑、托烷司琼等 ☐ 胃肠外营养:脂肪乳、氨基酸、葡萄糖、电解质、维生素等 ☐ 镇痛药物(必要时)
	临时医嘱	检查检验	☐ 血常规 ☐ 尿常规 ☐ 粪常规 ☐ 凝血四项 ☐ 血清术前八项 ☐ 血型 ☐ 血生化 ☐ 胸部正位 X 线片 ☐ 心电图 ☐ 泌尿系超声 ☐ 肝胆胰脾超声 ☐ 盆腔 CT 或 MRI ☐ 肾图 ☐ 静脉肾盂造影 ☐ 肺功能(必要时) ☐ 血气分析(必要时) ☐ 超声心动图(必要时)	☐ 血常规 ☐ 血生化
		药物类医嘱	☐ 抗生素皮试 ☐ 肠道准备药物	☐ 镇痛药物(必要时) ☐ 解热药物(>38℃时)
		手术医嘱	☐ 常规准备明日在全身麻醉下行机器人辅助腹腔镜输尿管膀胱再植术	
		处置医嘱	☐ 备皮(>30cm²) ☐ 备血 ☐ 静脉抽血 ☐ 术晨留置胃管	☐ 吸氧 ☐ 输血(视病情) ☐ 补液(视病情)

主要护理工作	健康宣教	□ 住院宣教（住院环境、规章制度） □ 进行护理安全指导 □ 进行等级护理、活动范围指导 □ 进行饮食指导 □ 进行关于疾病知识的宣教 □ 检查、检验项目的目的和意义 □ 术前宣教	□ 术后心理疏导 □ 告知患者护理风险 □ 进行压疮预防知识宣教 □ 指导术后康复训练 □ 指导术后注意事项
	护理处置	□ 患者身份核对 □ 佩戴腕带 □ 建立住院病历，通知医师 □ 住院介绍：介绍责任护士，病区环境、设施、规章制度、基础护理服务项目 □ 询问病史，填写护理记录单首页 □ 观察病情 □ 测量基本生命体征 □ 抽血、留取标本 □ 心理与生活护理 □ 根据评估结果采取相应护理措施 □ 通知检查项目及检查注意事项 □ 术前患者准备（术前沐浴、更衣、备皮） □ 检查术前物品准备 □ 指导患者准备术后所需用品、贵重物品交由其家属保管 □ 指导患者进行肠道准备并检查准备效果 □ 告知入手术室前取下活动义齿 □ 备血、皮试	□ 晨起测量生命体征并记录 □ 确认无上呼吸道感染症状，女患者确认无月经来潮 □ 与手术室护士交接病历、影像资料、术中带药等 □ 术前补液（必要时） □ 嘱患者入手术室前膀胱排空 □ 与手术室护士交接 □ 术后按一级护理要求完成基础护理项目 □ 术后心电监护、监测生命体征 □ 留取标本 □ 观察切口疼痛情况、检测镇痛泵运转情况 □ 观察静脉输液情况 □ 观察留置尿管、胃管引流情况 □ 妥善固定各类管道 □ 观察切口引流情况，记录引流量及性状 □ 观察切口敷料，有渗出时报告医师处理 □ 术后心理与生活护理
	护理评估	□ 一般评估：生命体征、神志、皮肤、药物过敏史等 □ 专科评估：生活自理能力 □ 风险评估：评估有无跌倒、坠床、压疮风险 □ 心理评估 □ 营养评估 □ 疼痛评估 □ 康复评估	□ 评估意识情况 □ 评估切口疼痛情况 □ 观察切口敷料有无渗出并报告医师 □ 风险评估：评估有无跌倒、坠床、压疮、导管滑脱、液体外渗的风险
	专科护理	□ 指导患者掌握床上翻身方法 □ 指导患者掌握床上排便排尿（使用便器）方法	□ 与手术室护士共同评估皮肤、切口敷料、输液及引流情况 □ 指导患者掌握床上翻身方法 □ 指导患者掌握床上排便排尿（使用便器）方法
	饮食指导	□ 根据医嘱通知配餐员准备膳食 □ 协助进餐 □ 术前1天通知患者22:00后禁食、禁水	□ 禁食、禁水，口干时协助湿润口唇 □ 排气后拔除胃管并指导患者间断、少量饮用温开水

（续　表）

主要护理工作	活动体位	□ 根据护理等级指导活动	□ 根据手术及麻醉方式安置合适体位 □ 指导患者掌握床上翻身方法
	洗浴要求	□ 协助患者洗澡、更换病号服 □ 协助患者晨、晚间护理 □ 备皮后协助患者清洁备皮部位,更换病号服	□ 告知患者切口保护方法
病情变异记录		□ 无　　□ 有,原因: □ 患者　□ 并发症　□ 医疗 □ 病情　□ 辅诊　　□ 管理	□ 无　　□ 有,原因: □ 患者　□ 并发症　□ 医疗 □ 病情　□ 辅诊　　□ 管理

护士签名	白班	小夜班	大夜班	白班	小夜班	大夜班

医师签名		

时间		住院第 5－7 天(术后 3 天)	住院第 8－9 天(恢复出院)
主要诊疗工作	制度落实	□ 手术医师查房 □ 主诊医师查房 □ 上级医师查房(主管医师查房每天 1 次) □ 经治医师每天早、晚查房 □ 专科医师会诊(必要时)	□ 上级医师查房(主管医师查房每天 1 次) □ 经治医师每天早、晚查房 □ 上级医师查房进行手术及切口评估,确定有无手术并发症和切口愈合不良情况,明确是否出院 □ 专科医师会诊(必要时)
	病情评估		□ 上级医师进行治疗效果、预后和出院评估 □ 出院宣教
	病历书写	□ 术后连续 3 天病程记录	□ 病情稳定患者每 3 天 1 个病程记录 □ 出院前 1 天有上级医师指示出院的病程记录 □ 出院后 24 小时内完成出院记录 □ 出院后 24 小时内完成病案首页 □ 完成出院介绍信 □ 出具诊断证明书
	知情同意		□ 告知患者及其家属出院后注意事项(指导出院后功能锻炼、复诊的时间及地点、发生紧急情况时处理等)
	手术治疗		
	其他	□ 观察引流量及引流液性状 □ 观察切口情况,是否存在渗出、红肿等情况 □ 观察体温、血压等生命体征 □ 复查血常规、生化 □ 指导患者下床	□ 观察切口情况,是否存在渗出、红肿等情况 □ 观察体温、血压等 □ 复查血常规、血生化(必要时) □ 追问病理结果 □ 通知出院 □ 出院带药 □ 嘱患者拆线换药、术后 1 周拔除尿管、术后 1～2 个月拔除双 J 管(根据出院时间决定) □ 门诊复查 □ 如有不适,随时来诊

重点医嘱	长期医嘱	护理类医嘱	□ 泌尿外科术后护理常规 □ 一级或二级护理	□ 泌尿外科术后护理常规 □ 二级或三级护理
		处置类医嘱	□ 停心电监护 □ 测血压 □ 留置尿管	□ 测血压 □ 留置尿管
		膳食类医嘱	□ 流食 □ 半流食 □ 普食 □ 糖尿病饮食 □ 低盐、低脂饮食 □ 低盐、低脂、糖尿病饮食	□ 普食 □ 糖尿病饮食 □ 低盐、低脂饮食 □ 低盐、低脂、糖尿病饮食
		药物类医嘱	□ 抗生素：第一代头孢、第二代头孢或喹诺酮类 □ 术后止血：巴曲酶 □ 雾化吸入 □ 抑制胃酸、镇吐：奥美拉唑、托烷司琼等 □ 胃肠外营养：脂肪乳、氨基酸、葡萄糖、电解质、维生素等 □ 镇痛药物（必要时）	□ 抗生素（必要时）
	临时医嘱	检查检验	□ 复查血常规、血生化	□ 复查血常规、血生化（必要时）
		药物类医嘱	□ 镇痛药物（必要时） □ 控制血糖药物（必要时） □ 补液（必要时）	□ 镇痛药物（必要时） □ 控制血糖药物（必要时） □ 补液（必要时）
		手术医嘱		
		处置医嘱	□ 大换药 □ 拔除切口引流管 □ 拔除胃管	□ 大换药 □ 出院
主要护理工作		健康宣教	□ 压疮预防知识宣教 □ 跌倒预防知识宣教 □ 告知患者护理风险	□ 压疮预防知识宣教 □ 跌倒预防知识宣教 □ 出院宣教（康复训练方法、用药指导、换药时间及注意事项、复查时间等）
		护理处置	□ 按护理等级完成基础护理项目 □ 监测生命体征 □ 观察切口疼痛情况、检测镇痛泵运转情况 □ 观察静脉输液情况 □ 妥善固定各类管道 □ 观察切口敷料，有渗出时报告医师处理 □ 留取标本 □ 观察切口引流情况，记录引流量及性状 □ 术后心理与生活护理 □ 整理床单位	□ 按护理等级完成基础护理项目 □ 监测生命体征 □ 观察切口敷料，有渗出时报告医师处理 □ 术后心理与生活护理 □ 协助患者办理出院手续 □ 整理床单位

主要护理工作	护理评估	□ 评估跌倒风险 □ 评估压疮风险	
	专科护理	□ 指导患者掌握床上翻身方法 □ 指导患者掌握床上排便排尿（使用便器）方法	□ 术后心理与生活护理
	饮食指导	□ 根据医嘱通知配餐员准备膳食 □ 协助进餐	□ 根据医嘱通知配餐员准备膳食
	活动体位	□ 指导患者掌握床上翻身方法 □ 根据护理等级指导活动	□ 根据护理等级指导活动
	洗浴要求	□ 协助患者晨、晚间护理 □ 告知患者切口保护方法	□ 协助患者晨、晚间护理 □ 告知患者切口保护方法
病情变异记录		□ 无　　□ 有,原因: □ 患者　□ 并发症　□ 医疗 □ 病情　□ 辅诊　□ 管理	□ 无　　□ 有,原因: □ 患者　□ 并发症　□ 医疗 □ 病情　□ 辅诊　□ 管理

护士签名	白班	小夜班	大夜班	白班	小夜班	大夜班
医师签名						

前尿道狭窄行尿道内切开术临床路径

一、前尿道狭窄行尿道内切开术路径标准住院流程

(一)适用对象

1. 第一诊断为前尿道狭窄(ICD-10:N35.001/N35.101/N35.901/N99.101/Q64.301)。

2. 拟行尿道内切开术(ICD-9-CM-3:58.501)的患者。

(二)诊断依据

根据《中国泌尿外科疾病诊断治疗指南》(中华医学会泌尿外科学分会编著,人民卫生出版社,2014年)。

1. 病史　有排尿费力,尿线细病史,既往有尿道外伤史。

2. 体格检查　前尿道可触及尿道海绵体质硬瘢痕样改变。

3. 辅助检查　尿道造影提示前尿道狭窄,长度<2cm。

(三)选择治疗方案的依据

根据《中国泌尿外科疾病诊断治疗指南》(中华医学会泌尿外科学分会编著,人民卫生出版社,2014年)。

1. 无全身或局部的近期感染。

2. 无严重的合并症。

3. 术前生活质量及活动水平评估。

4. 适合尿道内切开术。

(四)标准住院天数

6～7天。

(五)纳入路径标准

1. 第一诊断必须符合前尿道狭窄(ICD-10:N35.001/N35.101/N35.901/N99.101/Q64.301),拟行尿道内切开术(ICD-9-CM-3:58.501)。

2. 专科指征:尿道造影提示前尿道狭窄,长度<2cm。

3. 手术禁忌证:同时伴有高血压、糖尿病、心律失常等慢性病内科评估为手术禁忌证不适宜入径。

(六)术前准备(术前评估)1～3天

1. 术前评估

(1)检查检验评估:①完成必需的检查检验项目,血常规、尿常规、粪常规、血生化、凝血功能、血型、术前血清八项、肝胆胰脾及泌尿系超声、胸部正位X线片、心电图、尿道造影等。②根据患者情况可选择的检查检验项目,超声心动图、血气分析、肺功能等。③疾病发展预计

的并发症评估。

(2)营养评估:根据《解放军总医院新住院患者营养风险筛查表(NRS—2002)》为新住院患者进行营养评估,评分≥3分患者给予处置,必要时申请营养科医师会诊。

(3)心理评估:根据新住院患者情况申请心理科医师会诊评估。

(4)疼痛评估:根据《VAS评分》实施疼痛评估,评分>7分患者给予处置,必要时请疼痛科医师会诊。

(5)康复评估:根据《住院患者康复筛查和评估表》在新住院患者住院后24小时内进行康复筛查和评估。任何一项结果为"是",则申请康复科医师会诊。

2. 术前准备

(1)术前评估:术前24小时内完成病情评估、必要的检查,做出术前小结、术前讨论。

(2)术前谈话:术者应在术前1天与患者及其家属谈话,告知手术方案、相关风险、用血计划、术后转归、置入材料、手术费用和患者及其家属权益,履行书面知情同意手续。告知高值耗材的使用及费用。

(3)通知手术室:准备手术间、手术药品、手术物品及特殊耗材。

(4)护士做心理护理、交代注意事项:防压疮、防跌倒等,进行术前宣教。

(5)手术部位标识:术者、一助或经治医师在术前1天应对手术部位做体表标识,急诊手术由接诊医师或会诊外科医师标记,标记过程应有责任护士、患者及其家属共同参与,记入手术安排表。

(6)术前1天麻醉医师访视:制订麻醉计划、完成评估、确定麻醉方式,记入《麻醉术前访视记录》,告知患者及其家属麻醉适应证、麻醉目的、风险、可能出现的情况及其处理原则、替代方案等,签署《麻醉知情同意书》并归入病历。

(七)药品选择及使用时机

1. 抗生素　按照《抗菌药物临床应用指导原则》(卫医发〔2015〕)和卫生部办公厅《关于抗菌药物临床应用管理有关问题的通知》(卫办医政发〔2015〕)执行,围术期使用第一代头孢、第二代头孢菌素或喹诺酮类。

2. 止血药物　术后存在出血风险者。

3. 抑酸、镇吐药物　术后禁食期间应用。

4. 营养支持及调节水、电解质平衡药物　术后禁食期间使用。

5. 镇痛药物　术后疼痛时应用。

6. 增强免疫药物　免疫力低下患者应用。

7. 其他药物　伴随疾病的治疗药物等。

(八)手术日为住院第4天

1. 手术安全核对　患者入手术间后由手术医师、麻醉医师、巡回护士和患者本人共同核对患者身份、手术部位与标识、手术方式。手术医师、麻醉医师、巡回护士三方按《手术安全核对表》逐项核对,共同签名。

(1)手术方式:尿道内切开术。

(2)麻醉方式:硬膜外麻醉。

(3)手术置入物:无。

(4)术中用药:麻醉用药。

（5）输血及血液制品：无。

（6）术中病理：无。

2. 经治医师或手术医师　应即刻完成术后首次病程记录，观察术后患者病情变化。

（九）术后住院恢复1～3天

1. 必需的复查项目：血常规、血生化。

2. 必要时查血气分析、腹部超声。

3. 术后处理

（1）抗生素：抗生素选择第一代头孢、第二代头孢或喹诺酮类。

（2）术后康复：术后2天鼓励患者下床活动。术后拟1个月拔除尿管，出院后定期尿道扩张。

（3）术后镇痛：镇痛泵镇痛。

4. 术者在术后24小时内完成手术记录，特殊情况可由一助完成，术者签名确认并归入病历。

5. 上级医师在术后3天内至少查房1次，根据术中和术后情况修订术后治疗计划。

6. 麻醉医师术后3天内访视患者，如有特殊情况应详细记录，及时与手术医师或重症监护室医师沟通并迅速处理。

7. 术后护理

（1）按照护理等级进行日常护理，监测患者生命体征，观察引流管引流情况、切口敷料有无渗出。

（2）指导患者术后体位摆放及功能锻炼：半卧位休息，早日下床活动。

（3）指导患者正确使用腹带，掌握床上排便排尿（使用便器）的方法，防跌倒、防压疮护理等。

（十）出院标准

1. 生命体征平稳，无明显心肺、腹部不适。

2. 恢复正常饮食。

3. 导尿管引流通畅。

4. 常规检验指标无明显异常。

5. 无与本病相关的其他并发症或合并症。

（十一）变异及原因分析

1. 医疗原因导致的变异　如改变诊疗方案、转科治疗、操作失误、误诊等。

2. 患者原因导致的变异　如不同意治疗方案、个人原因要求出（转）院、院外服用手术禁忌药、月经期、对诊疗计划不满要求出路径、相关检查检验院外（门诊）已做等。

3. 并发症原因导致的变异　如感染、梗阻未缓解、漏尿、出血、血肿、愈合不良等。

4. 病情原因导致的变异　如基础疾病复杂、病情恶化、病情平稳好转、抢救、会诊等。

5. 辅诊科室原因导致的变异　如检查、检验、手术、病理等检查（不及时、结果错报、操作部位/方式错误、标本不合格）、报告（不及时、结果错报、标本不合格）等原因延长住院天数、增加费用等。

6. 管理原因导致的变异　如系统暂不支持，系统瘫痪，需要修订流程、制度等。

二、前尿道狭窄行尿道内切开术临床路径表单

适用对象	第一诊断为前尿道狭窄(ICD-10:N35.001/N35.101/N35.901/N99.101/Q64.301) 拟行尿道内切开术(ICD-9-CM-3:58.5 01)的患者	
患者基本信息	姓名:_____ 性别:____ 年龄:____ 门诊号:_____ 住院号:_____ 过敏史:_____ 住院日期:____年__月__日 出院日期:____年__月__日	住院天数:6～7天

	时间	住院第1—3天(术前评估及准备)	住院第4天(手术日)
主要诊疗工作	制度落实	□ 住院2小时内经治或值班医师完成接诊 □ 住院后24小时内主管医师完成检诊 □ 专科医师会诊(必要时) □ 经治医师查房(早、晚) □ 主诊医师查房 □ 完成术前准备 □ 组织术前讨论 □ 麻醉医师术前访视 □ 手术部位标识	□ 三级医师查房 □ 手术安全核查 □ 麻醉医师术后访视
	病情评估	□ 经治医师询问病史及体格检查 □ 完善术前常规检查及会诊 □ 心理评估 □ 营养评估 □ 疼痛评估 □ 康复评估	
	病历书写	□ 住院8小时内完成首次病程记录 □ 住院24小时内完成住院记录 □ 住院48小时内完成主管医师查房记录 □ 完成主诊医师查房记录 □ 完成术前讨论、术前小结	□ 术者或一助术后24小时内完成手术记录(术者签字) □ 术后即刻完成术后首次病程记录
	知情同意	□ 病情告知 □ 患者或其家属在住院记录单签名 □ 术前谈话,告知患者及其家属病情和围术期注意事项并签署麻醉知情同意书、输血知情同意书、手术知情同意书、授权委托书、自费用品协议书(必要时)、军人目录外耗材审批单(必要时)等	□ 告知患者及其家属手术过程概况及术后注意事项
	手术治疗	□ 预约手术	□ 告知患者及其家属手术过程概况及术后注意事项
	其他	□ 及时通知上级医师检诊 □ 经治医师检查整理病历资料 □ 检查住院押金使用情况	□ 麻醉诱导 □ 观察术中出血量、输液量、输血量等 □ 术后病情交接

（续　表）

<table>
<tr><td rowspan="13">重点医嘱</td><td rowspan="5">长期医嘱</td><td>护理类医嘱</td><td>□ 按泌尿外科护理常规
□ 二级或三级护理</td><td>□ 泌尿外科术后护理常规
□ 一级护理</td></tr>
<tr><td>处置类医嘱</td><td></td><td>□ 测血压
□ 留置导尿并计量</td></tr>
<tr><td>膳食类医嘱</td><td>□ 普食
□ 糖尿病饮食
□ 低盐、低脂饮食
□ 低盐、低脂、糖尿病饮食
□ 术前 1 天禁食、禁水（22:00 后）</td><td>□ 禁食、禁水</td></tr>
<tr><td>药物类医嘱</td><td>□ 自带药（必要时）</td><td>□ 抗生素:第一代头孢、第二代头孢或喹诺酮类
□ 术后止血:巴曲酶
□ 抑制胃酸、镇吐:奥美拉唑、托烷司琼等
□ 胃肠外营养:葡萄糖、电解质、维生素等
□ 镇痛药物（必要时）</td></tr>
<tr><td rowspan="4">临时医嘱</td><td>检查检验</td><td>□ 血常规
□ 尿常规
□ 粪常规
□ 凝血四项
□ 血清术前八项
□ 血型
□ 血生化
□ 胸部正位 X 线片
□ 心电图
□ 泌尿系超声
□ 肝胆胰脾超声
□ 尿路造影
□ 肺功能（必要时）
□ 血气分析（必要时）
□ 超声心动图（必要时）</td><td>□ 血常规
□ 血生化</td></tr>
<tr><td>药物类医嘱</td><td>□ 抗生素皮试
□ 肠道准备药物</td><td>□ 镇痛药物（必要时）
□ 解热药物（＞38℃时）</td></tr>
<tr><td>手术医嘱</td><td>□ 常规准备明日在硬膜外麻醉下行尿道内切开术</td><td></td></tr>
<tr><td>处置医嘱</td><td>□ 备皮（＞30cm²）</td><td>□ 吸氧
□ 补液（视病情）</td></tr>
</table>

（续 表）

主要护理工作	健康宣教	□ 住院宣教（住院环境、规章制度） □ 进行护理安全指导 □ 进行等级护理、活动范围指导 □ 进行饮食指导 □ 进行关于疾病知识的宣教 □ 检查、检验项目的目的和意义 □ 术前宣教	□ 术后心理疏导 □ 告知患者护理风险 □ 进行压疮预防知识宣教 □ 指导术后康复训练 □ 指导术后注意事项
	护理处置	□ 患者身份核对 □ 佩戴腕带 □ 建立住院病历，通知医师 □ 住院介绍：介绍责任护士，病区环境、设施、规章制度、基础护理服务项目 □ 询问病史，填写护理记录单首页 □ 观察病情 □ 测量基本生命体征 □ 抽血、留取标本 □ 心理与生活护理 □ 根据评估结果采取相应护理措施 □ 通知检查项目及检查注意事项 □ 术前患者准备（术前沐浴、更衣、备皮） □ 检查术前物品准备 □ 指导患者准备术后所需用品、贵重物品交由其家属保管 □ 指导患者进行肠道准备并检查准备效果 □ 告知入手术室前取下活动义齿 □ 备血、皮试	□ 晨起测量生命体征并记录 □ 确认无上呼吸道感染症状 □ 与手术室护士交接病历、影像资料、术中带药等 □ 术前补液（必要时） □ 嘱患者入手术室前膀胱排空 □ 与手术室护士交接 □ 术后按一级护理要求完成基础护理项目 □ 术后心电监护、监测生命体征 □ 留取标本 □ 观察切口疼痛情况、检测镇痛泵运转情况 □ 观察静脉输液情况 □ 观察留置尿管引流情况 □ 妥善固定各类管道 □ 术后心理与生活护理
	护理评估	□ 一般评估：生命体征、神志、皮肤、药物过敏史等 □ 专科评估：生活自理能力 □ 风险评估：评估有无跌倒、坠床、压疮风险 □ 心理评估 □ 营养评估 □ 疼痛评估 □ 康复评估	□ 评估意识情况 □ 评估切口疼痛情况 □ 风险评估：评估有无跌倒、坠床、压疮、导管滑脱、液体外渗的风险
	专科护理	□ 指导患者掌握床上翻身方法 □ 指导患者掌握床上排便排尿（使用便器）方法	□ 与手术室护士共同评估皮肤、输液及引流情况 □ 指导患者掌握床上翻身方法 □ 指导患者掌握床上排便排尿（使用便器）方法
	饮食指导	□ 根据医嘱通知配餐员准备膳食 □ 协助进餐 □ 术前1天通知患者22:00后禁食、禁水	□ 禁食、禁水，口干时协助湿润口唇 □ 排气后指导患者间断、少量饮用温开水

（续　表）

主要护理工作	活动体位	□ 根据护理等级指导活动	□ 根据手术及麻醉方式安置合适体位 □ 指导患者掌握床上翻身方法
	洗浴要求	□ 协助患者洗澡、更换病号服 □ 协助患者晨、晚间护理 □ 备皮后协助患者清洁备皮部位,更换病号服	□ 告知患者尿管保护方法

病情变异记录	□ 无　　□ 有,原因: □ 患者　□ 并发症　□ 医疗 □ 病情　□ 辅诊　□ 管理		□ 无　　□ 有,原因: □ 患者　□ 并发症　□ 医疗 □ 病情　□ 辅诊　□ 管理	
护士签名	白班	小夜班	大夜班	白班	小夜班	大夜班
医师签名						

时间		住院第5天(术后1天)	住院第6-7天(恢复出院)
主要诊疗工作	制度落实	□ 手术医师查房 □ 主诊医师查房 □ 上级医师查房(主管医师查房每天1次) □ 经治医师每天早、晚查房 □ 专科医师会诊(必要时)	□ 上级医师查房(主管医师查房每天1次) □ 经治医师每天早、晚查房 □ 上级医师查房进行手术及切口评估,确定有无手术并发症和切口愈合不良情况,明确是否出院 □ 专科医师会诊(必要时)
	病情评估		□ 上级医师进行治疗效果、预后和出院评估 □ 出院宣教
	病历书写	□ 术后连续3天病程记录	□ 病情稳定患者每3天1个病程记录 □ 出院前1天有上级医师指示出院的病程记录 □ 出院后24小时内完成出院记录 □ 出院后24小时内完成病案首页 □ 完成出院介绍信 □ 出具诊断证明书
	知情同意		□ 告知患者及其家属出院后注意事项(指导出院后复诊的时间及地点、发生紧急情况时处理等)
	手术治疗		
	其他	□ 观察体温、血压等生命体征 □ 复查血常规、生化 □ 指导患者下床	□ 观察体温、血压等 □ 复查血常规、血生化(必要时) □ 通知出院 □ 出院带药 □ 嘱患者术后1个月拔除尿管,定期门诊尿道扩张(根据出院时间决定) □ 门诊复查 □ 如有不适,随时复诊

（续　表）

重点医嘱	**长期医嘱**	护理类医嘱	□ 泌尿外科术后护理常规 □ 一级或二级护理	□ 泌尿外科术后护理常规 □ 二级或三级护理
		处置类医嘱	□ 停心电监护 □ 测血压 □ 留置尿管	□ 测血压 □ 留置尿管
		膳食类医嘱	□ 流食 □ 半流食 □ 普食 □ 糖尿病饮食 □ 低盐、低脂饮食 □ 低盐、低脂、糖尿病饮食	□ 普食 □ 糖尿病饮食 □ 低盐、低脂饮食 □ 低盐、低脂、糖尿病饮食
		药物类医嘱	□ 抗生素：第一代头孢、第二代头孢或喹诺酮类 □ 术后止血：巴曲酶 □ 抑制胃酸、镇吐：奥美拉唑、托烷司琼等 □ 胃肠外营养：葡萄糖、电解质、维生素等 □ 镇痛药物（必要时）	□ 抗生素（必要时）
	临时医嘱	检查检验	□ 复查血常规、血生化	□ 复查血常规、血生化（必要时）
		药物类医嘱	□ 镇痛药物（必要时） □ 控制血糖药物（必要时） □ 补液（必要时）	□ 镇痛药物（必要时） □ 控制血糖药物（必要时） □ 补液（必要时）
		手术医嘱		
		处置医嘱		□ 出院
主要护理工作		健康宣教	□ 压疮预防知识宣教 □ 跌倒预防知识宣教 □ 告知患者护理风险	□ 压疮预防知识宣教 □ 跌倒预防知识宣教 □ 出院宣教（康复训练方法、用药指导、换药时间及注意事项、复查时间等）
		护理处置	□ 按护理等级完成基础护理项目 □ 监测生命体征 □ 观察静脉输液情况 □ 妥善固定各类管道 □ 留取标本 □ 术后心理与生活护理 □ 整理床单位	□ 按护理等级完成基础护理项目 □ 监测生命体 □ 术后心理与生活护理 □ 协助患者办理出院手续 □ 整理床单位
		护理评估	□ 评估跌倒风险 □ 评估压疮风险	
		专科护理	□ 指导患者掌握床上翻身方法 □ 指导患者掌握床上排便排尿（使用便器）方法	□ 术后心理与生活护理

（续　表）

主要护理工作	饮食指导	□ 根据医嘱通知配餐员准备膳食 □ 协助进餐	□ 根据医嘱通知配餐员准备膳食
	活动体位	□ 指导患者掌握床上翻身方法 □ 根据护理等级指导活动	□ 根据护理等级指导活动
	洗浴要求	□ 协助患者晨、晚间护理 □ 告知患者尿管保护方法	□ 协助患者晨、晚间护理 □ 告知患者尿管保护方法
病情变异记录		□ 无　　□ 有,原因: □ 患者　□ 并发症　□ 医疗 □ 病情　□ 辅诊　□ 管理	□ 无　　□ 有,原因: □ 患者　□ 并发症　□ 医疗 □ 病情　□ 辅诊　□ 管理

护士签名	白班	小夜班	大夜班	白班	小夜班	大夜班

医师签名		

良性前列腺增生行经尿道前列腺电切术临床路径

一、良性前列腺增生行经尿道前列腺电切术路径标准住院流程

(一)适用对象

1. 第一诊断为良性前列腺增生(ICD-10:N40 01)。

2. 拟行经尿道前列腺电切术（ICD-9-CM-3:60.29)的患者。

3. 重度前列腺增生的下尿路症状已明显影响患者生活质量时。

(二)诊断依据

根据《中国泌尿外科疾病诊断治疗指南》(中华医学会泌尿外科学分会编著,人民卫生出版社,2014 年)。

1. 病史　下尿路症状。

2. 体格检查　外生殖器检查,直肠指诊。

3. 辅助检查　超声、尿流率检查和尿流动力学检查提示下尿路梗阻。

(三)选择治疗方案的依据

根据《中国泌尿外科疾病诊断治疗指南》(中华医学会泌尿外科学分会编著,人民卫生出版社,2014 年)

1. 无全身或局部的近期感染。

2. 无严重的合并症。

3. 术前生活质量及活动水平评估。

4. 适合经尿道前列腺电切术。

(四)标准住院天数

8~9 天。

(五)纳入路径标准

1. 第一诊断必须符合良性前列腺增生(ICD-10:N40　01),拟行经尿道前列腺电切术(ICD-9-CM-3:60.29)。

2. 专科指征:超声、尿流率检查和尿流动力学检查提示下尿路梗阻。

3. 手术禁忌证:同时伴有高血压、糖尿病、心律失常等慢性病内科评估为手术禁忌证不适宜入径。

(六)术前准备(术前评估)1~3 天

1. 术前评估

(1)检查检验评估:①完成必需的检查检验项目,血常规、尿常规、粪常规、血生化、凝血功能、血型、术前血清八项、PSA,肝胆胰脾及泌尿系超声、胸部正位 X 线片、心电图、尿流率检查

和尿流动力学检查等。②根据患者情况可选择的检查检验项目,超声心动图、血气分析、肺功能等。③疾病发展预计的并发症评估。

(2)营养评估:根据《解放军总医院新住院患者营养风险筛查表(NRS-2002)》为新住院患者进行营养评估,评分≥3分患者给予处置,必要时申请营养科医师会诊。

(3)心理评估:根据新住院患者情况申请心理科医师会诊评估。

(4)疼痛评估:根据《VAS评分》实施疼痛评估,评分>7分患者给予处置,必要时请疼痛科医师会诊。

(5)康复评估:根据《住院患者康复筛查和评估表》在新住院患者住院后24小时内进行康复筛查和评估。任何一项结果为"是",则申请康复科医师会诊。

2. 术前准备

(1)术前评估:术前24小时内完成病情评估、必要的检查,做出术前小结、术前讨论。

(2)术前谈话:术者应在术前1天与患者及其家属谈话,告知手术方案、相关风险、用血计划、术后转归、置入材料、手术费用和患者及其家属权益,履行书面知情同意手续。告知高值耗材的使用及费用。

(3)通知手术室:准备手术间、手术药品、手术物品及特殊耗材。

(4)护士做心理护理、交代注意事项:防压疮、防跌倒等,进行术前宣教。

(5)手术部位标识:术者、一助或经治医师在术前1天应对手术部位做体表标识,急诊手术由接诊医师或会诊外科医师标记,标记过程应有责任护士、患者及其家属共同参与,记入手术安排表。

(6)术前1天麻醉医师访视:制订麻醉计划、完成评估、确定麻醉方式,记入《麻醉术前访视记录》,告知患者及其家属麻醉适应证、麻醉目的、风险、可能出现的情况及其处理原则、替代方案等,签署《麻醉知情同意书》并归入病历。

(七)药品选择及使用时机

1. 抗生素 按照《抗菌药物临床应用指导原则》(卫医发〔2015〕)和卫生部办公厅《关于抗菌药物临床应用管理有关问题的通知》(卫办医政发〔2015〕)执行,围术期使用第一代头孢、第二代头孢菌素或喹诺酮类。

2. 止血药物 术后存在出血风险者。

3. 抑酸、镇吐药物 术后禁食期间应用。

4. 营养支持及调节水、电解质平衡药物 术后禁食期间使用。

5. 镇痛药物 术后疼痛时应用。

6. 增强免疫药物 免疫力低下患者应用。

7. 其他药物 伴随疾病的治疗药物等。

(八)手术日为住院第4天

1. 手术安全核对 患者入手术间后由手术医师、麻醉医师、巡回护士和患者本人共同核对患者身份、手术部位与标识、手术方式。手术医师、麻醉医师、巡回护士三方按《手术安全核对表》逐项核对,共同签名。

(1)手术方式:经尿道前列腺电切术。

(2)麻醉方式:硬膜外麻醉/全身麻醉。

(3)手术置入物:无。

(4)术中用药:麻醉用药。

(5)输血及血液制品:视术中出血情况补充红细胞或血浆。

(6)术中病理:常规,一般无须冷冻快速病理。

2. 经治医师或手术医师　应即刻完成术后首次病程记录,观察术后患者病情变化。

(九)术后住院恢复 2～5 天

1. 必需的复查项目:血常规、血生化。

2. 必要时查血气分析、腹部超声。

3. 术后处理

(1)抗生素:抗生素选择第一代孢、第二代头孢或喹诺酮类。

(2)术后康复:术后 5～6 天拔除尿管,术后 2 天鼓励患者下床活动。

(3)术后镇痛:镇痛泵镇痛。

4. 术者在术后 24 小时内完成手术记录,特殊情况可由一助完成,术者签名确认并归入病历。

5. 上级医师在术后 3 天内至少查房 1 次,根据术中和术后情况修订术后治疗计划。

6. 麻醉医师术后 3 天内访视患者,如有特殊情况应详细记录,及时与手术医师或重症监护室医师沟通并迅速处理。

7. 术后护理

(1)按照护理等级进行日常护理,监测患者生命体征,观察引流管引流情况、切口敷料有无渗出。

(2)指导患者术后体位摆放及功能锻炼:半卧位休息,早日下床活动。

(3)指导患者正确使用腹带,掌握床上排便排尿(使用便器)的方法,进行自主排尿训练,防跌倒、防压疮护理等。

(十)出院标准

1. 生命体征平稳,无明显心肺、腹部不适。

2. 恢复正常饮食。

3. 切口愈合良好,尿管拔除,切口无感染征象(或可在门诊处理的切口情况)。

4. 常规检验指标无明显异常。

5. 无与本病相关的其他并发症或合并症。

(十一)变异及原因分析

1. 医疗原因导致的变异　如改变诊疗方案、转科治疗、操作失误、误诊等。

2. 患者原因导致的变异　如不同意治疗方案、个人原因要求出(转)院、院外服用手术禁忌药、月经期、对诊疗计划不满要求出路径、相关检查检验院外(门诊)已做等。

3. 并发症原因导致的变异　如感染、瘘、出血、血肿、愈合不良、梗阻等。

4. 病情原因导致的变异　如基础疾病复杂、病情恶化、病情平稳好转、抢救、会诊等。

5. 辅诊科室原因导致的变异　如检查、检验、手术、病理等检查(不及时、结果错报、操作部位/方式错误、标本不合格)、报告(不及时、结果错报、标本不合格)等原因延长住院天数、增加费用等。

6. 管理原因导致的变异　如系统暂不支持,系统瘫痪,需要修订流程、制度等。

二、良性前列腺增生行经尿道前列腺电切术临床路径表单

适用对象	第一诊断为良性前列腺增生（ICD-10：N40 01） 拟行经尿道前列腺电切术（ICD-9-CM-3：60.29）的患者	
患者基本信息	姓名：_____　性别：____　年龄：____ 门诊号：_____　住院号：_____　过敏史：_____ 住院日期：____年__月__日　出院日期：____年__月__日	住院天数：8～9 天

时间		住院第 1－3 天（术前评估及准备）	住院第 4 天（手术日）
主要诊疗工作	制度落实	□ 住院 2 小时内经治或值班医师完成接诊 □ 住院后 24 小时内主管医师完成检诊 □ 专科医师会诊（必要时） □ 经治医师查房（早、晚） □ 主诊医师查房 □ 完成术前准备 □ 组织术前讨论 □ 麻醉医师术前访视 □ 手术部位标识	□ 三级医师查房 □ 手术安全核查 □ 麻醉医师术后访视
	病情评估	□ 经治医师询问病史及体格检查 □ 完善术前常规检查及会诊 □ 心理评估 □ 营养评估 □ 疼痛评估 □ 康复评估	
	病历书写	□ 住院 8 小时内完成首次病程记录 □ 住院 24 小时内完成住院记录 □ 住院 48 小时内完成主管医师查房记录 □ 完成主诊医师查房记录 □ 完成术前讨论、术前小结	□ 术者或一助术后 24 小时内完成手术记录（术者签名） □ 术后即刻完成术后首次病程记录
	知情同意	□ 病情告知 □ 患者或其家属在住院记录单签名 □ 术前谈话，告知患者及其家属病情和围术期注意事项并签署麻醉知情同意书、输血知情同意书、手术知情同意书、授权委托书、自费用品协议书（必要时）、军人目录外耗材审批单（必要时）等	□ 告知患者及其家属手术过程概况及术后注意事项
	手术治疗	□ 预约手术	□ 告知患者及其家属手术过程概况及术后注意事项
	其他	□ 及时通知上级医师检诊 □ 经治医师检查整理病历资料 □ 检查住院押金使用情况	□ 麻醉诱导 □ 观察术中出血量、输液量、输血量等 □ 术后病情交接

（续　表）

重点医嘱	长期医嘱	护理类医嘱	☐ 按泌尿外科护理常规 ☐ 二级或三级护理	☐ 泌尿外科术后护理常规 ☐ 一级护理
		处置类医嘱		☐ 持续心电、血压、呼吸、血氧饱和度监测 ☐ 留置导尿并计量 ☐ 留置膀胱造瘘管并计量 ☐ 持续膀胱冲洗
		膳食类医嘱	☐ 普食 ☐ 糖尿病饮食 ☐ 低盐、低脂饮食 ☐ 低盐、低脂、糖尿病饮食 ☐ 术前1天禁食、禁水（22:00后）	☐ 禁食、禁水
		药物类医嘱	☐ 自带药（必要时）	☐ 抗生素:第一代头孢、第二代头孢或喹诺酮类 ☐ 术后止血:巴曲酶 ☐ 雾化吸入 ☐ 抑制胃酸、镇吐:奥美拉唑、托烷司琼等 ☐ 胃肠外营养:脂肪乳、氨基酸、葡萄糖、电解质、维生素等 ☐ 镇痛药物（必要时）
	临时医嘱	检查检验	☐ 血常规 ☐ 尿常规 ☐ 粪常规 ☐ 凝血四项 ☐ 血清术前八项 ☐ 血型 ☐ 血生化 ☐ PSA ☐ 胸部正位X线片 ☐ 心电图 ☐ 泌尿系超声 ☐ 肝胆胰脾超声 ☐ 尿流率检查 ☐ 尿流动力学检查 ☐ 肺功能（必要时） ☐ 血气分析（必要时） ☐ 超声心动图（必要时）	☐ 血常规 ☐ 血生化
		药物类医嘱	☐ 抗生素皮试 ☐ 肠道准备药物	☐ 镇痛药物（必要时） ☐ 解热药物（>38℃时）

重点医嘱	临时医嘱	手术医嘱	□ 常规准备明日在硬膜外或全身麻醉下行经尿道前列腺电切术	
		处置医嘱	□ 备皮（>30cm²） □ 备血 □ 静脉抽血	□ 吸氧 □ 输血（视病情） □ 补液（视病情）
主要护理工作		健康宣教	□ 住院宣教（住院环境、规章制度） □ 进行护理安全指导 □ 进行等级护理、活动范围指导 □ 进行饮食指导 □ 进行关于疾病知识的宣教 □ 检查、检验项目的目的和意义 □ 术前宣教	□ 术后心理疏导 □ 告知患者护理风险 □ 进行压疮预防知识宣教 □ 指导术后康复训练 □ 指导术后注意事项
		护理处置	□ 患者身份核对 □ 佩戴腕带 □ 建立住院病历，通知医师 □ 住院介绍：介绍责任护士，病区环境、设施、规章制度、基础护理服务项目 □ 询问病史，填写护理记录单首页 □ 观察病情 □ 测量基本生命体征 □ 抽血、留取标本 □ 心理与生活护理 □ 根据评估结果采取相应护理措施 □ 通知检查项目及检查注意事项 □ 术前患者准备（术前沐浴、更衣、备皮） □ 检查术前物品准备 □ 指导患者准备术后所需用品、贵重物品交由其家属保管 □ 指导患者进行肠道准备并检查准备效果 □ 告知入手术室前取下活动义齿 □ 备血、皮试	□ 晨起测量生命体征并记录 □ 确认无上呼吸道感染症状 □ 与手术室护士交接病历、影像资料、术中带药等 □ 术前补液（必要时） □ 嘱患者入手术室前膀胱排空 □ 与手术室护士交接 □ 术后按一级护理要求完成基础护理项目 □ 术后心电监护、监测生命体征 □ 留取标本 □ 观察检测镇痛泵运转情况 □ 观察静脉输液情况 □ 观察留置尿管引流情况 □ 观察膀胱冲洗液情况 □ 妥善固定各类管道 □ 观察膀胱造瘘口引流情况，记录引流量及性状 □ 术后心理与生活护理
		护理评估	□ 一般评估：生命体征、神志、皮肤、药物过敏史等 □ 专科评估：生活自理能力 □ 风险评估：评估有无跌倒、坠床、压疮风险 □ 心理评估 □ 营养评估 □ 疼痛评估 □ 康复评估	□ 评估意识情况 □ 评估切口疼痛情况 □ 观察膀胱造瘘口敷料有无渗出并报告医师 □ 风险评估：评估有无跌倒、坠床、压疮、导管滑脱、液体外渗的风险

主要护理工作	专科护理	□ 指导患者掌握床上翻身方法 □ 指导患者掌握床上排便排尿（使用便器）方法	□ 与手术室护士共同评估皮肤、切口敷料、输液及引流情况 □ 指导患者掌握床上翻身方法 □ 指导患者掌握床上排便排尿（使用便器）方法
	饮食指导	□ 根据医嘱通知配餐员准备膳食 □ 协助进餐 □ 术前1天通知患者22：00后禁食、禁水	□ 禁食、禁水，口干时协助湿润口唇 □ 排气后指导患者间断、少量饮用温开水
	活动体位	□ 根据护理等级指导活动	□ 根据手术及麻醉方式安置合适体位 □ 指导患者掌握床上翻身方法
	洗浴要求	□ 协助患者洗澡、更换病号服 □ 协助患者晨、晚间护理 □ 备皮后协助患者清洁备皮部位，更换病号服	□ 告知患者切口保护方法
病情变异记录		□ 无　　□ 有，原因： □ 患者　□ 并发症　□ 医疗 □ 病情　□ 辅诊　□ 管理	□ 无　　□ 有，原因： □ 患者　□ 并发症　□ 医疗 □ 病情　□ 辅诊　□ 管理
护士签名		白班　｜　小夜班　｜　大夜班	白班　｜　小夜班　｜　大夜班
医师签名			

	时间	住院第5－7天（术后3天）	住院第8－9天（恢复出院）
主要诊疗工作	制度落实	□ 手术医师查房 □ 主诊医师查房 □ 上级医师查房（主管医师查房每天1次） □ 经治医师每天早、晚查房 □ 专科医师会诊（必要时）	□ 上级医师查房（主管医师查房每天1次） □ 经治医师每天早、晚查房 □ 上级医师查房进行手术及切口评估，确定有无手术并发症和切口愈合不良情况，明确是否出院 □ 专科医师会诊（必要时）
	病情评估		□ 上级医师进行治疗效果、预后和出院评估 □ 出院宣教
	病历书写	□ 术后连续3天病程记录	□ 病情稳定患者每3天1个病程记录 □ 出院前1天有上级医师指示出院的病程记录 □ 出院后24小时内完成出院记录 □ 出院后24小时内完成病案首页 □ 完成出院介绍信 □ 出具诊断证明书
	知情同意		□ 告知患者及其家属出院后注意事项（指导出院后功能锻炼、复诊的时间及地点、发生紧急情况时处理等）

主要诊疗工作	手术治疗		
	其他	□ 观察冲洗液性状 □ 观察体温、血压等生命体征 □ 复查血常规、生化 □ 指导患者下床	□ 观察体温、血压等 □ 复查血常规、血生化（必要时） □ 追问病理结果 □ 通知出院 □ 出院带药 □ 门诊复查 □ 如有不适，随时复诊
重点医嘱	长期医嘱	护理类医嘱	□ 泌尿外科术后护理常规 □ 一级或二级护理
			□ 泌尿外科术后护理常规 □ 二级或三级护理
		处置类医嘱	□ 停心电监护 □ 测血压 □ 停持续膀胱冲洗
			□ 测血压
		膳食类医嘱	□ 流食 □ 半流食 □ 普食 □ 糖尿病饮食 □ 低盐、低脂饮食 □ 低盐、低脂、糖尿病饮食
			□ 普食 □ 糖尿病饮食 □ 低盐、低脂饮食 □ 低盐、低脂、糖尿病饮食
		药物类医嘱	□ 抗生素：第一代头孢、第二代头孢或喹诺酮类 □ 术后止血：巴曲酶 □ 雾化吸入 □ 抑制胃酸、镇吐：奥美拉唑、托烷司琼等 □ 胃肠外营养：脂肪乳、氨基酸、葡萄糖、电解质、维生素等 □ 镇痛药物（必要时）
			□ 抗生素（必要时）
	临时医嘱	检查检验	□ 复查血常规、血生化
			□ 复查血常规、血生化（必要时）
		药物类医嘱	□ 镇痛药物（必要时） □ 控制血糖药物（必要时） □ 补液（必要时）
			□ 镇痛药物（必要时） □ 控制血糖药物（必要时） □ 补液（必要时）
		手术医嘱	
		处置医嘱	□ 大换药
			□ 大换药 □ 拔除膀胱造瘘管 □ 拔除尿管 □ 出院

主要护理工作	健康宣教	□ 压疮预防知识宣教 □ 跌倒预防知识宣教 □ 告知患者护理风险	□ 压疮预防知识宣教 □ 跌倒预防知识宣教 □ 出院宣教（康复训练方法、用药指导、换药时间及注意事项、复查时间等）
	护理处置	□ 按护理等级完成基础护理项目 □ 监测生命体征 □ 检测镇痛泵运转情况 □ 观察静脉输液情况 □ 妥善固定各类管道 □ 观察切口敷料，有渗出时报告医师处理 □ 留取标本 □ 观察冲洗液颜色 □ 术后心理与生活护理 □ 整理床单位	□ 按护理等级完成基础护理项目 □ 监测生命体征 □ 观察切口敷料，有渗出时报告医师处理 □ 术后心理与生活护理 □ 协助患者办理出院手续 □ 整理床单位
	护理评估	□ 评估跌倒风险 □ 评估压疮风险	
	专科护理	□ 指导患者掌握床上翻身方法 □ 指导患者掌握床上排便排尿（使用便器）方法 □ 指导患者进行自主排尿训练	□ 术后心理与生活护理
	饮食指导	□ 根据医嘱通知配餐员准备膳食 □ 协助进餐	□ 根据医嘱通知配餐员准备膳食
	活动体位	□ 指导患者掌握床上翻身方法 □ 根据护理等级指导活动	□ 根据护理等级指导活动
	洗浴要求	□ 协助患者晨、晚间护理 □ 告知患者切口保护方法	□ 协助患者晨、晚间护理 □ 告知患者切口保护方法
病情变异记录		□ 无　　□ 有，原因： □ 患者　□ 并发症　□ 医疗 □ 病情　□ 辅诊　□ 管理	□ 无　　□ 有，原因： □ 患者　□ 并发症　□ 医疗 □ 病情　□ 辅诊　□ 管理

护士签名	白班	小夜班	大夜班	白班	小夜班	大夜班

医师签名		

睾丸恶性肿瘤行根治性睾丸切除术临床路径

一、睾丸恶性肿瘤行根治性睾丸切除术路径标准住院流程

(一)适用对象

1. 第一诊断为睾丸恶性肿瘤(ICD-10:C62.101)。

2. 拟行根治性睾丸切除术(ICD-9-CM-3:62.4104/62.3 01)的患者。

(二)诊断依据

根据《中国泌尿外科疾病诊断治疗指南》(中华医学会泌尿外科学分会编著,人民卫生出版社,2014年)。

1. 病史 体格检查发现睾丸占位。

2. 体格检查 睾丸肿块。

3. 辅助检查 血清肿瘤标志物检查超声、CT 或 MRI 提示睾丸占位,经睾丸穿刺病理检查证实睾丸癌。

(三)选择治疗方案的依据

根据《中国泌尿外科疾病诊断治疗指南》(中华医学会泌尿外科学分会编著,人民卫生出版社,2014年)。

1. 无全身或局部的近期感染。

2. 无严重的合并症。

3. 术前生活质量及活动水平评估。

4. 适合根治性睾丸切除术。

(四)标准住院天数

6～7 天。

(五)纳入路径标准

1. 第一诊断必须符合睾丸恶性肿瘤(ICD-10:C62.101),拟行睾丸根治性切除术(ICD-9-CM-3:62.4104/62.3 01)。

2. 专科指征:超声、CT 或 MRI 提示睾丸占位性病变,考虑恶性,病理证实。

3. 手术禁忌证:同时伴有高血压、糖尿病、心律失常等慢性病内科评估为手术禁忌证不适宜入径。

(六)术前准备(术前评估)1～2 天

1. 术前评估

(1)检查检验评估:①完成必需的检查检验项目,血常规、尿常规、粪常规、血生化、凝血功能、血型、术前血清八项、血清肿瘤标志物;肝胆胰脾及泌尿系超声、胸部正位 X 线片、心电图、

盆腔及腹膜后增强 CT 或 MRI 等。②根据患者情况可选择的检查检验项目,超声心动图、血气分析、肺功能等。③疾病发展预计的并发症评估。

(2)营养评估:根据《解放军总医院新住院患者营养风险筛查表(NRS-2002)》为新住院患者进行营养评估,评分≥3 分患者给予处置,必要时申请营养科医师会诊。

(3)心理评估:根据新住院患者情况申请心理科医师会诊评估。

(4)疼痛评估:根据《VAS 评分》实施疼痛评估,评分>7 分患者给予处置,必要时请疼痛科医师会诊。

(5)康复评估:根据《住院患者康复筛查和评估表》在新住院患者住院后 24 小时内进行康复筛查和评估。任何一项结果为"是",则申请康复科医师会诊。

2. 术前准备

(1)术前评估:术前 24 小时内完成病情评估、必要的检查,做出术前小结、术前讨论。

(2)术前谈话:术者应在术前 1 天与患者及其家属谈话,告知手术方案、相关风险、用血计划、术后转归、置入材料、手术费用和患者及其家属权益,履行书面知情同意手续。告知高值耗材的使用及费用。

(3)通知手术室:准备手术间、手术药品、手术物品及特殊耗材。

(4)护士做心理护理、交代注意事项:防压疮、防跌倒等,进行术前宣教。

(5)手术部位标识:术者、一助或经治医师在术前 1 天应对手术部位做体表标识,急诊手术由接诊医师或会诊外科医师标记,标记过程应有责任护士、患者及其家属共同参与,记入手术安排表。

(6)术前 1 天麻醉医师访视:制订麻醉计划、完成评估、确定麻醉方式,记入《麻醉术前访视记录》,告知患者及其家属麻醉适应证、麻醉目的、风险、可能出现的情况及其处理原则、替代方案等,签署《麻醉知情同意书》并归入病历。

(七)药品选择及使用时机

1. **抗生素** 按照《抗菌药物临床应用指导原则》(卫医发〔2015〕)和卫生部办公厅《关于抗菌药物临床应用管理有关问题的通知》(卫办医政发〔2015〕)执行,围术期使用第一代头孢、第二代头孢菌素或喹诺酮类。

2. **止血药物** 术后存在出血风险者。

3. **抑酸、镇吐药物** 术后禁食期间应用。

4. **营养支持及调节水、电解质平衡药物** 术后禁食期间使用。

5. **镇痛药物** 术后疼痛时应用。

6. **增强免疫药物** 免疫力低下患者应用。

7. **其他药物** 伴随疾病的治疗药物等。

(八)手术日为住院第 3 天

1. **手术安全核对** 患者入手术间后由手术医师、麻醉医师、巡回护士和患者本人共同核对患者身份、手术部位与标识、手术方式。手术医师、麻醉医师、巡回护士三方按《手术安全核对表》逐项核对,共同签名。

(1)手术方式:根治性睾丸切除术。

(2)麻醉方式:硬膜外麻醉。

(3)手术置入物:无。

(4)术中用药:麻醉用药。

(5)输血及血液制品:无。

(6)术中病理:常规,特殊情况需要冷冻快速病理。

2. 经治医师或手术医师　应即刻完成术后首次病程记录,观察术后患者病情变化。

(九)术后住院恢复2～4天

1. 必需的复查项目:血常规、血生化。

2. 必要时查血气分析、腹部超声。

3. 术后处理

(1)抗生素:抗生素选择第一代头孢、第二代头孢或喹诺酮类抗生素。

(2)术后康复:术后2～3天拔除引流管及尿管,术后2天鼓励患者下床活动。

(3)术后镇痛:镇痛泵镇痛。

4. 术者在术后24小时内完成手术记录,特殊情况可由一助完成,术者签名确认并归入病历。

5. 上级医师在术后3天内至少查房1次,根据术中和术后情况修订术后治疗计划。

6. 麻醉医师术后3天内访视患者,如有特殊情况应详细记录,及时与手术医师或重症监护室医师沟通并迅速处理。

7. 术后护理

(1)按照护理等级进行日常护理,监测患者生命体征,观察引流管引流情况、切口敷料有无渗出。

(2)指导患者术后体位摆放及功能锻炼:半卧位休息,早日下床活动。

(3)指导患者正确使用腹带,掌握床上排便排尿(使用便器)的方法,进行自主排尿训练,防跌倒、防压疮护理等。

(十)出院标准

1. 生命体征平稳,无明显心肺、腹部不适。

2. 恢复正常饮食。

3. 切口愈合良好,引流管及尿管拔除,切口无感染征象(或可在门诊处理的切口情况)。

4. 常规检验指标无明显异常。

5. 无与本病相关的其他并发症或合并症。

(十一)变异及原因分析

1. 医疗原因导致的变异　如改变诊疗方案、转科治疗、操作失误、误诊等。

2. 患者原因导致的变异　如不同意治疗方案、个人原因要求出(转)院、院外服用手术禁忌药、月经期、对诊疗计划不满要求出路径、相关检查检验院外(门诊)已做等。

3. 并发症原因导致的变异　如感染、瘘、出血、血肿、愈合不良、梗阻等。

4. 病情原因导致的变异　如基础疾病复杂、病情恶化、病情平稳好转、抢救、会诊等。

5. 辅诊科室原因导致的变异　如检查、检验、手术、病理等检查(不及时、结果错报、操作部位/方式错误、标本不合格)、报告(不及时、结果错报、标本不合格)等原因延长住院天数、增加费用等。

6. 管理原因导致的变异　如系统暂不支持,系统瘫痪,需要修订流程、制度等。

二、睾丸恶性肿瘤行根治性睾丸切除术临床路径表单

适用对象	第一诊断为睾丸恶性肿瘤(ICD-10:C62.101) 拟行根治性睾丸切除术(ICD-9-CM-3:62.4104/62.3 01)的患者	
患者基本信息	姓名:_____ 性别:____ 年龄:____ 门诊号:_____ 住院号:_____ 过敏史:_____ 住院日期:____年__月__日 出院日期:____年__月__日	住院天数:6~7 天

	时间	住院第 1-2 天(术前评估及准备)	住院第 3 天(手术日)
主要诊疗工作	制度落实	□ 住院 2 小时内经治或值班医师完成接诊 □ 住院后 24 小时内主管医师完成检诊 □ 专科医师会诊(必要时) □ 经治医师查房(早、晚) □ 主诊医师查房 □ 完成术前准备 □ 组织术前讨论 □ 麻醉医师术前访视 □ 手术部位标识	□ 三级医师查房 □ 手术安全核查 □ 麻醉医师术后访视
	病情评估	□ 经治医师询问病史及体格检查 □ 完善术前常规检查及会诊 □ 心理评估 □ 营养评估 □ 疼痛评估 □ 康复评估	
	病历书写	□ 住院 8 小时内完成首次病程记录 □ 住院 24 小时内完成住院记录 □ 住院 48 小时内完成主管医师查房记录 □ 完成主诊医师查房记录 □ 完成术前讨论、术前小结	□ 术者或一助术后 24 小时内完成手术记录(术者签名) □ 术后即刻完成术后首次病程记录
	知情同意	□ 病情告知 □ 患者或其家属在住院记录单签名 □ 术前谈话,告知患者及其家属病情和围术期注意事项并签署麻醉知情同意书、输血知情同意书、手术知情同意书、授权委托书、自费用品协议书(必要时)、军人目录外耗材审批单(必要时)等	□ 告知患者及其家属手术过程概况及术后注意事项
	手术治疗	□ 预约手术	□ 告知患者及其家属手术过程概况及术后注意事项
	其他	□ 及时通知上级医师检诊 □ 经治医师检查整理病历资料 □ 检查住院押金使用情况	□ 麻醉诱导 □ 观察术中出血量、输液量、输血量等 □ 术后病情交接

（续　表）

重点医嘱	长期医嘱	护理类医嘱	□ 按泌尿外科护理常规 □ 二级或三级护理	□ 泌尿外科术后护理常规 □ 一级护理
		处置类医嘱		□ 持续心电、血压、呼吸、血氧饱和度监测 □ 留置导尿并计量 □ 留置切口引流
		膳食类医嘱	□ 普食 □ 糖尿病饮食 □ 低盐、低脂饮食 □ 低盐、低脂、糖尿病饮食 □ 术前 1 天禁食、禁水（22：00 后）	□ 禁食、禁水
		药物类医嘱	□ 自带药（必要时）	□ 抗生素：第一代头孢、第二代头孢或喹诺酮类 □ 雾化吸入 □ 抑制胃酸、镇吐：奥美拉唑、托烷司琼等 □ 胃肠外营养：葡萄糖、电解质、维生素等 □ 镇痛药物（必要时）
	临时医嘱	检查检验	□ 血常规 □ 尿常规 □ 粪常规 □ 凝血四项 □ 血清术前八项 □ 血型 □ 血生化 □ 肿瘤标记物 □ 胸部正位 X 线片 □ 心电图 □ 泌尿系超声 □ 肝胆胰脾超声 □ CT 或 MRI □ 肺功能（必要时） □ 血气分析（必要时） □ 超声心动图（必要时）	□ 血常规 □ 血生化
		药物类医嘱	□ 抗生素皮试 □ 肠道准备药物	□ 镇痛药物（必要时） □ 解热药物（>38℃时）
		手术医嘱	□ 常规准备明日在硬膜外麻醉下行根治性睾丸切除术	
		处置医嘱	□ 备皮（>30cm²）	□ 吸氧 □ 输血（视病情） □ 补液（视病情） □ 拔除导尿管（必要时）

主要护理工作	健康宣教	□ 住院宣教(住院环境、规章制度) □ 进行护理安全指导 □ 进行等级护理、活动范围指导 □ 进行饮食指导 □ 进行关于疾病知识的宣教 □ 检查、检验项目的目的和意义 □ 术前宣教	□ 术后心理疏导 □ 告知患者护理风险 □ 进行压疮预防知识宣教 □ 指导术后康复训练 □ 指导术后注意事项
	护理处置	□ 患者身份核对 □ 佩戴腕带 □ 建立住院病历,通知医师 □ 住院介绍:介绍责任护士,病区环境、设施、规章制度、基础护理服务项目 □ 询问病史,填写护理记录单首页 □ 观察病情 □ 测量基本生命体征 □ 抽血、留取标本 □ 心理与生活护理 □ 根据评估结果采取相应护理措施 □ 通知检查项目及检查注意事项 □ 术前患者准备(术前沐浴、更衣、备皮) □ 检查术前物品准备 □ 指导患者准备术后所需用品、贵重物品交由其家属保管 □ 指导患者进行肠道准备并检查准备效果 □ 告知入手术室前取下活动义齿 □ 备血、皮试	□ 晨起测量生命体征并记录 □ 确认无上呼吸道感染症状 □ 与手术室护士交接病历、影像资料、术中带药等 □ 术前补液(必要时) □ 嘱患者入手术室前膀胱排空 □ 与手术室护士交接 □ 术后按一级护理要求完成基础护理项目 □ 术后心电监护、监测生命体征 □ 留取标本 □ 观察切口疼痛情况、检测镇痛泵运转情况 □ 观察静脉输液情况 □ 观察留置尿管引流情况 □ 妥善固定各类管道 □ 观察切口引流情况,记录引流量及性状 □ 观察切口敷料,有渗出时报告医师处理 □ 术后心理与生活护理
	护理评估	□ 一般评估:生命体征、神志、皮肤、药物过敏史等 □ 专科评估:生活自理能力 □ 风险评估:评估有无跌倒、坠床、压疮风险 □ 心理评估 □ 营养评估 □ 疼痛评估 □ 康复评估	□ 评估意识情况 □ 评估切口疼痛情况 □ 观察切口敷料有无渗出并报告医师 □ 风险评估:评估有无跌倒、坠床、压疮、导管滑脱、液体外渗的风险
	专科护理	□ 指导患者掌握床上翻身方法 □ 指导患者掌握床上排尿、排便(使用便器)方法	□ 与手术室护士共同评估皮肤、切口敷料、输液及引流情况 □ 指导患者掌握床上翻身方法 □ 指导患者掌握床上排尿、排便(使用便器)方法
	饮食指导	□ 根据医嘱通知配餐员准备膳食 □ 协助进餐 □ 术前 1 天通知患者 22:00 后禁食、禁水	□ 禁食、禁水,口干时协助湿润口唇 □ 排气后指导患者间断、少量饮用温开水

（续　表）

主要护理工作	活动体位	□ 根据护理等级指导活动	□ 根据手术及麻醉方式安置合适体位 □ 指导患者掌握床上翻身方法
	洗浴要求	□ 协助患者洗澡、更换病号服 □ 协助患者晨、晚间护理 □ 备皮后协助患者清洁备皮部位，更换病号服	□ 告知患者切口保护方法
病情变异记录		□ 无　　□ 有，原因： □ 患者　□ 并发症　□ 医疗 □ 病情　□ 辅诊　□ 管理	□ 无　　□ 有，原因： □ 患者　□ 并发症　□ 医疗 □ 病情　□ 辅诊　□ 管理

护士签名	白班	小夜班	大夜班	白班	小夜班	大夜班

医师签名		

时间		住院第4—5天（术后1—2天）	住院第6—7天（恢复出院）
主要诊疗工作	制度落实	□ 手术医师查房 □ 主诊医师查房 □ 上级医师查房（主管医师查房每天1次） □ 经治医师每天早、晚查房 □ 专科医师会诊（必要时）	□ 上级医师查房（主管医师查房每天1次） □ 经治医师每天早、晚查房 □ 上级医师查房进行手术及切口评估，确定有无手术并发症和切口愈合不良情况，明确是否出院 □ 专科医师会诊（必要时）
	病情评估		□ 上级医师进行治疗效果、预后和出院评估 □ 出院宣教
	病历书写	□ 术后连续3天病程记录	□ 病情稳定患者每3天1个病程记录 □ 出院前1天有上级医师指示出院的病程记录 □ 出院后24小时内完成出院记录 □ 出院后24小时内完成病案首页 □ 完成出院介绍信 □ 出具诊断证明书
	知情同意		□ 告知患者及其家属出院后注意事项（指导出院后复诊的时间及地点、发生紧急情况时处理等）
	手术治疗		
	其他	□ 观察切口情况，是否存在渗出、红肿等情况 □ 观察体温、血压等生命体征 □ 复查血常规、生化 □ 指导患者下床	□ 观察切口情况，是否存在渗出、红肿等情况 □ 观察体温、血压等 □ 复查血常规、血生化（必要时） □ 追问病理结果 □ 通知出院 □ 出院带药 □ 嘱患者拆线换药（根据出院时间决定） □ 门诊复查 □ 如有不适，随时复诊

（续　表）

重点医嘱	长期医嘱	护理类医嘱	□ 泌尿外科术后护理常规 □ 一级或二级护理	□ 泌尿外科术后护理常规 □ 二级或三级护理
		处置类医嘱	□ 停心电监护 □ 测血压	□ 测血压
		膳食类医嘱	□ 流食 □ 半流食 □ 普食 □ 糖尿病饮食 □ 低盐、低脂饮食 □ 低盐、低脂、糖尿病饮食	□ 普食 □ 糖尿病饮食 □ 低盐、低脂饮食 □ 低盐、低脂、糖尿病饮食
		药物类医嘱	□ 抗生素：第一代头孢、第二代头孢或喹诺酮类 □ 雾化吸入 □ 抑制胃酸、镇吐：奥美拉唑、托烷司琼等 □ 胃肠外营养：葡萄糖、电解质、维生素等 □ 镇痛药物（必要时）	□ 抗生素（必要时）
	临时医嘱	检查检验	□ 复查血常规、血生化	□ 复查血常规、血生化（必要时）
		药物类医嘱	□ 镇痛药物（必要时） □ 控制血糖药物（必要时） □ 补液（必要时）	□ 镇痛药物（必要时） □ 控制血糖药物（必要时） □ 补液（必要时）
		手术医嘱		
		处置医嘱	□ 小换药 □ 拔除切口引流 □ 拔除导尿管	□ 小换药 □ 出院
主要护理工作		健康宣教	□ 压疮预防知识宣教 □ 跌倒预防知识宣教 □ 告知患者护理风险	□ 压疮预防知识宣教 □ 跌倒预防知识宣教 □ 出院宣教（康复训练方法、用药指导、换药时间及注意事项、复查时间等）
		护理处置	□ 按护理等级完成基础护理项目 □ 监测生命体征 □ 观察切口疼痛情况、检测镇痛泵运转情况 □ 观察静脉输液情况 □ 妥善固定各类管道 □ 观察切口敷料，有渗出时报告医师处理 □ 留取标本 □ 观察切口引流情况，记录引流量及性状 □ 术后心理与生活护理 □ 整理床单位	□ 按护理等级完成基础护理项目 □ 监测生命体征 □ 观察切口敷料，有渗出时报告医师处理 □ 术后心理与生活护理 □ 协助患者办理出院手续 □ 整理床单位
		护理评估	□ 评估跌倒风险 □ 评估压疮风险	

（续　表）

主要护理工作	专科护理	□ 指导患者掌握床上翻身方法 □ 指导患者掌握床上排尿、排便（使用便器）方法 □ 指导患者进行自主排尿训练	□ 术后心理与生活护理
	饮食指导	□ 根据医嘱通知配餐员准备膳食 □ 协助进餐	□ 根据医嘱通知配餐员准备膳食
	活动体位	□ 指导患者掌握床上翻身方法 □ 根据护理等级指导活动	□ 根据护理等级指导活动
	洗浴要求	□ 协助患者晨、晚间护理 □ 告知患者切口保护方法	□ 协助患者晨、晚间护理 □ 告知患者切口保护方法
病情变异记录		□ 无　　□ 有，原因： □ 患者　□ 并发症　□ 医疗 □ 病情　□ 辅诊　□ 管理	□ 无　　□ 有，原因： □ 患者　□ 并发症　□ 医疗 □ 病情　□ 辅诊　□ 管理

护士签名	白班	小夜班	大夜班	白班	小夜班	大夜班

医师签名		

精索静脉曲张腹腔镜下精索静脉结扎术临床路径

一、精索静脉曲张行腹腔镜下精索静脉结扎术路径标准住院流程

(一)适用对象

1. 第一诊断为精索静脉曲张(ICD-10:I86.101)。

2. 拟行腹腔镜下精索静脉结扎术(ICD-9-CM-3:63.1 05)的患者。

(二)诊断依据

根据《中国泌尿外科疾病诊断治疗指南》(中华医学会泌尿外科学分会编著,人民卫生出版社,2014年)。

1. 病史　弱精症,阴囊不适。

2. 体格检查　阴囊纡曲静脉团。

3. 辅助检查　彩色多普勒超声、精液常规等。

(三)选择治疗方案的依据

根据《中国泌尿外科疾病诊断治疗指南》(中华医学会泌尿外科学分会编著,人民卫生出版社,2014年)。

1. 无全身或局部的近期感染。

2. 无严重的合并症。

3. 术前生活质量及活动水平评估。

4. 适合腹腔镜下精索静脉结扎术。

(四)标准住院天数

6～7天。

(五)纳入路径标准

1. 第一诊断必须符合精索静脉曲张(ICD-10:I86.101),拟行腹腔镜下精索静脉结扎术(ICD-9-CM-3:63.1 05)。

2. 专科指征:体格检查及超声检查提示精索静脉曲张,精液常规检查提示弱精症。

3. 手术禁忌证:同时伴有高血压、糖尿病、心律失常等慢性病内科评估为手术禁忌证不适宜入径。

(六)术前准备(术前评估)1～2天

1. 术前评估

(1)检查检验评估:①完成必需的检查检验项目,血常规、尿常规、粪常规、血生化、凝血功能、血型、术前血清八项、肝胆胰脾及泌尿系超声、胸部正位X线片、心电图等。②根据患者情

况可选择的检查检验项目,超声心动图、血气分析、肺功能等。③疾病发展预计的并发症评估。

(2)营养评估:根据《解放军总医院新住院患者营养风险筛查表(NRS-2002)》为新住院患者进行营养评估,评分≥3分患者给予处置,必要时申请营养科医师会诊。

(3)心理评估:根据新住院患者情况申请心理科医师会诊评估。

(4)疼痛评估:根据《VAS评分》实施疼痛评估,评分>7分患者给予处置,必要时请疼痛科医师会诊。

(5)康复评估:根据《住院患者康复筛查和评估表》在新住院患者住院后24小时内进行康复筛查和评估。任何一项结果为"是",则申请康复科医师会诊。

2. 术前准备

(1)术前评估:术前24小时内完成病情评估、必要的检查,做出术前小结、术前讨论。

(2)术前谈话:术者应在术前1天与患者及其家属谈话,告知手术方案、相关风险、用血计划、术后转归、置入材料、手术费用和患者及其家属权益,履行书面知情同意手续。告知高值耗材的使用及费用。

(3)通知手术室:准备手术间、手术药品、手术物品及特殊耗材。

(4)护士做心理护理、交代注意事项:防压疮、防跌倒等,进行术前宣教。

(5)手术部位标识:术者、一助或经治医师在术前1天应对手术部位做体表标识,急诊手术由接诊医师或会诊外科医师标记,标记过程应有责任护士、患者及其家属共同参与,记入手术安排表。

(6)术前1天麻醉医师访视:制订麻醉计划、完成评估、确定麻醉方式,记入《麻醉术前访视记录》,告知患者及其家属麻醉适应证、麻醉目的、风险、可能出现的情况及其处理原则、替代方案等,签署《麻醉知情同意书》并归入病历。

(七)药品选择及使用时机

1. 抗生素　按照《抗菌药物临床应用指导原则》(卫医发〔2015〕)和卫生部办公厅《关于抗菌药物临床应用管理有关问题的通知》(卫办医政发〔2015〕)执行,原则上不使用抗生素。

2. 抑酸、镇吐药物　术后禁食期间应用。

3. 营养支持及调节水、电解质平衡药物　术后禁食期间使用。

4. 镇痛药物　术后疼痛时应用。

5. 其他药物　伴随疾病的治疗药物等。

(八)手术日为住院第3天

1. 手术安全核对　患者入手术间后由手术医师、麻醉医师、巡回护士和患者本人共同核对患者身份、手术部位与标识、手术方式。手术医师、麻醉医师、巡回护士三方按《手术安全核对表》逐项核对,共同签名。

(1)手术方式:腹腔镜下精索静脉结扎术。

(2)麻醉方式:全身麻醉。

(3)手术置入物:无。

(4)术中用药:麻醉用药。

(5)输血及血液制品:无。

(6)术中病理:无。

2. 经治医师或手术医师　应即刻完成术后首次病程记录,观察术后患者病情变化。

(九)术后住院恢复 2～4 天

1. 必需的复查项目：血常规、血生化。

2. 必要时查血气分析、腹部超声。

3. 术后处理

(1)抗生素：预防性抗生素选择第一代头孢、第二代头孢或其他药物(头孢过敏)。

(2)术后康复：术后 1～2 天拔除尿管，术后 1 天鼓励患者下床活动。

(3)术后镇痛：镇痛泵镇痛。

4. 术者在术后 24 小时内完成手术记录，特殊情况可由一助完成，术者签名确认并归入病历。

5. 上级医师在术后 3 天内至少查房 1 次，根据术中和术后情况修订术后治疗计划。

6. 麻醉医师术后 3 天内访视患者，如有特殊情况应详细记录，及时与手术医师或重症监护室医师沟通并迅速处理。

7. 术后护理

(1)按照护理等级进行日常护理，监测患者生命体征，观察切口敷料有无渗出。

(2)指导患者术后体位摆放及功能锻炼：半卧位休息，早日下床活动。

(3)指导患者正确使用腹带，掌握床上排便排尿(使用便器)的方法，进行自主排尿训练，防跌倒、防压疮护理等。

(十)出院标准

1. 生命体征平稳，无明显心肺、腹部不适。

2. 恢复正常饮食。

3. 切口愈合良好，尿管拔除，切口无感染征象(或可在门诊处理的切口情况)。

4. 常规检验指标无明显异常。

5. 无与本病相关的其他并发症或合并症。

(十一)变异及原因分析

1. 医疗原因导致的变异　如改变诊疗方案、转科治疗、操作失误、误诊等。

2. 患者原因导致的变异　如不同意治疗方案、个人原因要求出(转)院、院外服用手术禁忌药、月经期、对诊疗计划不满要求出路径、相关检查检验院外(门诊)已做等。

3. 并发症原因导致的变异　如感染、瘘、出血、血肿、愈合不良、梗阻等。

4. 病情原因导致的变异　如基础疾病复杂、病情恶化、病情平稳好转、抢救、会诊等。

5. 辅诊科室原因导致的变异　如检查、检验、手术、病理等检查(不及时、结果错报、操作部位/方式错误、标本不合格)、报告(不及时、结果错报、标本不合格)等原因延长住院天数、增加费用等。

6. 管理原因导致的变异　如系统暂不支持，系统瘫痪，需要修订流程、制度等。

二、精索静脉曲张行腹腔镜下精索静脉结扎术临床路径表单

适用对象	第一诊断为精索静脉曲张(ICD-10:I86.101) 拟行腹腔镜下精索静脉结扎术(ICD-9-CM-3:63.1 05)的患者	
患者基本信息	姓名:_____ 性别:____ 年龄:____ 门诊号:_____ 住院号:_____ 过敏史:_____ 住院日期:____年__月__日 出院日期:____年__月__日	住院天数:6～7天

	时间	住院第1－2天(术前评估及准备)	住院第3天(手术日)
主要诊疗工作	制度落实	□ 住院2小时内经治或值班医师完成接诊 □ 住院后24小时内主管医师完成检诊 □ 专科医师会诊(必要时) □ 经治医师查房(早、晚) □ 主诊医师查房 □ 完成术前准备 □ 组织术前讨论 □ 麻醉医师术前访视 □ 手术部位标识	□ 三级医师查房 □ 手术安全核查 □ 麻醉医师术后访视
	病情评估	□ 经治医师询问病史及体格检查 □ 完善术前常规检查及会诊 □ 心理评估 □ 营养评估 □ 疼痛评估 □ 康复评估	
	病历书写	□ 住院8小时内完成首次病程记录 □ 住院24小时内完成住院记录 □ 住院48小时内完成主管医师查房记录 □ 完成主诊医师查房记录 □ 完成术前讨论、术前小结	□ 术者或一助术后24小时内完成手术记录(术者签字) □ 术后即刻完成术后首次病程记录
	知情同意	□ 病情告知 □ 患者或其家属在住院记录单签名 □ 术前谈话,告知患者及其家属病情和围术期注意事项并签署麻醉知情同意书、输血知情同意书、手术知情同意书、授权委托书、自费用品协议书(必要时)、军人目录外耗材审批单(必要时)等	□ 告知患者及其家属手术过程概况及术后注意事项
	手术治疗	□ 预约手术	□ 告知患者及其家属手术过程概况及术后注意事项
	其他	□ 及时通知上级医师检诊 □ 经治医师检查整理病历资料 □ 检查住院押金使用情况	□ 麻醉诱导 □ 观察术中出血量、输液量、输血量等 □ 术后病情交接

（续 表）

重点医嘱	长期医嘱	护理类医嘱	☐ 按泌尿外科护理常规 ☐ 二级或三级护理	☐ 泌尿外科术后护理常规 ☐ 一级护理
		处置类医嘱		☐ 持续心电、血压、呼吸、血氧饱和度监测 ☐ 留置导尿并计量
		膳食类医嘱	☐ 普食 ☐ 糖尿病饮食 ☐ 低盐、低脂饮食 ☐ 低盐、低脂、糖尿病饮食 ☐ 术前 1 天禁食、禁水（22:00 后）	☐ 禁食、禁水
		药物类医嘱	☐ 自带药（必要时）	☐ 抑制胃酸、镇吐：奥美拉唑、托烷司琼等 ☐ 胃肠外营养：葡萄糖、电解质、维生素等 ☐ 镇痛药物（必要时）
	临时医嘱	检查检验	☐ 血常规 ☐ 尿常规 ☐ 粪常规 ☐ 凝血四项 ☐ 血清术前八项 ☐ 血型 ☐ 血生化 ☐ 胸部正位 X 线片 ☐ 心电图 ☐ 泌尿系超声 ☐ 肝胆胰脾超声 ☐ 肺功能（必要时） ☐ 血气分析（必要时） ☐ 超声心动图（必要时）	☐ 血常规 ☐ 血生化
		药物类医嘱	☐ 肠道准备药物	☐ 镇痛药物（必要时） ☐ 解热药物（>38℃时）
		手术医嘱	☐ 常规准备明日在全身麻醉下行腹腔镜下精索静脉结扎术	
		处置医嘱	☐ 备皮（>30cm²）	☐ 吸氧 ☐ 输血（视病情） ☐ 补液（视病情） ☐ 拔除导尿管（必要时）
主要护理工作		健康宣教	☐ 住院宣教（住院环境、规章制度） ☐ 进行护理安全指导 ☐ 进行等级护理、活动范围指导 ☐ 进行饮食指导 ☐ 进行关于疾病知识的宣教 ☐ 检查、检验项目的目的和意义 ☐ 术前宣教	☐ 术后心理疏导 ☐ 告知患者护理风险 ☐ 进行压疮预防知识宣教 ☐ 指导术后康复训练 ☐ 指导术后注意事项

（续　表）

主要护理工作	护理处置	□ 患者身份核对 □ 佩戴腕带 □ 建立住院病历,通知医师 □ 住院介绍:介绍责任护士,病区环境、设施、规章制度、基础护理服务项目 □ 询问病史,填写护理记录单首页 □ 观察病情 □ 测量基本生命体征 □ 抽血、留取标本 □ 心理与生活护理 □ 根据评估结果采取相应护理措施 □ 通知检查项目及检查注意事项 □ 术前患者准备(术前沐浴、更衣、备皮) □ 检查术前物品准备 □ 指导患者准备术后所需用品、贵重物品交由其家属保管 □ 指导患者进行肠道准备并检查准备效果 □ 告知入手术室前取下活动义齿 □ 备血、皮试	□ 晨起测量生命体征并记录 □ 确认无上呼吸道感染症状 □ 与手术室护士交接病历、影像资料、术中带药等 □ 术前补液(必要时) □ 嘱患者入手术室前膀胱排空 □ 与手术室护士交接 □ 术后按一级护理要求完成基础护理项目 □ 术后心电监护、监测生命体征 □ 观察切口疼痛情况、检测镇痛泵运转情况 □ 观察静脉输液情况 □ 观察留置尿管引流情况 □ 妥善固定各类管道 □ 观察切口敷料,有渗出时报告医师处理 □ 术后心理与生活护理
	护理评估	□ 一般评估:生命体征、神志、皮肤、药物过敏史等 □ 专科评估:生活自理能力 □ 风险评估:评估有无跌倒、坠床、压疮风险 □ 心理评估 □ 营养评估 □ 疼痛评估 □ 康复评估	□ 评估意识情况 □ 评估切口疼痛情况 □ 观察切口敷料有无渗出并报告医师 □ 风险评估:评估有无跌倒、坠床、压疮、导管滑脱、液体外渗的风险
	专科护理	□ 指导患者掌握床上翻身方法 □ 指导患者掌握床上排尿、排便(使用便器)方法	□ 与手术室护士共同评估皮肤、切口敷料、输液及引流情况 □ 指导患者掌握床上翻身方法 □ 指导患者掌握床上排尿、排便(使用便器)方法
	饮食指导	□ 根据医嘱通知配餐员准备膳食 □ 协助进餐 □ 术前1天通知患者22:00后禁食、禁水	□ 禁食、禁水,口干时协助湿润口唇 □ 排气后指导患者间断、少量饮用温开水
	活动体位	□ 根据护理等级指导活动	□ 根据手术及麻醉方式安置合适体位 □ 指导患者掌握床上翻身方法
	洗浴要求	□ 协助患者洗澡、更换病号服 □ 协助患者晨、晚间护理 □ 备皮后协助患者清洁备皮部位,更换病号服	□ 告知患者切口保护方法

（续　表）

病情变异记录	□ 无　　□ 有,原因： □ 患者　□ 并发症　□ 医疗 □ 病情　□ 辅诊　□ 管理			□ 无　　□ 有,原因： □ 患者　□ 并发症　□ 医疗 □ 病情　□ 辅诊　□ 管理		
护士签名	白班	小夜班	大夜班	白班	小夜班	大夜班
医师签名						

时间		住院第4—5天(术后1—2天)	住院第6—7天(恢复出院)
主要诊疗工作	制度落实	□ 手术医师查房 □ 主诊医师查房 □ 上级医师查房(主管医师查房每天1次) □ 经治医师每天早、晚查房 □ 专科医师会诊(必要时)	□ 上级医师查房(主管医师查房每天1次) □ 经治医师每天早、晚查房 □ 上级医师查房进行手术及切口评估,确定有无手术并发症和切口愈合不良情况,明确是否出院 □ 专科医师会诊(必要时)
	病情评估		□ 上级医师进行治疗效果、预后和出院评估 □ 出院宣教
	病历书写	□ 术后连续3天病程记录	□ 病情稳定患者每3天1个病程记录 □ 出院前1天有上级医师指示出院的病程记录 □ 出院后24小时内完成出院记录 □ 出院后24小时内完成病案首页 □ 完成出院介绍信 □ 出具诊断证明书
	知情同意		□ 告知患者及其家属出院后注意事项(指导出院后复诊的时间及地点、发生紧急情况时处理等)
	手术治疗		
	其他	□ 观察切口情况,是否存在渗出、红肿等情况 □ 观察体温、血压等生命体征 □ 复查血常规、生化 □ 指导患者下床	□ 观察切口情况,是否存在渗出、红肿等情况 □ 观察体温、血压等 □ 复查血常规、血生化(必要时) □ 通知出院 □ 出院带药 □ 嘱患者拆线换药(根据出院时间决定) □ 门诊复查 □ 如有不适,随时复诊

重点医嘱	长期医嘱	护理类医嘱	□ 泌尿外科术后护理常规 □ 一级或二级护理
		处置类医嘱	□ 停心电监护 □ 测血压
		膳食类医嘱	□ 流食 □ 半流食 □ 普食 □ 糖尿病饮食 □ 低盐、低脂饮食 □ 低盐、低脂、糖尿病饮食
		药物类医嘱	□ 抑制胃酸、镇吐：奥美拉唑、托烷司琼等 □ 胃肠外营养：葡萄糖、电解质、维生素等 □ 镇痛药物（必要时）
	临时医嘱	检查检验	□ 复查血常规、血生化
		药物类医嘱	□ 镇痛药物（必要时） □ 控制血糖药物（必要时） □ 补液（必要时）
		手术医嘱	
		处置医嘱	□ 小换药 □ 拔除导尿管
主要护理工作		健康宣教	□ 压疮预防知识宣教 □ 跌倒预防知识宣教 □ 告知患者护理风险
		护理处置	□ 按护理等级完成基础护理项目 □ 监测生命体征 □ 观察切口疼痛情况、检测镇痛泵运转情况 □ 观察静脉输液情况 □ 妥善固定各类管道 □ 观察切口敷料,有渗出时报告医师处理 □ 留取标本 □ 术后心理与生活护理 □ 整理床单位
		护理评估	□ 评估跌倒风险 □ 评估压疮风险
		专科护理	□ 指导患者掌握床上翻身方法 □ 指导患者掌握床上排尿、排便（使用便器）方法 □ 指导患者进行自主排尿训练

（右列内容）

□ 泌尿外科术后护理常规 □ 二级或三级护理
□ 测血压
□ 普食 □ 糖尿病饮食 □ 低盐、低脂饮食 □ 低盐、低脂、糖尿病饮食
□ 复查血常规、血生化（必要时）
□ 镇痛药物（必要时） □ 控制血糖药物（必要时） □ 补液（必要时）
□ 小换药 □ 出院
□ 压疮预防知识宣教 □ 跌倒预防知识宣教 □ 出院宣教（用药指导、换药时间及注意事项、复查时间等）
□ 按护理等级完成基础护理项目 □ 监测生命体征 □ 观察切口敷料,有渗出时报告医师处理 □ 术后心理与生活护理 □ 协助患者办理出院手续 □ 整理床单位
□ 术后心理与生活护理

主要护理工作	饮食指导	□ 根据医嘱通知配餐员准备膳食 □ 协助进餐	□ 根据医嘱通知配餐员准备膳食
	活动体位	□ 指导患者掌握床上翻身方法 □ 根据护理等级指导活动	□ 根据护理等级指导活动
	洗浴要求	□ 协助患者晨、晚间护理 □ 告知患者切口保护方法	□ 协助患者晨、晚间护理 □ 告知患者切口保护方法
病情变异记录		□ 无　　□ 有,原因： □ 患者　□ 并发症　□ 医疗 □ 病情　□ 辅诊　□ 管理	□ 无　　□ 有,原因： □ 患者　□ 并发症　□ 医疗 □ 病情　□ 辅诊　□ 管理
护士签名		白班　　小夜班　　大夜班	白班　　小夜班　　大夜班
医师签名			

精索静脉曲张行显微镜下精索静脉结扎术临床路径

一、精索静脉曲张行显微镜下精索静脉结扎术路径标准住院流程

(一)适用对象

1. 第一诊断为精索静脉曲张(ICD-10:I86.101)。

2. 拟行显微镜下精索静脉结扎术(ICD-9-CM-3:63.1 03/63.1 07)的患者。

(二)诊断依据

根据《中国泌尿外科疾病诊断治疗指南》(中华医学会泌尿外科学分会编著,人民卫生出版社,2014年)。

1. 病史　弱精症,阴囊不适。

2. 体格检查　阴囊纡曲静脉团。

3. 辅助检查　彩色多普勒超声、精液常规等。

(三)选择治疗方案的依据

根据《中国泌尿外科疾病诊断治疗指南》(中华医学会泌尿外科学分会编著,人民卫生出版社,2014年)。

1. 无全身或局部的近期感染。

2. 无严重的合并症。

3. 术前生活质量及活动水平评估。

4. 适合显微镜下精索静脉结扎术。

(四)标准住院天数

6~7天。

(五)纳入路径标准

1. 第一诊断必须符合精索静脉曲张(ICD-10:I86.101),拟行显微镜下精索静脉结扎术(ICD-9-CM-3:63.1 03/63.1 07)。

2. 专科指征:体格检查及超声检查提示精索静脉曲张,精液常规提示弱精症。

3. 手术禁忌证:同时伴有高血压、糖尿病、心律失常等慢性病内科评估为手术禁忌证不适宜入径。

(六)术前准备(术前评估)1~2天

1. 术前评估

(1)检查检验评估:①完成必需的检查检验项目,血常规、尿常规、粪常规、血生化、凝血功能、血型、术前血清八项、肝胆胰脾及泌尿系超声、胸部正位X线片、心电图等。②根据患者情况可选择的检查检验项目,超声心动图、血气分析、肺功能等。③疾病发展预计的并发症评估。

（2）营养评估：根据《解放军总医院新住院患者营养风险筛查表（NRS－2002）》为新住院患者进行营养评估，评分≥3分患者给予处置，必要时申请营养科医师会诊。

（3）心理评估：根据新住院患者情况申请心理科医师会诊评估。

（4）疼痛评估：根据《VAS评分》实施疼痛评估，评分＞7分患者给予处置，必要时请疼痛科医师会诊。

（5）康复评估：根据《住院患者康复筛查和评估表》在新住院患者住院后24小时内进行康复筛查和评估。任何一项结果为"是"，则申请康复科医师会诊。

2. 术前准备

（1）术前评估：术前24小时内完成病情评估、必要的检查，做出术前小结、术前讨论。

（2）术前谈话：术者应在术前1天与患者及其家属谈话，告知手术方案、相关风险、用血计划、术后转归、置入材料、手术费用和患者及其家属权益，履行书面知情同意手续。告知高值耗材的使用及费用。

（3）通知手术室：准备手术间、手术药品、手术物品及特殊耗材。

（4）护士做心理护理、交代注意事项：防压疮、防跌倒、指导患者戒烟等，进行术前宣教。

（5）手术部位标识：术者、一助或经治医师在术前1天应对手术部位做体表标识，急诊手术由接诊医师或会诊外科医师标记，标记过程应有责任护士、患者及其家属共同参与，记入手术安排表。

（6）术前1天麻醉医师访视：制订麻醉计划、完成评估、确定麻醉方式，记入《麻醉术前访视记录》，告知患者及其家属麻醉适应证、麻醉目的、风险、可能出现的情况及其处理原则、替代方案等，签署《麻醉知情同意书》并归入病历。

（七）药品选择及使用时机

1. 抗生素　按照《抗菌药物临床应用指导原则》（卫医发〔2015〕）和卫生部办公厅《关于抗菌药物临床应用管理有关问题的通知》（卫办医政发〔2015〕）执行，围术期原则上不使用抗生素。

2. 抑酸、镇吐药物　术后禁食期间应用。

3. 营养支持及调节水、电解质平衡药物　术后禁食期间使用。

4. 镇痛药物　术后疼痛时应用。

5. 其他药物　伴随疾病的治疗药物等。

（八）手术日为住院第3天

1. 手术安全核对　患者入手术间后由手术医师、麻醉医师、巡回护士和患者本人共同核对患者身份、手术部位与标识、手术方式。手术医师、麻醉医师、巡回护士三方按《手术安全核对表》逐项核对，共同签名。

（1）手术方式：显微镜下精索静脉结扎术。

（2）麻醉方式：硬膜外麻醉或者全身麻醉。

（3）手术置入物：无。

（4）术中用药：麻醉用药。

（5）输血及血液制品：无。

（6）术中病理：无。

2. 经治医师或手术医师　应即刻完成术后首次病程记录，观察术后患者病情变化。

(九)术后住院恢复 2～4 天

1. 必需的复查项目:血常规、血生化。

2. 必要时查血气分析、腹部超声。

3. 术后处理

(1)抗生素:预防性抗生素选择第一代头孢、第二代头孢或其他药物(头孢过敏)。

(2)术后康复:术后 2 天拔除尿管,术后 1 天鼓励患者下床活动。

(3)术后镇痛:镇痛泵镇痛。

4. 术者在术后 24 小时内完成手术记录,特殊情况可由一助完成,术者签名确认并归入病历。

5. 上级医师在术后 3 天内至少查房 1 次,根据术中和术后情况修订术后治疗计划。

6. 麻醉医师术后 3 天内访视患者,如有特殊情况应详细记录,及时与手术医师或重症监护室医师沟通并迅速处理。

7. 术后护理

(1)按照护理等级进行日常护理,监测患者生命体征,观察切口敷料有无渗出。

(2)指导患者术后体位摆放及功能锻炼:半卧位休息,早日下床活动。

(3)指导患者正确使用腹带,掌握床上排便排尿(使用便器)的方法,进行自主排尿训练,防跌倒、防压疮护理等。

(十)出院标准

1. 生命体征平稳,无明显心肺、腹部不适。

2. 恢复正常饮食。

3. 切口愈合良好,尿管拔除,切口无感染征象(或可在门诊处理的切口情况)。

4. 常规检验指标无明显异常。

5. 无与本病相关的其他并发症或合并症。

(十一)变异及原因分析

1. 医疗原因导致的变异   如改变诊疗方案、转科治疗、操作失误、误诊等。

2. 患者原因导致的变异   如不同意治疗方案、个人原因要求出(转)院、院外服用手术禁忌药、月经期、对诊疗计划不满要求出路径、相关检查检验院外(门诊)已做等。

3. 并发症原因导致的变异   如感染、瘘、出血、血肿、愈合不良、梗阻等。

4. 病情原因导致的变异   如基础疾病复杂、病情恶化、病情平稳好转、抢救、会诊等。

5. 辅诊科室原因导致的变异   如检查、检验、手术、病理等检查(不及时、结果错报、操作部位/方式错误、标本不合格)、报告(不及时、结果错报、标本不合格)等原因延长住院天数、增加费用等。

6. 管理原因导致的变异   如系统暂不支持,系统瘫痪,需要修订流程、制度等。

二、精索静脉曲张行显微镜下精索静脉结扎术临床路径表单

适用对象	第一诊断为精索静脉曲张（ICD-10：I86.101） 拟行显微镜下精索静脉结扎术（ICD-9-CM-3：63.1 03/63.1 07）的患者	
患者基本信息	姓名：_____ 性别：____ 年龄：____ 门诊号：_____ 住院号：_____ 过敏史：_____ 住院日期：____年__月__日 出院日期：____年__月__日	住院天数 6～7 天

	时间	住院第 1－2 天（术前评估及准备）	住院第 3 天（手术日）
主要诊疗工作	制度落实	□ 住院 2 小时内经治或值班医师完成接诊 □ 住院后 24 小时内主管医师完成检诊 □ 专科医师会诊（必要时） □ 经治医师查房（早、晚） □ 主诊医师查房 □ 完成术前准备 □ 组织医师术前讨论 □ 麻醉医师术前访视 □ 手术部位标识	□ 三级医师查房 □ 手术安全核查 □ 麻醉医师术后访视
	病情评估	□ 经治医师询问病史及体格检查 □ 完善术前常规检查及会诊 □ 心理评估 □ 营养评估 □ 疼痛评估 □ 康复评估	
	病历书写	□ 住院 8 小时内完成首次病程记录 □ 住院 24 小时内完成住院记录 □ 住院 48 小时内完成主管医师查房记录 □ 完成主诊医师查房记录 □ 完成术前讨论、术前小结	□ 术者或一助术后 24 小时内完成手术记录（术者签名） □ 术后即刻完成术后首次病程记录
	知情同意	□ 病情告知 □ 患者或其家属在住院记录单签名 □ 术前谈话，告知患者及其家属病情和围术期注意事项并签署麻醉知情同意书、输血知情同意书、手术知情同意书、授权委托书、自费用品协议书（必要时）、军人目录外耗材审批单（必要时）等	□ 告知患者及其家属手术过程概况及术后注意事项
	手术治疗	□ 预约手术	□ 告知患者及其家属手术过程概况及术后注意事项
	其他	□ 及时通知上级医师检诊 □ 经治医师检查整理病历资料 □ 检查住院押金使用情况	□ 麻醉诱导 □ 观察术中出血量、输液量、输血量等 □ 术后病情交接

重点医嘱	长期医嘱	护理类医嘱	□ 按泌尿外科护理常规 □ 二级或三级护理	□ 泌尿外科术后护理常规 □ 一级护理
		处置类医嘱		□ 测血压 □ 留置导尿并计量
		膳食类医嘱	□ 普食 □ 糖尿病饮食 □ 低盐、低脂饮食 □ 低盐、低脂、糖尿病饮食 □ 术前 1 天禁食、禁水（22：00 后）	□ 禁食、禁水
		药物类医嘱	□ 自带药（必要时）	□ 抑制胃酸、镇吐：奥美拉唑、托烷司琼等 □ 胃肠外营养：葡萄糖、电解质、维生素等 □ 镇痛药物（必要时）
	临时医嘱	检查检验	□ 血常规 □ 尿常规 □ 粪常规 □ 凝血四项 □ 血清术前八项 □ 血型 □ 血生化 □ 胸部正位 X 线片 □ 心电图 □ 泌尿系超声 □ 肝胆胰脾超声 □ 肺功能（必要时） □ 血气分析（必要时） □ 超声心动图（必要时）	□ 血常规 □ 血生化
		药物类医嘱	□ 肠道准备药物	□ 镇痛药物（必要时） □ 解热药物（＞38℃时）
		手术医嘱	□ 常规准备明日在硬膜外麻醉下行显微镜下精索静脉结扎术	
		处置医嘱	□ 备皮（＞30cm²）	□ 补液（视病情） □ 拔除导尿管（必要时）
主要护理工作		健康宣教	□ 住院宣教（住院环境、规章制度） □ 进行护理安全指导 □ 进行等级护理、活动范围指导 □ 进行饮食指导 □ 进行关于疾病知识的宣教 □ 检查、检验项目的目的和意义 □ 术前宣教	□ 术后心理疏导 □ 告知患者护理风险 □ 进行压疮预防知识宣教 □ 指导术后康复训练 □ 指导术后注意事项

主要护理工作	护理处置	□ 患者身份核对 □ 佩戴腕带 □ 建立住院病历,通知医师 □ 住院介绍:介绍责任护士,病区环境、设施、规章制度、基础护理服务项目 □ 询问病史,填写护理记录单首页 □ 观察病情 □ 测量基本生命体征 □ 抽血、留取标本 □ 心理与生活护理 □ 根据评估结果采取相应护理措施 □ 通知检查项目及检查注意事项 □ 术前患者准备(术前沐浴、更衣、备皮) □ 检查术前物品准备 □ 指导患者准备术后所需用品、贵重物品交由其家属保管 □ 指导患者进行肠道准备并检查准备效果 □ 告知入手术室前取下活动义齿 □ 备血	□ 晨起测量生命体征并记录 □ 确认无上呼吸道感染症状 □ 与手术室护士交接病历、影像资料、术中带药等 □ 术前补液(必要时) □ 嘱患者入手术室前膀胱排空 □ 与手术室护士交接 □ 术后按一级护理要求完成基础护理项目 □ 术后心电监护、监测生命体征 □ 观察切口疼痛情况、检测镇痛泵运转情况 □ 观察静脉输液情况 □ 观察留置尿管引流情况 □ 妥善固定各类管道 □ 观察切口敷料,有渗出时报告医师处理 □ 术后心理与生活护理
	护理评估	□ 一般评估:生命体征、神志、皮肤、药物过敏史等 □ 专科评估:生活自理能力 □ 风险评估:评估有无跌倒、坠床、压疮风险 □ 心理评估 □ 营养评估 □ 疼痛评估 □ 康复评估	□ 评估意识情况 □ 评估切口疼痛情况 □ 观察切口敷料有无渗出并报告医师 □ 风险评估:评估有无跌倒、坠床、压疮、导管滑脱、液体外渗的风险
	专科护理	□ 指导患者掌握床上翻身方法 □ 指导患者掌握床上排尿、排便(使用便器)方法	□ 与手术室护士共同评估皮肤、切口敷料、输液及引流情况 □ 指导患者掌握床上翻身方法 □ 指导患者掌握床上排尿、排便(使用便器)方法
	饮食指导	□ 根据医嘱通知配餐员准备膳食 □ 协助进餐 □ 术前1天通知患者22:00后禁食、禁水	□ 禁食、禁水,口干时协助湿润口唇 □ 排气后指导患者间断、少量饮用温开水
	活动体位	□ 根据护理等级指导活动	□ 根据手术及麻醉方式安置合适体位 □ 指导患者掌握床上翻身方法
	洗浴要求	□ 协助患者洗澡、更换病号服 □ 协助患者晨、晚间护理 □ 备皮后协助患者清洁备皮部位,更换病号服	□ 告知患者切口保护方法

（续　表）

病情变异记录	□ 无　　□ 有,原因: □ 患者　□ 并发症　□ 医疗 □ 病情　□ 辅诊　□ 管理			□ 无　　□ 有,原因: □ 患者　□ 并发症　□ 医疗 □ 病情　□ 辅诊　□ 管理		
护士签名	白班	小夜班	大夜班	白班	小夜班	大夜班
医师签名						

	时间	住院第4—5天(术后1—2天)	住院第6—7天(恢复出院)
主要诊疗工作	制度落实	□ 手术医师查房 □ 主诊医师查房 □ 上级医师查房(主管医师查房每天1次) □ 经治医师每天早、晚查房 □ 专科医师会诊(必要时)	□ 上级医师查房(主管医师查房每天1次) □ 经治医师每天早、晚查房 □ 上级医师查房进行手术及切口评估,确定有无手术并发症和切口愈合不良情况,明确是否出院 □ 专科医师会诊(必要时)
	病情评估		□ 上级医师进行治疗效果、预后和出院评估 □ 出院宣教
	病历书写	□ 术后连续3天病程记录	□ 病情稳定患者每3天1个病程记录 □ 出院前1天有上级医师指示出院的病程记录 □ 出院后24小时内完成出院记录 □ 出院后24小时内完成病案首页 □ 完成出院介绍信 □ 出具诊断证明书
	知情同意		□ 告知患者及其家属出院后注意事项(指导出院后复诊的时间及地点、发生紧急情况时处理等)
	手术治疗		
	其他	□ 观察切口情况,是否存在渗出、红肿等情况 □ 观察体温、血压等生命体征 □ 复查血常规、生化 □ 指导患者下床	□ 观察切口情况,是否存在渗出、红肿等情况 □ 观察体温、血压等 □ 复查血常规、血生化(必要时) □ 通知出院 □ 出院带药 □ 嘱患者拆线换药(根据出院时间决定) □ 门诊复查 □ 如有不适,随时复诊

（续　表）

重点医嘱	长期医嘱	护理类医嘱	☐ 泌尿外科术后护理常规 ☐ 一级或二级护理	☐ 泌尿外科术后护理常规 ☐ 二级或三级护理
		处置类医嘱	☐ 测血压	☐ 测血压
		膳食类医嘱	☐ 流食 ☐ 半流食 ☐ 普食 ☐ 糖尿病饮食 ☐ 低盐、低脂饮食 ☐ 低盐、低脂、糖尿病饮食	☐ 普食 ☐ 糖尿病饮食 ☐ 低盐、低脂饮食 ☐ 低盐、低脂、糖尿病饮食
		药物类医嘱	☐ 抑制胃酸、镇吐：奥美拉唑、托烷司琼等 ☐ 胃肠外营养：葡萄糖、电解质、维生素等 ☐ 镇痛药物（必要时）	
	临时医嘱	检查检验	☐ 复查血常规、血生化	☐ 复查血常规、血生化（必要时）
		药物类医嘱	☐ 镇痛药物（必要时） ☐ 控制血糖药物（必要时） ☐ 补液（必要时）	☐ 镇痛药物（必要时） ☐ 控制血糖药物（必要时） ☐ 补液（必要时）
		手术医嘱		
		处置医嘱	☐ 小换药 ☐ 拔除导尿管	☐ 小换药 ☐ 出院
主要护理工作		健康宣教	☐ 压疮预防知识宣教 ☐ 跌倒预防知识宣教 ☐ 告知患者护理风险	☐ 压疮预防知识宣教 ☐ 跌倒预防知识宣教 ☐ 出院宣教（康复训练方法、用药指导、换药时间及注意事项、复查时间等）
		护理处置	☐ 按护理等级完成基础护理项目 ☐ 监测生命体征 ☐ 观察切口疼痛情况、检测镇痛泵运转情况 ☐ 观察静脉输液情况 ☐ 妥善固定各类管道 ☐ 观察切口敷料，有渗出时报告医师处理 ☐ 留取标本 ☐ 术后心理与生活护理 ☐ 整理床单位	☐ 按护理等级完成基础护理项目 ☐ 监测生命体征 ☐ 观察切口敷料，有渗出时报告医师处理 ☐ 术后心理与生活护理 ☐ 协助患者办理出院手续 ☐ 整理床单位
		护理评估	☐ 评估跌倒风险 ☐ 评估压疮风险	
		专科护理	☐ 指导患者掌握床上翻身方法 ☐ 指导患者掌握床上排尿、排便（使用便器）方法 ☐ 指导患者进行自主排尿训练	☐ 术后心理与生活护理

主要护理工作	饮食指导	□ 根据医嘱通知配餐员准备膳食 □ 协助进餐	□ 根据医嘱通知配餐员准备膳食
	活动体位	□ 指导患者掌握床上翻身方法 □ 根据护理等级指导活动	□ 根据护理等级指导活动
	洗浴要求	□ 协助患者晨、晚间护理 □ 告知患者切口保护方法	□ 协助患者晨、晚间护理 □ 告知患者切口保护方法
病情变异记录		□ 无　　□ 有,原因: □ 患者　□ 并发症　□ 医疗 □ 病情　□ 辅诊　　□ 管理	□ 无　　□ 有,原因: □ 患者　□ 并发症　□ 医疗 □ 病情　□ 辅诊　　□ 管理

护士签名	白班	小夜班	大夜班	白班	小夜班	大夜班

医师签名		